Nicolas Hoffmann • Birgit Hofmann

Expositionen bei Ängsten und Zwängen

Praxishandbuch

Nicolas Hoffmann • Birgit Hofmann

Expositionen bei Ängsten und Zwängen

Praxishandbuch

Unter Mitarbeit von
Michael Dettling, Günter Grotheer und Carolin Opgen-Rhein

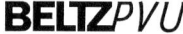

Anschrift der Autoren:

Dr. Nicolas Hoffmann
Orber Str. 18
14193 Berlin

Dr. Birgit Hofmann
Kornmesserstr. 7
12205 Berlin
E-Mail: birgit.hofmann@t-online.de
Homepage: www.agadaz.de

Das Werk einschließlich aller seiner Teile ist urheberrechtlich geschützt. Jede Verwertung außerhalb der engen Grenzen des Urheberrechtsgesetzes ist ohne Zustimmung des Verlags unzulässig und strafbar. Das gilt insbesondere für Vervielfältigungen, Übersetzungen, Mikroverfilmungen und die Einspeicherung und Verarbeitung in elektronischen Systemen.

1. Auflage 2004

© Beltz Verlag, Weinheim, Basel, Berlin 2004
Programm PVU Psychologie Verlags Union
http://www.beltz.de

Lektorat: Mihrican Özdem und Karin Ohms
Herstellung: Uta Euler
Umschlaggestaltung: Federico Luci, Köln
Umschlagbild: Photonica
Satz, Druck und Bindung: Druckhaus „Thomas Müntzer", Bad Langensalza
Printed in Germany

ISBN 3-621-27535-5

Für Ungtier, Edi und das kleine Vini

Inhalt

	Vorwort	XIII
	Einleitung	1

1 Angsterkrankungen: Allgemeiner Teil — 7

1.1	Geschichte der Therapie bei Ängsten	7
1.2	Allgemeine Struktur von Angsterkrankungen	10
1.3	Auswirkungen auf das Leben Betroffener	15
1.4	Allgemeine Ziele in der Therapie von Angsterkrankungen	16

2 Insektenphobien — 17

2.1	**Beschreibung der Störung**	17
2.1.1	Struktur der Insektenphobie	18
2.1.2	Auswirkungen auf das Leben Betroffener	19
2.2	**Gesamttherapieplan bei Insektenphobien**	20
2.2.1	Motivationsarbeit	20
2.2.2	Expositionsziele	21
2.2.3	Expositionen mit Anleitung zur Subjektkonstituierung – Fallbeispiel	24
2.2.4	Fazit des Patienten	29

3 Höhenphobie — 30

3.1	**Beschreibung der Störung**	31
3.2	**Ziele der Exposition**	32
3.3	**Auszüge aus einem Transskript**	33
3.4	**Theoretische Überlegungen zum dargestellten Vorgehen**	37
3.5	**Weitere wichtige Aspekte des Vorgehens**	40
3.5.1	Die Vorbereitungsphase	40
3.5.2	Entkopplung und emotionale Distanzierung	42
3.5.3	Aufbau sicherer Erfahrungsplateaus	43
3.5.4	Gezielte Förderung der Umstrukturierung	43
3.5.5	Gestaltung der therapeutischen Beziehung und Umgang mit eigenen Gefühlen	44

	3.5.6	Förderung der Selbständigkeit	46
	3.6	**Fehler und Probleme bei Expositionsbehandlungen**	47
	3.7	**Abschließende Bemerkungen**	48

4 Prüfungsängste und Arbeitsstörungen 49

4.1	**Beschreibung der Prüfungsängste**	50
4.2	**Gesamttherapieplan bei Prüfungsängsten – Fallbeispiel**	52
4.2.1	Exposition in sensu	52
4.2.2	Rollenspiele zur Vorbereitung der In-vivo-Therapie	54
4.2.3	Exposition in vivo	56
4.2.4	Weitere einsetzbare Techniken zur Stärkung des Selbstbewusstseins	57
4.3	**Beschreibung der Arbeitsstörungen**	59
4.4	**Gesamttherapieplan bei Arbeitsstörungen**	60
4.4.1	Ziele der Therapie	60
4.4.2	Erste therapeutische Maßnahmen	61
4.4.2	Expositionen bei Arbeitsstörungen	64
4.5	**Zusammenfassung der Therapie**	66

5 Panikstörung und Agoraphobie 68

5.1	**Beschreibung der Störung**	70
5.2	**Ein Modell der Entstehung von Panikattacken**	72
5.3	**Die Agoraphobie**	76
5.4	**Ein zusammenfassendes Modell der Entstehung der Panikstörung**	78
5.5	**Gesamttherapieplan bei Panik und Agoraphobie – Das Modell der Subjektkonstituierung**	79
5.5.1	Verstehen	81
5.5.2	Beeinflussen können	90
5.5.3	Sich exponieren und Angst tolerieren	99
5.5.4	Bewältigen	102
5.6	**Umgang mit Rückfällen**	102

6 Zwangserkrankungen: Allgemeiner Teil 104

6.1	**Geschichte der Therapie bei Zwangserkrankungen**	104
6.2	**Struktur von Zwangserkrankungen**	110
6.3	**Auswirkungen von Zwangserkrankungen auf das Leben Betroffener**	111
6.3.1	Veränderung der Welt und des In-der-Welt-Seins	111

6.3.2	Qualitative Unterschiede zwischen dem Erleben von Gesunden und Zwangskranken	112
6.3.3	Innere Haltung zu den Zwangsinhalten und „Denkverbot"	120
6.3.4	Leben wie in zwei Welten	121
6.3.5	Die ursprünglichen Werte, Bedürfnisse und Gefühle werden zurückgedrängt	123
6.3.6	„Problemlösen" auf symbolischer, magischer Ebene und das Zwei-Bühnen-Modell	124
6.3.7	Zwänge können eine Funktion erhalten	125
6.4	**Allgemeine Ziele in der Therapie von Zwangserkrankungen**	126

7 Kontrollzwänge 127

7.1	**Beschreibung der Störung**	129
7.1.1	Kontrollen bei Nichtzwangskranken	129
7.1.2	Kontrollen als Abwehrmaßnahmen bei Zwangserkrankungen	130
7.2	**Kritische Anmerkungen zu Therapien bei Kontrollzwängen**	131
7.2.1	Die Annahme übersteigerter „positiver" Eigenschaften als Ursachen der Störung	131
7.2.2	In-sensu-Konfrontation mit „befürchteten Konsequenzen"	132
7.3	**Gesamttherapieplan bei Kontrollzwängen**	134
7.3.1	Analyse des Zwangssystems	135
7.3.2	In-vivo-Beobachtung	136
7.3.3	Analyse der prädisponierenden, auslösenden und aufrechterhaltenden Bedingungen	137
7.3.4	Erörterung von Perspektiven „nach dem Zwang" und Aktualisierung von Wünschen, Bedürfnissen und Zielen	138
7.3.5	Vermittlung von Erklärungsmodellen für die Struktur des Zwanges und erste Informationen über den Therapieverlauf	138
7.3.6	Schaffung einer neuen Regulationsgrundlage für Kontrollen	139
7.3.7	Übung des „normalen" Kontrollierens und Überwindung des Unvollständigkeitsgefühls	141
7.3.8	Zeitweilige Hilfen durch Quasi-Therapeutenpräsenz	142
7.3.9	Maßnahmen zur Tolerierung und Überwindung von Restspannung	144
7.3.10	In-sensu-Übungen der normalen Kontrollabläufe	146
7.3.11	Umgang mit unrealistischen negativen Gedanken und Ängsten	146
7.3.12	Allmähliche Zurücknahme von Hilfen	146
7.3.13	Arbeit mit Angehörigen	147
7.3.14	Bearbeitung intrapsychischer und interpersoneller Funktionalitäten	147

7.4	Schwierigkeiten und mögliche Fehler bei der Therapie	148
7.5	Wirkprinzipien der Therapie	150

8 Berührungsvermeidungszwänge (Waschzwänge) — 152

8.1	**Beschreibung der Störung**	154
8.1.1	Exkurs: Ekel	154
8.1.2	Zur Genese von Berührungsvermeidungszwängen	157
8.2	**Kritische Anmerkungen zu Therapien bei Waschzwängen**	160
8.2.1	Widerlegungsversuche negativer Erwartungen als zentrale Maßnahme	160
8.2.2	Arbeit mit isolierten Substanzen und „künstlichen" Situationen bei Expositionen	161
8.3	**Gesamttherapieplan bei Berührungsvermeidungszwängen (Waschzwänge)**	162
8.3.1	Analyse des Zwangssystems	163
8.3.2	Gemeinsame Exploration des Zwanges in vivo	165
8.3.3	Maßnahmen zur Distanzierung vom Zwang	171
8.3.4	Erweiterung des inneren und äußeren Probierraums durch Verhaltensexperimente	173
8.3.5	Tolerierung und Bewältigung von zwanghaften Gedanken und Emotionen	174
8.3.6	Festlegung von Anlass, Häufigkeit und Dauer von normalen Waschvorgängen	175
8.3.7	Durchführung von Expositionen nach dem Modell der Subjektkonstituierung	176
8.3.8	Überwindung von Ekelreaktionen	178
8.3.9	Hinweise zur Durchführung von Expositionen nach dem Modell der Subjektkonstituierung	182
8.3.10	Umgang mit eventuell auftretenden intensiven Gefühlen	183
8.3.11	Aktivierung eigener Wünsche und Bedürfnisse	185
8.4	**Schwierigkeiten und mögliche Fehler bei der Durchführung der Therapie**	186
8.5	**Wirkprinzipien der Therapie**	188

9 Zwangsgedanken (Denkzwänge) — 191

9.1	**Beschreibung der Störung**	193
9.2	**Kritische Anmerkungen zu Therapien bei Zwangsgedanken**	198
9.3	**Gesamttherapieplan bei Zwangsgedanken (Denkzwänge)**	200

9.3.1	Analyse des Zwangssystems	200
9.3.2	In-vivo-Beobachtungen	202
9.3.3	Vermittlung bzw. gemeinsames Erarbeiten eines Erklärungsmodells für die Störung und seine Genese. Erste Informationen über die Therapie	203
9.3.4	Sensibilisierung für die Wahrnehmung der eigenen Person	203
9.3.5	Umgang mit Zwangsgedanken bei den Übungen und Expositionen	206
9.3.6	Therapeutische Expositionen nach dem Modell der Subjektkonstituierung	209
9.3.7	Konkretisierung von Zwangsgedanken	215
9.3.8	Emotionale Stützung und Stabilisierung zum Schaffen von Distanz zu Zwangsgedanken	218
9.4	**Schwierigkeiten und mögliche Fehler bei der Therapie**	220
9.5	**Wirkprinzipien der Therapie**	221

10 Zwanghaftes Sammeln und Horten — 223

10.1	**Beschreibung der Störung**	225
10.2	**Kritische Anmerkungen zu Therapien bei zwanghaftem Sammeln und Horten**	227
10.3	**Gesamttherapieplan bei Sammeln und Horten**	228
10.3.1	Analyse des individuellen Systems	229
10.3.2	Neuorganisation „im Kopf"	230
10.3.3	Stabilisierung der Ich-Grenzen	231
10.3.4	Innere Distanz zu Gegenständen herstellen	231
10.3.5	Einordnen von Gefühlen in die eigene Biografie	232
10.3.6	Bedürfniskonkretisierung	233
10.3.7	Expansion nach außen und Perspektivenaufbau	233
10.4	**Schwierigkeiten und mögliche Fehler bei der Therapie**	234
10.5	**Wirkprinzipien der Therapie**	234

11 Exposition und Psychopharmaka — ein Widerspruch? — 236

11.1	**Einleitung**	236
11.2	**Neuroanatomie der Angst**	237
11.3	**Biochemie der Angst**	238
11.4	**Psychopharmakatherapie der Angst**	239
11.5	**Angst und Depression**	241
11.6	**Extinktionsmechanismen, Biochemie und Pharmakologie bei Exposition**	242

11.7	Mono- und Kombinationseffekte medikamentöser und nichtmedikamentöser Therapieverfahren primärer Angststörungen	244
11.8	Schlussfolgerungen	247

Literatur 249

Sachregister 253

Vorwort

Es gibt mehrere gute Gründe, ein Buch über therapeutische Expositionen zu schreiben. Keine andere Therapiestrategie der Verhaltenstherapie ist in einem solchen Spannungsfeld zwischen hoher Wertschätzung und erwiesener Nützlichkeit einerseits und Missverständnissen und Unsicherheiten bei den Praktizierenden andererseits angesiedelt. Das gilt für die Therapie von Angsterkrankungen, aber noch in viel höherem Maße für die Anwendungsmöglichkeiten von Expositionen bei Zwangserkrankungen.

Nun liegt uns nichts ferner als so zu tun, als seien wir dazu berufen, in diesem Bereich nun endlich „Ordnung zu schaffen" und anderen zu sagen, „wo es langgeht". Wir sind bloß täglich, teils in der Praxis, teils in der Lehre und in der Supervision, mit diesem Thema beschäftigt. Daneben haben wir uns für die theoretischen Hintergründe der von uns behandelten Störungen und der dafür notwendigen Interventionen interessiert und einige neue Überlegungen dazu beigetragen. Auf die Art haben sich im Lauf der Zeit Erkenntnisse und Erfahrungen angesammelt, die wir und andere Kollegen mit gutem Erfolg in unsere Therapien integriert haben. Wir möchten sie in diesem Buch vorstellen.

Wir sehen uns dabei nicht in der Lage, etwas Fundiertes über Expositionen auszusagen, ohne uns vorher mit der Struktur und der Komplexität der betreffenden Störungen zu beschäftigen. Wir können uns auch keine Therapie „von Symptomen", vorstellen, die nicht in Gesamttherapiepläne „für Menschen" integriert ist. So haben wir unser therapeutisches Vorgehen „Exposition mit Anleitung zur Subjektkonstituierung" genannt, weil es unser Hauptanliegen ist, den Patienten zu helfen, vom Objekt (der Krankheit) wieder zum Subjekt zu werden. Durch diese Einstellung hat unsere Darstellung eine Breite angenommen, die vielleicht diejenigen stören mag, die ausschließlich etwas zu dem Thema „Expositionen" lesen möchten.

Wir wollen keine Synopsis der Literatur über Expositionen liefern, noch konkurrierende Vorstellungen oder theoretische Auseinandersetzungen zu dem Thema referieren. Wir haben uns lediglich vorgenommen, bei diversen Störungen, die wir ausreichend gut kennen, unsere eigene (und inzwischen auch von vielen Kollegen mit Erfolg angewandte) Herangehensweise an therapeutische Expositionen darzustellen und anhand von Beispielen zu illustrieren. Wenn wir uns an einigen Stellen auch kritisch mit anderen Ansätzen auseinandersetzen, so geschieht dies nicht aus Überheblichkeit, sondern deshalb, weil in unserem Fach einiges als evident dargestellt und für selbstverständlich gehalten wird, das man einmal bei Lichte betrachten soll. Auf die Art kann vielleicht verhindert werden, dass Neues von vorne herein als überflüssige und frei erfundene Spielerei diskreditiert wird.

Zum Aufbau des Buches: Wir haben nur solche Störungen ausgewählt, zu deren Therapie wir glauben, etwas Neues beitragen zu können. Alle Teile, die nicht namentlich gekennzeichnet sind, stammen von uns. Sie werden ergänzt durch einen Aufsatz von Günther Grotheer, dessen Ansatz viele Gemeinsamkeiten mit unserer Arbeitsweise hat. Zum Schluss diskutieren Carolin Opgen-Rhein und Michael Dettling von der Klinik und Poliklinik für Psychiatrie und Psychotherapie, Charité-Universitätsmedizin Campus Benjamin Franklin in Berlin, die Probleme der Kombination von Expositionen und pharmakologischer Behandlung.

Am Ende unserer Arbeit möchten wir uns ganz herzlich beim Verlag für die wertvolle Unterstützung bedanken, insbesondere bei Frau Dr. Heike Berger, Dipl.-Psych. Karin Ohms und Dipl.-Psych. Mihrican Özdem.

Berlin, im Juli 2003

Birgit Hofmann
Nicolas Hoffmann

Einleitung

Therapeutenassoziationen zur „Exposition"

Wir haben Ausbildungsteilnehmer und praktizierende Verhaltenstherapeuten gebeten, ohne viel zu überlegen, Assoziationen aufzuschreiben, die ihnen zum Begriff „Exposition" einfallen. Eine kurze Auswertung dieser sicherlich nicht repräsentativen Befragung ergibt ein recht aufschlussreiches Bild. Die am häufigsten genannten Begriffe oder Äußerungen sind folgende:

- Beste Angsttherapie
- Gewöhnung, Habituation
- Patienten wollen keine Exposition
- Warten, bis die Angst vorbeigeht, Durchhalten, Augen zu und durch, Patient wird losgeschickt und muss sich überwinden
- Reizüberflutung (massierte Reizkonfrontation) ist am wirksamsten
- Richtige VT
- Habe keine Zeit dafür in der Praxis, zu aufwendig, oft nicht machbar, mache viel zu selten so etwas
- Patient soll Panikanfälle ausleben
- Patienten wollen bei Expositionen immer vermeiden
- Reaktionsverhinderung erzeugen
- Fühle mich unsicher dabei, Patient und Therapeut zittern, die schwierigste Methode, weiß nie, ob ich es richtig mache
- Schreckgespenst, Folter für Patienten
- Therapeuten kommen aus dem Therapieraum heraus
- Schwierigkeiten beim Abrechnen

Fasst man diese Aussagen zusammen, so ergeben sich folgende Schwerpunkte:

(1) Kolleginnen und Kollegen haben insgesamt eine sehr hohe Meinung von Expositionen als Therapieverfahren; sie gelten als die wirksamsten Interventionen, vor allem bei Ängsten. Kurzum: Expositionen sind „die richtige VT"!

(2) Man gewinnt den Eindruck, dass Therapeuten die Methode, die sie für die beste halten, viel zu wenig benutzen. Das scheint vor allem zwei Gründe zu haben: 1. Sie halten die Verfahren für so zeitintensiv, dass sie glauben, dass sie in der Routinepraxis kaum angewandt werden können. 2. Sie empfinden große Unsicherheit darüber, wie Expositionen „richtig" durchzuführen sind.

Diese Unsicherheit ist bei der Therapie von Zwangserkrankungen größer als bei der Therapie von Ängsten.

(3) Das führt direkt zu einem weiteren bemerkenswerten Umstand: Die Unsicherheit in der Handhabung des Ansatzes schlägt sich auch darin nieder, dass den Patienten außerordentlich vage Instruktionen darüber mit auf den Weg gegeben werden, wie sie sich bei den Expositionen zu verhalten haben. Auch werden ihnen die angestrebten Lerneffekte nicht deutlich genug gemacht.

So werden sie „losgeschickt"; sie sollen in der Situation ausharren, bis die Angst vorbeigeht; sie sollen sich überwinden; „Augen zu und durch". Alles scheint auf eine Zauberformel hinauszulaufen: Sie sollen habituieren. Es sieht so aus, als hätte sich in den Köpfen der Therapeuten eine Art Einheitsmodell gebildet, das über die Vorstellung einer nicht näher mit Inhalt gefüllten „Gewöhnung" kaum hinausgeht.

(4) Schließlich wird den Patienten von vorne herein eine äußerst negative Haltung dieser Therapieform gegenüber unterstellt: Sie lehnten sie ab. Sie wollten sie unter allen Umständen vermeiden. Es sei für sie wie ein Schreckgespenst. Kein Wunder bei einer Therapiesituation, bei der Therapeuten und Patienten sich „durchzittern" müssen.

> Wollte man ein Fazit aus den Therapeutenassoziationen ziehen, so könnte man etwas überzogen und provokant formulieren: „Zur Lage von Expositionen in der Verhaltenstherapie: Die einen wollen es nicht, und die anderen können es nicht."

Expositionen
Vorurteile. Es geht also offensichtlich die (Irr-)Meinung um, es gäbe bei allen möglichen Problemstellungen eine Art „universelles Modell" der Exposition, wenn auch mit einigen Variationen. Als ein „Einheitsziel" aller Expositionen werden dabei eine durch Stimuluskonfrontation herbeigeführte „Angstevozierung" und im Anschluss daran „Angstreduktion" angenommen. Als Mechanismus, durch den sie bewirkt wird, werden in der Regel „Habituation" und „korrigierende Erfahrungen" angenommen.

Folgende einfache und grundlegende Aussagen zu Expositionen wollen wir diesen Vorurteilen gegenüberstellen:

> **Grundsätze der Exposition**
> (1) Eine Exposition ist eine absichtlich arrangierte Situation, in der bestimmte, vorher definierte, für den Patienten förderliche Lernprozesse ablaufen sollen.

(2) Die Lernziele einer Exposition sind nur aus der psychologischen Analyse der zu behandelnden Störung ableitbar.

(3) Die Prozesse, die während der Exposition ablaufen und Fortschritte in Richtung Lernziele gewährleisten sollen, setzen in der Regel eine prozessuale Aktivierung der Symptome oder von Teilen davon voraus.

(4) Diejenigen, die sich unter Expositionsbedingungen begeben sollen oder in einer Expositionssituation sind, befinden sich im Spannungsfeld eines doppelten Annährungs-Vermeidungs-Konfliktes: Da die Möglichkeit des Auftretens oder das wirkliche Auftreten eines Angst- oder eines Zwangssymptoms in der Regel als aversiv erlebt wird, besteht die Tendenz, die Expositionssituation zu vermeiden. Auf der anderen Seite ist sie als Teil der Therapie mit dem Versprechen an eine Besserung verbunden. Die Möglichkeit, die Exposition zu verweigern oder sie abzubrechen, würde zwar einerseits dazu führen, dass die aversive Symptomatik nicht auftritt, andererseits aber würde sie als eine Niederlage erlebt, die obendrein vom Therapeuten negativ sanktioniert werden könnte. Insofern bildet für die Patienten jede Möglichkeit, sich zu exponieren, eine reale Herausforderung im positiven wie negativen Sinne.

(5) Bei der Exposition sollen sich die Patienten in der Regel allein exponieren. Die Notwendigkeit einer eventuellen Therapeutenpräsenz, in welcher Form auch immer, bedarf einer besonderen Begründung.

(6) Die Exposition wird intensiv vorbereitet, begleitet und nachbereitet. Ziel ist es, die kognitiven, affektiven und volitionalen Prozesse beim Patienten zu optimieren, um die Therapieziele zu erreichen.
Die Hauptrolle der Therapeuten besteht also nicht primär darin, durch Druck in jedweder Form den Patienten zu einer Exposition zu bewegen oder ihn darin zu halten.

(7) Expositionen haben immer sowohl diagnostische als auch therapeutische Zielsetzungen, allerdings mit verschiedenen Schwerpunkten.

(8) Um therapeutische Expositionen in ihrer Wirkung zu optimieren, müssen wir in der Lage sein, die dabei ablaufenden Prozesse mittels psychologischer Modelle abzubilden, die der Komplexität der Geschehnisse angemessen sind.

(9) Es gibt so viele verschiedene Formen der Exposition, wie es verschiedene Lernziele gibt.

Ein Modell der Exposition mit Anleitung zur Subjektkonstituierung
Das Subjekt ist kein fester Besitz, man muss es unablässig erwerben, um es zu besitzen.

V. von Weizäcker

Wir beschreiben Expositionen als therapeutische Verfahren innerhalb der Verhaltenstherapie basierend auf folgenden Überlegungen:

Wahrnehmung der Umwelt. Die Umwelt wird in konkreten erlebten Situationen nicht einfach beliebig oder nach wissenschaftlich-theoretischen Gesichtspunkten klassifiziert, sondern nach sinnvollen Verhaltensklassen, die auf unserer Bedürfnisbefriedigung hin ausgerichtet sind (Was will ich hier erreichen, was möchte ich hier machen, welche Wünsche werden bei mir aktiviert?).

Hierarchie in der Bedürfnispyramide bei Störungen. Bei Störungen wie Ängsten und Zwängen und grundsätzlich bei der psychischen Verfassung, die Pierre Janet als „Psychastenie" bezeichnet hat, ist die Bedürfnispyramide im Sinne Maslows (1981) in einer gewissen Weise „enthauptet". Höhere Bedürfnisse wie das Streben nach Zuneigung, der Wunsch nach Anerkennung oder die Tendenzen zur Selbstverwirklichung treten völlig in den Hintergrund, und der Zugang zu ihnen ist richtiggehend blockiert (das so genannte „Fühlwissen" nach Kuhl und Kazén (1997), oder das „Konfigurationswissen" nach Sokolowski (1993)). Neben der Befriedigung biologischer Bedürfnisse als Voraussetzung für den unmittelbaren Lebenserhalt, sind das Bedürfnis nach Sicherheit und die erlebte Notwendigkeit, ein Mittelmaß an Kontrolle herzustellen, völlig in den Vordergrund getreten.

Suche nach Halt und Orientierung. Das Erleben und das Verhalten in kritischen Situationen wird also primär durch die Suche nach Halt und Orientierungspunkten bestimmt. Menschen mit Angst und Zwangskranke leben in einer Welt, die mit Anzeichen für Gefahr, Bedrohung oder für Ekligem angefüllt ist, die symbolisch mit ihrer krank machenden Lebensgeschichte verknüpft sind. Sie streben weg von dieser Welt, die für sie kaum noch Anreizmomente bietet, hin zu primitiv-instinktiven, Halt gebenden und Sicherheit signalisierenden Momenten. Sie bauen Schutzräume um sich herum wie das System von Sicherheitsfaktoren der Agoraphobiker oder die „reine" und mit allen Mitteln rein zu haltende Wohnung der Zwangskranken. Ihre Aufmerksamkeit wandert hektisch-haltsuchend umher und ihr Blick starrt röhrenförmig vermeintlich Sicherheit bildende Punkte an, die bald vor ihren Augen verschwimmen. Dabei wechseln sich kognitive und erlebnismäßige Unschärfe (etwa in Form eines Unvollständigkeitsgefühls) und extreme Anspannung ab. Die Fähigkeit zur „mentalen Synthese", d.h., die Möglichkeit, die Welt nach der eigenen Wert- und Bedürfnislage zu überblicken und für die Erfüllung echter eigener Wünsche zu nutzen, ist stark beeinträchtigt. Ein starres stereotypes Regelwerk, eine Art „Fremdsteuerungssystem", gewinnt die Oberhand. Es garantiert zumindest ein Überleben, aber um den Preis einer beträchtlichen Einbuße an Lebensqualität.

Wiedererlangung der subjektiven Kontrolle. Bei Expositionen mit Anleitung zur Subjektkonstituierung versuchen wir, Patienten dabei zu helfen, einen emotionalen, volitionalen und handlungsmäßigen Bezug zur Welt wiederherzustellen. Voraussetzung dafür ist, dass sie die subjektive Kontrolle, die metakognitive höhere Form der Steuerung, wiedererlangen, besonders in den Momenten, in denen ein Anstieg von Emotionen wie Angst oder Ekel stattfindet. Schließlich sollen sie wieder lernen, Sicherheit darin zu finden, dass sie die Einzelelemente der Welt wieder nach bedürfnis- und handlungsbezogenen Kriterien zu unterscheiden vermögen. Sie stehen dann nicht mehr einer gefährlichen, kulissenhaft wirkenden Umwelt gegenüber, sondern sie lernen, sich wieder zurecht zu finden in einer vertrauten Welt, die sie für sich zu nutzen können.

Keine einseitige Fokussierung auf Symptome. Die Einstellung und das Verhalten, das wir bei Expositionen aufzubauen (und im Sinne dieser inneren Entwicklung zu fördern) versuchen, können leicht in den Verdacht geraten, eine Art Vermeidung zu sein, verlangt doch das klassische Modell, dass der Patient sich seiner Angst- oder Zwangssymptome ganz stellt und sie in ihrem Verlauf erlebt, ohne sich durch irgend etwas davon ablenken zu lassen. Im dem Punkt vertreten wir eine ganz andere Meinung. Wir sind der Überzeugung, dass der Patient durch eine einseitige Fokussierung auf seine Symptomatik bei Expositionen in seinen positiven Entwicklungsmöglichkeiten eher gehemmt wird. Im Gegensatz dazu lassen wir viel Raum für das Befinden des Patienten, beispielsweise für aufkommende Gefühle und Erinnerungen an frühe Erlebnisse. Eine wichtige Rolle kommt auch der spontanen Entwicklung von Wünschen und Bedürfnissen zu, die eine gesunde Einstellung zu der jeweiligen Expositionssituation widerspiegelt. Der Patient erhält auch ausdrücklich die „Erlaubnis", in der Situation neue Pläne zu entwickeln und Entschlüsse zu fassen, bis hin zu dem Entschluss, die Exposition abzubrechen, ohne dass er dafür „Sanktionen" zu befürchten hätte.

Abbau von Vermeidungshaltungen. Wir plädieren nicht für Vermeidung, sondern fordern und fördern einen klaren Selbst- und Wirklichkeitsbezug. Vermeidungsstrategien sind anderer Natur. Dabei werden bewusste Reflexionen und Auseinandersetzungen eben vermieden. Bei der Vermeidung dominieren Sätze wie: „Ich mache die Augen zu", „Hoffentlich ist es bald vorbei", „Das gefällt mir nicht" usw. Der Mensch hängt dabei im Nebel von ängstlichen Halbsätzen wie „Oh Gott …", „Wie soll das enden …" und stellt sich eben nicht seiner inneren Wirklichkeit und der Welt, die ihn, auch mit ihren positiven Reizen, umgibt.

Wir versuchen alles, um eine solche Haltung bei den Patienten abzubauen. Geraten sie doch zwischendurch hinein, so sollen sie lernen, sich so auszurichten, dass sie wieder zu Subjekten ihrer Lebenssituationen werden.

Nur wenn es ihnen auf diese Art allmählich besser gelingt, die Krankheit aus dem Mittelpunkt ihres Bewusstseins zu verbannen, erreichen sie wieder das, was das oberste Lernziel jeder Therapie ist: Die Fähigkeit zu zielgerichteten, gut durchdachten und mit Wirklichkeitsgefühl ausgeführten Taten mitten im Leben.

Angsterkrankungen: Allgemeiner Teil

1.1 Geschichte der Therapie bei Ängsten

Die Angst galt seit jeher vielen Autoren, die sich mit psychischen Störungen befasst haben, als das Achsensyndrom, als die basale Grundstörung, die vielen untereinander höchst unterschiedlichen Krankheitsbildern zugrunde liegt.

Experimentelle Psychologie als allgemeine Wissenschaft menschlichen Verhaltens

In der Psychologie hingegen ist die Beschäftigung mit dem Phänomen relativ neu. Erst ab den 1930er-Jahren begann man, sich vermehrt mit Konzepten wie Angst, Aggression, Frustration, Schuldgefühle usw. zu beschäftigen. Seit dieser Zeit wurde der Anspruch erhoben, die experimentelle Psychologie zu einer „allgemeinen Wissenschaft des menschlichen Verhaltens" (Dollard & Miller, 1950) auszubauen. Sollte die Lernpsychologie zum Rahmen für eine systematische Untersuchung der Persönlichkeit werden, so wurde die Bearbeitung „sekundärer Motive" wie Angst vorrangig. Nur in dem Maße, in dem es gelang, solche Motive in die Theorienbildung miteinzubeziehen, erschien die Entwicklung einer „Verhaltenstheorie", die der Komplexität menschlicher Gegebenheiten Rechnung trägt, überhaupt möglich.

Verhaltenstheorie und Psychoanalyse. Das musste zwangsläufig zu einer Auseinandersetzung mit den psychoanalytischen Lehren führen, denn diese stellten die erste systematische, von empirischen Beobachtungen ausgehende Behandlung der Themen dar, die auch in der Psychologie in den Mittelpunkt des Interesses zu rücken begannen. Überdies führte diese Entwicklung zu einem zunehmenden Interesse an der psychotherapeutischen Situation. Intensive Fallstudien an Menschen in Krisensituationen schienen der beste Weg zum Verständnis grundlegender Reaktionen wie Angst zu sein, und viele sahen in der Psychotherapie die geeigneteste Gelegenheit zum Studium menschlichen Verhaltens.

Bei den Versuchen einer Synthese zwischen Psychoanalyse und Lerntheorien wurden im Großen und Ganzen die psychoanalytischen Erklärungsmodelle und die darauf gegründeten Vorstellungen über Therapie unverändert übernommen.

Experimentelle Neurosenforschung. Aus einer anderen Richtung, der so genannten experimentellen Neurosenforschung, sollten radikal neue Ätiologie-Modelle für viele psychische Störungen mit weitreichenden therapeutischen Implikationen entstehen. Seit Pawlows erster Beschreibung chronischer pathologischer Zustände, die durch äußere Stimulation bei seinen Versuchstieren hervorgerufen wurden, ist das Interesse an diesen Phänomenen ständig wach geblieben.

Den größten Einfluss auf die Entwicklung späterer verhaltenstherapeutischer Methoden hatten die Arbeiten Massermans (1943). Neben der Erzeugung pathologischer Phänomene bei seinen Versuchstieren galt sein besonderes Interesse auch der Eliminierung des „neurotischen" Verhaltens. Dazu versuchte er unter anderem, seine Katzen in Gegenwart der Angstsignale durch Streicheln zu beruhigen und ihnen furchtlose Tiere als Modelle für Fressreaktionen vorzusetzen.

Entwicklung von Therapiemaßnahmen

Die Arbeiten Massermanns zur Erzeugung und Beseitigung experimenteller Neurosen lieferten anderen Forschern Anregungen für die von ihm beschriebenen Trainingsmaßnahmen. Wolpe (1958) führte eine Reihe von Experimenten über die künstliche Induktion neurotischer Störungen bei Katzen durch. Er kam zum Schluss, dass der beste Weg zur Behandlung der neurotisierten Tiere ein schrittweiser Dekonditionierungsprozess war, in dem unangepasste Reaktionen durch Überlagerung durch eine antagonistische Reaktion gehemmt werden. So begann Wolpe damit, die Katzen in einer Umgebung zu füttern, die deutlich von der ursprünglich traumatischen Situation verschieden war. Er ging dann schrittweise durch eine Reihe sorgfältig arrangierter Stufen zu Situationen über, die der ursprünglich Angst auslösenden Situation immer ähnlicher wurde. Auf die Art konnte er die neurotischen Reaktionen der Tiere überwinden und sie zu einem normalen furchtlosen Verhalten zurückführen.

Systematische Desensibilisierung. Es war ihm von vornherein klar, dass Essreaktionen bei der Behandlung erwachsener Menschen weder angemessen noch wirksam sein werden. Jacobson (1938) hatte den Gebrauch von Entspannungsreaktionen bei der Behandlung der verschiedensten neurotischen Störungen vorgeschlagen. Auch Wolpe setzte nun Entspannung als inkompatible Reaktion zur Dämpfung phobischen Verhaltens ein. Zuerst versuchte er, seine Patienten in Anwesenheit des Angst auslösenden Objekts oder der Situation zu entspannen (In-vivo-Desensibilisierung). Diese Methode war jedoch zu mühsam und zu unpraktisch. So begann er, die Angst erzeugenden Stimuli in der Vorstellung hervorzurufen und fand, dass diese Vorstellungen einen wirksamen Ersatz für reale Objekte oder Situationen darstellten (In-sensu-Desensibilisierung).

Wolpe benutzte sein Prinzip der reziproken Hemmung auch, um eine Reihe anderer Verfahren daraus abzuleiten wie Selbstsicherheitstraining und Sexualtherapie. In den 1960er-Jahren war die Situation im Bereich der verhaltenstherapeutischen Theorienbildung und Praxis recht einfach und überschaubar. Nicht wenige gingen davon aus, dass durch den Gebrauch dieser Methoden ganz zentrale Probleme der Beeinflussung psychopathologischer Zustände eine befriedigende Lösung gefunden hätten.

Kognitive Wende. Doch gleichzeitig wurden auch die ersten Kritiken laut. So behaupteten Breger und McGaugh (1965), dass das klassische Konditionierungsmodell, das die Verhaltenstherapeuten sowohl zur Erklärung der Genese von Störungen als auch als Grundlage ihrer Therapie in Anspruch nahmen, für beide Zwecke ungeeignet sei. Sie verlangten eine Neufassung des Neurosebegriffs und eine Analyse der Wirkungsweise von Therapieverfahren im Rahmen des Begriffssystems einer kognitiven Lerntheorie. So kam es zu einer Art „kognitiven Wende", die einen zunehmenden Einfluss auf das Denken der führenden Theoretiker ausübte und die Jahre später zu einer Reihe von Verfahren führte, die man unter der Bezeichnung „Kognitive Therapie" zusammengefasst hat.

In-vivo-Exposition. Bei der Behandlung von Ängsten aber galt damals nach wie vor die systematische Desensibilisierung in der Vorstellung als das Verfahren der Wahl, doch auch hier bahnten sich bald entscheidende Veränderungen an. Vor allem Marks (1981) und seine Mitarbeiter stellten Folgendes fest: Probanden, die zwischen den einzelnen Desensibilisierungssitzungen vermehrt in vivo übten (spontan oder auf Grund von Hausaufgaben), machten größere Fortschritte als solche, die das nicht taten. Dadurch konnte die notwendige Therapiezeit deutlich reduziert werden. So rückte der systematische Einsatz von In-vivo-Expositionen bei komplexen Angstzuständen bald in den Vordergrund des Interesses.

Von der Angstreduktion zur Verhaltensänderung. Der Schwerpunkt verhaltenstherapeutischer Interventionen verlagerte sich: Bislang hatte man versucht, die Ängste zu reduzieren, um eine Veränderung des phobischen Verhaltens zu bewirken. Nun ging man dazu über, in Expositionssituationen die Patienten dazu zu bewegen, ihr Verhalten zu ändern, d.h. die Vermeidung aufzugeben und sich „normal" zu verhalten. Davon versprach man sich dann anschließend eine allmähliche Eliminierung der Ängste über Löschungsprozesse.

In den 1980er-Jahren begann man, anderen Formen der Angststörung vermehrt Aufmerksamkeit zu widmen. Man beschäftigte sich systematisch mit sozialen Phobien, Panikerkrankungen, generalisierten Angststörungen und Stressreaktionen.

Trotz einiger interessanter Weiterentwicklungen in der Theorienbildung, z.B. „Einbindung der Selbstwirksamkeit" (Bandura, 1977) und die „affektive Therapie" von Barlow (1988), gilt in der verhaltenstherapeutischen Routinepraxis die In-vivo-Exposition besonders in Kombination mit kognitionszentrierten Verfahren als der Ansatz der Wahl.

1.2 Allgemeine Struktur von Angsterkrankungen

> **DEFINITION**
>
> Angst ist ein Gefühl unangenehmer Beunruhigung und angespannter Erwartung eines bedrohlichen Ereignisses.
> Sie lässt sich in drei Hauptkomponenten unterteilen:
> (1) Der Gedanke, bedroht zu sein
> (2) damit einhergehende physiologische Veränderungen und
> (3) Tendenzen, aus der bedrohlichen Situation zu fliehen oder diese zu vermeiden.

Bei Angsterkrankungen haben wir es mit einer generellen übertriebenen Angst oder mit einer übertriebenen Angst vor bestimmten Objekten, Personen oder Situationen zu tun, wobei diese dem allgemeinen Verständnis nach nicht als wirklich gefährlich anzusehen sind. In einem solchen Falle wird eine Bedrohung von außen vermutet. Die Bedrohung kann aber auch erlebt werden als „von innen" kommend, z.B. vom eigenen Körper oder der eigenen Psyche.

Zwei Seiten der Störung
Es gibt zwei Seiten der Angststörung, die Bedrohungsseite und die Abwehrseite. Sie sind nachfolgend detailliert beschrieben.

Tabelle 1.1. Zwei Seiten der Angststörung

Bedrohungsseite	Abwehrseite
Gefühle	**passive Vermeidung**
▶ Angst, Unsicherheit, existentielle Angst, Panik ▶ Hilflosigkeit, Ohnmächtigkeit, Ratlosigkeit ▶ man fühlt sich der Angst ausgeliefert, dadurch wird die Angst verstärkt (Angst vor der Angst)	▶ potentiell „gefährliche Situationen" werden nicht mehr aufgesucht ▶ zunehmende Erstarrung, Passivität, Lähmung, Blockierung des Denkens und Verhaltens beim Auftreten von Angst (sich „tot" stellen, nicht ganz da sein)

Tabelle 1.1. Fortsetzung

Bedrohungsseite	Abwehrseite
▶ zunehmende Sensibilität und Schreckhaftigkeit bei Angstreizen ▶ Gefühl der Andersartigkeit, der Peinlichkeit oder Scham ▶ bei sehr hoher Lebenseinschränkung und Hilflosigkeit: depressive Verstimmung **Wahrnehmung** ▶ ständig erhöhte Daueraufmerksamkeit ▶ höhere Fokussierung auf Gefahrenreize, ständiges Abtasten nach möglichen Gefahrensignalen in der Umwelt (bei äußerer Bedrohung, z.B. soziale oder Höhenphobie) und im Selbst (bei Bedrohung von innen, etwa bei Panik) ▶ röhrenförmige Wahrnehmung, hektische Blickbewegungen ▶ Fehlwahrnehmungen: z.B. wird ein Fleck als Spinne gesehen (Insektenphobie); Brücken werden als extrem hoch und lang wahrgenommen (Höhenphobie) **Denken** ▶ Katastrophisierendes Denken („Oh Gott, nicht schon wieder.", „Muss das jetzt sein.", „Jetzt geht es wieder los!", „Ich halte das nicht aus.") ▶ Angstsymptome, besonders körperliche, werden für „gefährlich" und unerträglich gehalten ▶ Suche nach Sicherheitssignalen, eindimensionale Betrachtung der Welt: Einteilen der Welt bloß nach Gefahrensignalen versus Sicherheitssignalen	**aktive Vermeidung** ▶ sofort fliehen ▶ Hilfe suchen/anfordern ▶ Fixiertsein auf ein ständiges anstrengendes Abchecken (Körper, Umgebung) nach möglichen Gefahren ▶ Anhäufen von Sicherheit gebenden Faktoren (nicht mehr allein sein, Medikamente immer bei sich tragen usw.)

Tabelle 1.1. Fortsetzung

Bedrohungsseite	Abwehrseite
▶ Es gelingt nicht mehr, eine Vogelperspektive einzunehmen (so genannte höhere, metakognitive Steuerungsebene), um von dort aus die Angstobjekte realistischer wahrzunehmen, ihre Bedrohlichkeit klar zu hinterfragen, um die Angst wirklich bewältigen zu können ▶ ggf. Selbstabwertung, Selbstvorwürfe, die das Gefühl von Ausgeliefertsein und Angst noch verstärken	

Folgende Momente verdienen es, besonders betont zu werden:

Pathologische Angst als Relikt einer Überlebensstrategie

Aus der Aufzählung ist ein hervorstechendes Merkmal zu erkennen: die Gefühle, die Wahrnehmung, das Denken und das Verhalten des Menschen sind beim Auftreten von stärkeren Ängsten sehr eingeschränkt. Ängste blockieren ab einer bestimmten Intensität unsere kognitiven Funktionen. Sie sind nicht mehr flexibel genug, um die Hintergründe der Angst wirkungsvoll zu analysieren und sie dadurch eventuell bewältigen zu können. Stattdessen werden uralte Angst-Instinktmuster automatisch reaktiviert und erweisen sich als stärker als der Versuch zu denken. Es kommt zu einer erhöhten Anspannung, verbunden mit Lähmung (Totstellreflex) oder mit Flucht bzw. Angriff.

Sinnvolle Ängste in der Frühzeit. Bestimmte Formen von Angst sind sehr sinnvoll gewesen in der frühen Menschheitsgeschichte und deshalb in unserem Erbgedächtnis verankert: Tauchte ein gefährlich erscheinendes Tier auf, so war es überlebensnotwendig, sofort zu fliehen oder sich sofort zu verstecken (Tierphobie). In Höhlen konnten gefährliche Tiere hausen, und auch auf weiten Feldern wurde man leicht zum Opfer (Agoraphobie). Das Analysieren und Denken vor der Flucht: „Ist es wirklich gefährlich?" hätte zuviel Zeit verbraucht und eine Flucht möglicherweise vereitelt. Dadurch wäre das Überleben unsicherer geworden.

Heute: Dysfunktionale Angst. Dieser Sicherheitsmechanismus funktioniert immer noch. Doch in den meisten Fällen, bei denen wir es mit einer Angstreaktion zu tun haben, ist es von Vorteil, das Denken einzuschalten, um die Situation genauer zu analysieren und eventuelle Gefahrensignale auf ihren realen Hintergrund zu untersuchen. Das genau tun Angstpatienten nicht.

Sie bleiben starr fokussiert auf angebliche Anzeichen von Gefahr. Mit starrem Blick tasten sie es ab, fixieren es (die Intensität der Angst ist mit einiger Erfahrung an den Augen leicht abzulesen). Die Orientierungsfähigkeit ist gemindert, das Blickfeld eingeengt und die Wahrnehmung oft verzerrt. Da aber ohne eine gute flexible Orientierung kein gutes, flexibles Denken und Prüfen möglich ist, bleiben die Patienten in der „Orientierungsphase" stecken. Zu welchen „Lösungen" sie auf die Art gelangen, wird im Nachfolgenden beschrieben.

Rigide Unterteilung der Welt in eine Sicherheit gebende Welt und in eine Gefahrenwelt

Diese Unterteilung ist die Folge einer extrem reduzierten Orientierungs- und Analysefähigkeit. Stattdessen gilt eine einfache Regel: Die Anwesenheit von Sicherheitssignalen reduziert die Angst, ihr Fehlen kann sie auslösen.

Tabelle 1.2. Die Unterteilung der Welt bei Angstpatienten

Gefahrenwelt, die unbedingt zu vermeiden ist	Sicherheit gebende Welt, die die Patienten aufsuchen und an der sie sich „festkrallen"
▶ z.B. bei der Panik und Agoraphobie: der eigene Körper in einer fremden, unvertrauten Umgebung, wo „Hilfe fern ist"	▶ zu Hause ▶ Ärztehaus, Klinik in der Nähe ▶ Anwesenheit von Vertrauenspersonen (Ehefrau, Kind) ▶ etwas zum Festhalten (Mauer, Stock, Fahrrad oder das Beisichtragen von Beruhigungsmitteln, Handy usw.)
▶ als besonders prekär erlebte Situationen wie in der Höhe, im Dunkeln, Eingeschlossensein führen zur Vermeidung von alltäglichen Orten wie Verkehrsmittel, volle Räume, hohe Gebäude usw.	▶ die Kenntnis und die leichte Erreichbarkeit von Fluchtwegen
▶ z.B. bei Insektenphobien: Wald, Wiesen, Garten, Bänke	▶ zu Hause mit geschlossenen Fenstern leben ▶ die Gegenwart von Personen, die für die Entfernung der Insekten sorgen

Tabelle 1.2. Fortsetzung

Gefahrenwelt, die unbedingt zu vermeiden ist	Sicherheit gebende Welt, die die Patienten aufsuchen und an der sie sich „festkrallen"
▶ z.B. bei sozialen Phobien: viele Menschen, im Blickfeld von „Ranghohen" sein usw.	▶ die Verborgenheit aufsuchen, sich körperlich wenig exponieren und v.a. nicht „gesehen werden"

Eigene Bedürfnisse werden vernachlässigt. Es fehlt zunehmend eine allgemeine Orientierung in der Welt nach den eigenen Bedürfnissen (Was gefällt mir, was könnte ich hier tun?). Im Vordergrund des Erlebens steht die angstgetriebene Einteilung (Angst gegeben oder nicht gegeben). Dadurch fällt zwangsläufig der Blick zuerst auf die fragwürdigen oder negativen Seiten der Welt, bevor er frei wird für deren Anreizmomente. Das wirkt mit der Zeit antriebsreduzierend (Wozu soll ich mich noch nach außen wenden, da ja doch alles voller Risiken ist und ich wenig Schönes finde?) und deprimierend (Es ist alles so trostlos).

Statt Subjekt zu sein wird der Mensch zum Objekt
Je weniger die logischen Denkfunktionen zum Tragen kommen, umso mehr erlebt der Patient eine assoziative Ausbreitung von Angstphantasien und damit eine Ausdehnung der Gefahrenwelt. Das hängt damit zusammen, dass Ängste die Tendenz haben zu generalisieren, d.h., sie dehnen sich auf verschiedene Situationen aus. Wenn der Mensch nicht mehr in der Lage ist, durch den Einsatz seiner Diskriminationsfähigkeiten klare Urteile zu fällen, um zu unterscheiden, so liegt eine gewisse Logik darin, dass im Zweifelsfall eine Situation eher unter die gefährlichen eingeordnet wird. Auf die Art wird die Sicherheit gebende Welt immer kleiner.

So ist eine Entwicklung in Gang gesetzt, die in einer sehr negativen einschränkenden Richtung fortschreitet: Die Angstphantasien (die innere Gefahrenwelt) werden immer mehr assoziativ ausgeweitet, frühere Sicherheitssignale werden in Frage gestellt und helfen dann nicht mehr, inneren Halt, Ruhe und Sicherheit herzustellen. Anstatt einer realistischen gedächtnismäßigen Repräsentation der Wirklichkeit sind nun die Angstphantasien die „Brille", durch die man die Welt wahrnimmt. Die Angst zeigt sich also in der Wahrnehmung und verzerrt sie. So werden z.B. Hunde von Hundephobikern „größer" gesehen als sie in Wirklichkeit sind, Spinnen werden von Spinnenphobikern als „blitzschnell auf einen zulaufend" gesehen.

Statt sich als ein steuerndes Subjekt zu erfahren, sieht sich der Mensch schließlich in einer diffusen, weitgehend unfassbaren „Phantasieangstwolke" gefangen.

1.3 Auswirkungen auf das Leben Betroffener

Das Denken, die kognitiven Funktionen
Dadurch, dass die Umwelt ständig übervorsichtig und angespannt nach Gefahrensignalen (eigener Körper, Insekten oder bei der sozialen Phobie bestimmte Anzeichen anderer Menschen) und nach Sicherheitssignalen abgetastet wird, ist kein lebendiges Leben im Hier und Jetzt wirklich möglich. Die Kapazität ist ausgeschöpft, ein Einlassen auf die wirkliche Welt mit ihren Anreizen und Bedürfnis befriedigenden Gegebenheiten ist immer weniger möglich. Abtasten und Suchen nehmen überhand, der Raum für Hingabe, Ruhe, Gelassenheit, Intuition und damit für positive Gefühle ist reduziert. Das führt in nicht wenigen Fällen zur depressiven Verstimmtheit.

Der Aktivitätsradius
Das Leben vollzieht sich in immer engeren Lebensräumen, der Aktionsradius wird immer eingeschränkter, zieht sich immer mehr zusammen. Oft sind Freizeitaktivitäten wie Einladungen annehmen, Reisen etc. kaum mehr möglich.

Auch im Berufsleben fühlen sich Betroffene sehr eingeschränkt: „Meine Arbeitsfähigkeit ist beeinträchtigt, ich kann mich wegen der drohenden Übelkeit nicht richtig konzentrieren", „Es könnte jederzeit plötzlich etwas Schlimmes passieren, ich fühle mich plötzlich so beobachtet, fange an zu schwitzen" usw.

Das Selbstbild
Betroffene verstehen ihre Symptomatik kaum oder gar nicht. Sie haben Angst, aus der „Falle", in die sie geraten sind, nicht mehr herauszukommen. Sie nehmen die körperlichen und psychischen Entgleisungen wie auch das Gefühl, „neben sich zu stehen", als Indiz dafür, verrückt zu werden. Sie trauen sich immer weniger zu, begeben sich nicht selten in die soziale Isolation und nehmen den Herausforderungen des Lebens gegenüber eine Art Schonhaltung ein, die sie in ihren eigenen Augen fast zu „hoffnungslos Behinderten" werden lässt.

Die Beziehungen zu anderen Menschen
In den meisten Fällen geraten die Betroffenen in eine größere Abhängigkeit von der Außenwelt, die die notwendigen Sicherheitssignale enthalten muss, damit sie als zumutbar gilt.

Vor allem entstehen auch Abhängigkeiten zu bestimmten Personen, die eine Hilfsfunktion im Rahmen des Angstsystems einnehmen müssen und sich nicht selten starken negativen Sanktionen ausgesetzt sehen, wenn sie diese Rolle nicht adäquat ausführen oder gar verweigern. Bis zu einem gewissen Grad helfen sie am Anfang auch aus echter Anteilnahme, doch diese innere Haltung wird bald durch Überdruss und Ärger abgelöst. Sie fühlen sich selber in ihren Lebensmöglichkeiten eingeschränkt und es tauchen erste Trennungswünsche auf, die den Druck und die Angst bei den Betroffenen noch verstärken können.

1.4 Allgemeine Ziele in der Therapie von Angsterkrankungen

(1) Schaffen einer Therapiemotivation des Patienten durch
▶ Erarbeiten eines plausiblen Erklärungsmodells für die Störung, das auch Veränderungsmöglichkeiten aufzeigt,
▶ Herausarbeiten der Vorteile eines störungsfreien Lebens,
▶ Angebot an den Patienten, bei den jeweiligen Therapieschritten je nach seinen Möglichkeiten mitzubestimmen.

(2) Angsttoleranz erhöhen. Die verminderte Angsttoleranz soll erhöht werden, d.h., der Patient soll zunehmend bereiter werden, das Gefühl der Angst zuzulassen ohne Vermeidung oder Flucht. Er soll immer wieder, so gut er schon dazu in der Lage ist, den Entschluss fassen: „Ich bin bereit, mich wirklich mit der Angst auseinanderzusetzen".

(3) Selbstbestimmung bewahren. Der Patient soll lernen, Selbstbestimmung und Selbständigkeit trotz Angstevozierung zu bewahren und eigene Ich-Funktionen wie sich orientieren, analysieren, vergleichen, Entscheidungen treffen usw. auszuüben. Er soll lernen, mit großer Bewusstheit in die Angstsituationen hineinzugehen und dabei ganz reflektiert zu bleiben.

(4) Strukturierung des Wahrnehmungsraumes nach den eigenen Bedürfnissen. Die Betroffenen lernen, dass die phobischen Situationen sich nicht nur aus einer inneren Ohnmachts- und Objekthaltung in eine bedrohliche, gefährliche Welt und in eine sichere Welt unterteilen lassen. Sie lassen sich bei einer aktiven Orientierung immer stärker von der Möglichkeit der Bedürfnisbefriedigung leiten (Was gefällt mir hier, was kann ich hier für mich tun?).

(5) Erweiterung des inneren Probierraumes und des Handlungsspielraumes. Der Patient soll immer risikobereiter dazu werden, mit der Wirklichkeit zu experimentieren und Dinge auszuprobieren, die er sich lange Zeit nicht mehr zugetraut hat.

(6) Verstehen des Zusammenhanges zwischen Angst und typischen Lebenssituationen (aus dem Familien- und Berufsleben), um typische Angstauslöser zu identifizieren und evtl. abzubauen.

2 Insektenphobien

> **BEISPIEL**
>
> **Peter, F., 21 Jahre, Student**
> Der Patient leidet seit der frühen Kindheit unter einer gravierenden Insekten- und Spinnenphobie. Deshalb sei er oft von anderen Kindern gehänselt worden. Er leidet außerdem unter einer Hundephobie. Er habe die Störung über Modelllernen von der Mutter erworben. Seine Einschränkungen sind inzwischen so groß, dass er kaum noch Parks, Gärten oder ihm düster erscheinende Gebäude betreten kann. Er ist auch bestrebt, immer alle Fenster geschlossen zu halten.
>
> Er berichtet: „Nur der Winter ist schön, weil es keine Insekten gibt. Der Sommer ist die Hölle, weil es nur so davon wimmelt. Nach dem Nachhausekommen kontrolliere ich die Wohnung und hoffe, dass sich kein Insekt hineingeschlichen hat. Ich vermeide Grillparties, Eisdielen, Konditoreien, weil es dort sehr viele Insekten gibt. Auf Parkbänke setze ich mich nicht, Wiesen betrete ich nicht. Ich leide unter Konzentrationsschwäche, wenn ein Insekt im gleichen Zimmer ist, weil Gefahr drohen könnte. Ich erschrecke ständig, wenn sich etwas kleines, insektenartiges schnell bewegt. Ich ekle mich vor Honig, weil Überreste von Bienen dran sein könnten. Ich esse Mahlzeiten nicht auf, wenn sich eine Fliege auf den Tellerrand gesetzt hat. Mich befällt ein Gefühl von Übelkeit beim Anblick von Käfern und Spinnen. Bin ich längere Zeit mit Wespen oder Spinnen konfrontiert, bekomme ich Panikanfälle und Schweißausbrüche. Meine Bekannten haben kein Verständnis für meine Angst und meinen Ekel vor Insekten. Ich fühle mich mit dem Problem ganz allein gelassen. Durch meinen Kopf gehen oft richtiggehende Horrorszenarien: Insekteninvasionen, Heuschreckenplagen, Angriffe von Killerbienen und Monsterspinnen."

2.1 Beschreibung der Störung

Insektenphobien sind bei genauerer Betrachtung eigentlich nicht bloß Phobien, denn neben der Angst nimmt der Ekel vor den Insekten einen breiten Raum ein. Der Ekel bleibt in den Expositionsübungen häufig noch lange bestehen, nachdem die Angst schon nachgelassen hat.

Im Folgenden beschreiben wir die beiden Gefühlsdimensionen der Insektenphobie wie auch die darauf folgenden Abwehrmaßnahmen. Diese Struktur lässt sich auch auf andere Tierphobien übertragen.

2.1.1 Struktur der Insektenphobie

Wir unterscheiden eine Bedrohungsseite, die aus Angst und Ekel besteht, und verschiedene Abwehrmaßnahmen dagegen.

Bedrohungsseite

Das Gefühl der Angst. „Es könnte mich etwas von außen her bedrohen und mir schaden":
- „Es hat v.a. aggressive Merkmale (Greifzangen, lange schnelle Beine usw.), es kann überraschend zupacken, dadurch erlebe ich es als unkontrollierbar, gefährlich und zerstörerisch."
- „Es kann sich ganz plötzlich auf mich zubewegen und mich angreifen."

Insgesamt werden die Lebewesen, um die es geht, als nicht fassbar und nicht kontrollierbar erlebt. Darüber hinaus unterstellen Patienten in ihren Angstphantasien den Insekten oder Spinnen sehr häufig böse Absichten oder einen bösen Willen, den Menschen zu schaden.

Das Gefühl des Ekels. „Es könnte etwas in mich eindringen und mir dann von innen her schaden":
- „Das Insekt erscheint schmutzig, es kriecht auf der Erde, wälzt sich im Dreck oder im Staub, und etwas von seinem Inneren kann nach außen dringen."
- „Etwas von dem Insekt könnte an mir haften bleiben": Der Ekel richtet sich vor allem gegen Schleimiges wie bei Würmern oder Spinnen, ferner gegen etwas Glitzerndes (Flügel, Chitinpanzer bei Käfern).
- „Das ganze Insekt könnte durch Körperöffnungen (Mund, Ohren, Nase usw.) in mich eindringen und mich von innen her zerstören."
- „Es ist so hässlich, ich hasse es, weil es überhaupt existiert."

Abwehrseite

Die Abwehrseite betrifft das Handeln, die Wahrnehmung und das Denken:

Handlungsbezogene Vermeidung. Ganz allgemein motiviert die Angst vor allem zur Flucht. Der Ekel motiviert dazu, eine möglichst scharfe Grenze zwischen sich und dem Ekelobjekt (z.B. es mit dem Staubsauger wegzusaugen) zu ziehen und unter keinen Umständen eine Berührung damit zuzulassen.

Weitere handlungsbezogene Vermeidung:
Insekten werden überhaupt nicht mehr angesehen, sondern auf die entferntesten und kleinsten Hinweisreize (z.B. Fussel, kleiner schwarzer Fleck, Krümel, Schatten) wird sofort mit großem Schrecken und mit Flucht reagiert (z.B. aus dem Zimmer laufen), oder man bleibt wie gelähmt stehen. Manchmal kommt es regelrecht zur Panik („aufschreien oder auf den Stuhl springen").

Wahrnehmungsbezogene Vermeidung. Räume werden immer wieder nach möglichen Insekten oder Anzeichen abgesucht.

2.1.2 Auswirkungen auf das Leben Betroffener

Phantastische Vorstellungsbilder
Dadurch, dass die Patienten häufig jede Konfrontation mit den phobischen Objekten vermeiden, wissen sie oft gar nicht mehr, wie Insekten überhaupt aussehen, sie haben sie nie richtig angeschaut. Sie haben innere Bilder davon, die sie viel monströser erscheinen lassen als sie in Wirklichkeit sind. Sie werden dann als riesig, schleimig, voller böser Zacken und als sich ungemein schnell auf einen zubewegend erlebt.

Insektenphobiker reagieren auf diese inneren Bilder und nicht auf die Wirklichkeit. Ein Insekt ist dann nicht einfach ein Tier, das lebt, herumläuft usw., sondern etwas, das einen überdimensionalen Bezug zum Menschen hat. Es dringt in seinen Lebensraum ein, greift ihn an und will ihm schaden. In der Vorstellung stehen nur noch Gefahren- und Ekelmerkmale im Vordergrund.

Körperliche Reaktionen
Insektenphobiker reagieren viel sensibler auf alles, das auch nur eine entfernte Ähnlichkeit mit Insekten hat. Sie reagieren dann sofort mit starken körperlichen Anzeichen von Schrecken, Angst und Ekel und sind dann kaum noch in der Lage, Situationen wirklich zu überblicken und zu überprüfen.

Generalisierung
Auf diese Weise kann die Phobie immer wieder über die primitivsten Assoziationen und Gedankenketten bis hin zu den entferntesten Signalen ohne Stoppmechanismus generalisieren. Am Ende kann ein schon etwas düsterer Raum dieselbe phobische Reaktion auslösen wie ein wirkliches Insekt, und die Bedrohung eines offenen Fensters führt zu einer permanenten und kaum unterdrückbaren Alarmreaktion. Normale Körperempfindungen wie Jucken und Kribbeln werden hypersensitiv als „Insekten sind auf der Haut!" interpretiert und lösen heftige Abwehrbewegungen (wie zusammenzucken oder wegschlagen mit der

Hand) aus. Infolge der ständig erhöhten inneren Alarmbereitschaft steigern sich Erwartungsängste und -phantasien und bereiten dabei den Boden für weitere Generalisierungen. Schließlich kommt es zu permanenten Erwartungsängsten und zu einer raschen Erschöpfbarkeit.

Einschränkung des Lebensraumes. Letztlich können die Patienten kaum noch nach draußen gehen und sich nur noch in geschlossenen Räumen aufhalten.

Beim Zubettgehen werden z.B. Körperöffnungen mit Watte verschlossen oder zugeklebt, oder es wird sich fest in Bettücher eingehüllt.

2.2 Gesamttherapieplan bei Insektenphobien

Überblick
- Motivationsarbeit
- Expositionsziele
- Fallbeispiel – Expositionen mit Anleitung zur Subjektkonstituierung
- Fazit des Patienten

2.2.1 Motivationsarbeit

Vorteile der Symptomreduktion. Patienten müssen in der Regel zu einer Exposition motiviert werden. Das geschieht vor allem dadurch, dass ihnen die Nachteile und Einschränkungen durch die Störung vor Augen geführt werden, aber auch die Vorteile, die eine Reduktion der Symptomatik mit sich bringt. Es werden Fragen gestellt wie: „Stellen Sie sich vor, Sie hätten diese Ängste überhaupt nicht. Wie würde Ihr Leben dann aussehen?" Dazu kann der Patient gebeten werden, sich den Ablauf eines phobiefreien Tages vorzustellen.

Strukturierung. Ein weiterer wichtiger Schritt bei der Motivierung besteht darin, dem Patienten eine deutliche Struktur der einzelnen Schritte zu geben und ihn dabei so zu entlasten (Korrektur von Schreckenserwartungen usw.), dass er die Arbeit möglichst angstfrei beginnen kann.

Motivierung kurz vor und während der Expositionssitzung. Der Therapeut ist bestrebt, eine möglichst aktive handlungs- und erfolgsorientierte Haltung zu erzeugen und lebt sie auch modellhaft vor. Er ermutigt den Patienten ständig: „Sie schaffen das", „Weiter so, das war schon sehr gut", „Wenn Sie das hier geschafft haben, sind Sie ein großes Stück vorangekommen."

Der Patient sollte zudem häufig gelobt und verstärkt und am Ende der Sitzungen angeleitet werden, sich selbst zu verstärken.

2.2.2 Expositionsziele

Einen längeren aktiven Wahrnehmungskontakt mit dem gefürchteten bzw. Ekelobjekt erzeugen

Intervention. Der Patient soll die Wahrnehmungen auf sich wirken lassen. Er soll den Blick nach außen auf die Realität, auf das Insekt beibehalten (ohne wegzuschauen oder innerlich wegzutreten). Er wird gefragt: „Was sehen Sie?". Er soll dadurch lernen, die Realität zu beschreiben, sich in der Wirklichkeit zu orientieren und die Konfrontationssitzungen innerlich anzunehmen im Sinne von: „Ich bin bereit, in die unangenehme Situation zu gehen". Der Therapeut kann ihn dazu immer wieder ermutigen.

Wirkung. Der Patient stellt sich nicht als hilfloses, Angst getriebenes, allen möglichen inneren und äußeren Reizen ausgeliefertes Opfer dar („Es kann mich zerstören, es macht mit mir, was es will."). Er nimmt die Situation an als jemand, der sich als ernst zu nehmendes Subjekt wahrnimmt, als jemand, der über sich selbst bestimmen kann, auch wenn er noch nicht genau weiß, ob er in der Situation wirklich die Kontrolle zu gewinnen vermag. Er stellt sich der gegenwärtigen Situation, anstatt vor Schreck die Kontrolle und Orientierung zu verlieren und in innere Angstphantasien zu gleiten oder gar in Panik zu geraten.

Insgesamt soll der Patient selbst entscheiden, inwieweit er sich konfrontiert und vorwagt, aber er sollte innerlich bereit sein, sich der Angst zu stellen.

Der Patient soll die Wahrnehmungen hinsichtlich des Phobieobjektes differenzieren, objektiv beschreiben und wirklichkeitsgetreu ordnen lernen

Intervention. Der Therapeut bringt den Patienten dazu, seine Wahrnehmung zu gliedern und zu differenzieren. Das geschieht zum Beispiel durch die Frage: „Beschreiben Sie genauer, woraus das Tier besteht, das vor ihnen liegt". Der Patient antwortet dann beispielsweise: „Es hat so und so viele Beine, einen breiten Kopf, Brust, Körper, Fühler.").

Wirkung. Das diffuse Angstobjekt wird immer mehr zu einer konkreten Realität, die Konturen erhält und fassbarer wird. Dadurch reduzieren sich die Angstphantasien und die unangenehmen Gefühle. Durch die objektivere und distanziertere Betrachtung erfährt der Patient zudem eine Grenze zwischen sich und dem Objekt. Dadurch wird der Ekel verringert. Allerdings verringern sich Ekelgefühle während der Exposition langsamer als Ängste, denn etwas, was einen außen zerstören könnte, lässt sich leichter visuell widerlegen als der Gedanke, dass etwas wie Haare oder Schleim, auch in geringfügigen Spuren, an einem haften oder gar eindringen könnte.

Der Patient soll seine eigenen emotionalen Reaktionen und körperlichen Symptome ausdrücken

Intervention. Die Wahrnehmung der Patienten wird zunächst auf das Phobieobjekt gerichtet. Der Patient wird dazu angeleitet, seine inneren Reaktionen auszudrücken: „Wie geht es Ihnen gerade?" (als globale Frage). Danach werden genaue Schilderungen erbeten: „Was fühlen Sie innerlich genau? Was spüren Sie körperlich?", „Beschreiben Sie genau alle Ihre Symptome!", „Was geht ihnen durch den Kopf?" Falls es bestimmte überprüfbare Angstphantasien gibt, z. B.: „Ich habe Angst, der läuft gleich drauflos.", können sie am Ende der Sitzung überprüft werden.

Wirkung. Allein der verbale Ausdruck von Emotionen braucht bekanntlich einen Teil ihrer Energie auf und reduziert damit die Emotionen selbst. Durch Benennen der emotionalen und körperlichen Reaktionen werden diese überschaubarer, fassbarer und damit erträglicher.

Durch den Rekurs auf spezielle körperliche Symptome wie beispielsweise: „Wie stark ist Ihre Beklemmung in der Brust?", „Was spüren Sie in der Bauchgegend?" wird das Unbehagen des Patienten objektiviert und damit überschaubarer.

Emotionale Bedeutungen differenzieren

Der Patient soll seine unangenehmen Emotionen voll ausleben. Aber im Gegenzug sollen angenehme bzw. ästhetische Seiten des Phobieobjektes wiederbelebt oder aufgezeigt werden.

Interventionen. Zuerst: „Was ist alles besonders Angst erregend/eklig …?" (z.B. die Greifzangen, das Gefühl, da kommt Staub heraus usw.).

Danach sagt der Therapeut: „Es gibt bei jedem Lebewesen eine andere Seite außer der ekelerregenden, bedrohlichen, abstoßenden. Gibt es irgend etwas an dem Käfer oder an der Spinne, das Ihnen schön erscheint? Vielleicht gibt es etwas ganz Kleines, was Ihnen etwas gefällt?" (Patienten nennen dann oft bestimmte Muster, Farben usw.) Weitere Fragen können Bezug auf die „normale Realität" nehmen, um der Situation den Charakter der Fremdartigkeit zu nehmen, z.B.: „Woran erinnert Sie dieses Muster, vielleicht an einen Orientteppich?".

Wirkung. Die „gute Seite" des Phobieobjektes wird kennen gelernt. Es geht ja nicht nur darum, die Flucht- und Vermeidungstendenzen einzuschränken, sondern es muss auch ein neuer Bezug zum Objekt hergestellt werden, weil man sich ja im weiteren Leben ihm gegenüber in irgendeiner Weise verhalten muss. Daher ist nicht nur die Relativierung des Negativen wichtig, sondern das Herausstellen von positiven Eigenschaften. Diese Herstellung neuer positiver Merkmale des Phobieobjektes wirkt außerdem der oft beobachteten Tendenz entgegen, dass spätere Angst- oder Stressbelastungen alte Phobien reaktivieren.

Neugier und Interesse erzeugen sowie besseres Verstehen des Phobieobjektes durch sinnvolles Einbetten in die Welt

Der Patient soll hier nicht nur angeregt werden, positive Merkmale zu finden. Er soll darüber hinaus lernen, das Dasein und das Verhalten des Tieres in sinnvolle Zusammenhänge einzuordnen.

Interventionen. „Was ist das für ein Tier?" (Zu dieser und folgenden Fragen kann der Patient angeleitet werden, in Biologiebüchern oder Lexika nachzuschlagen oder selbst zu überlegen.)

„Welchen Nutzen kann es haben?" (Für andere Tiere, für den Menschen usw.)

„Wie verhält es sich, gibt es bestimmte Muster in seinem Verhalten?" (Was wissen wir über seine Lebensgewohnheiten usw.)

Wirkung. Die subjektive Bedeutung des phobischen Objektes soll etwas normalisiert werden. Es gibt keine „bösen Absichten" von Insekten (wie ein Patient vermutete), keinen bösen Willen, „der Mensch ist ihm eher egal". Sein Verhalten unterliegt bestimmten Naturgesetzmäßigkeiten, erkennbaren und verstehbaren Regeln, es ist einordenbar. Ein aggressiver Bezug zum Menschen besteht nicht, das Verhalten ist prognostizierbar und man kann seine Reaktion darauf einstellen.

Lernen, das Phobieobjekt gezielt zu beeinflussen, damit dessen Verhalten konkreter und vorhersagbar machen

Intervention. Dem Patienten werden Konfrontationsaktivitäten vorgeschlagen, um das Tier selbst zielgerichtet zu einem bestimmten Verhalten zu bewegen. So kann z.B. das Tier in einem Glas eingefangen werden. Dann kann er näher an das Glas heranrücken, es mit dem Finger berühren, drehen usw. Dadurch bewegt sich das Tier und der Patient kann es dabei genau beobachten. Über die Zeit werden bestimmte Verhaltensmuster offensichtlich (z.B. wird das Tier in seinen Reaktionen mit der Zeit langsamer). Oft äußert der Patient das Bedürfnis, das Tier „aus Mitleid" wieder in die Natur freizulassen.

Wirkung. Neben dem Gefühl der Selbstwirksamkeit und der Kontrolle über die Situation werden bestimmte konfabulierte und gefürchtete vermeintliche Merkmale der phobischen Objekte relativiert und widerlegt. Durch das Feststellen von Verhaltensmustern können auch beim Phobiker Gefühle wie Neugier oder Mitleid auftreten, die ihn in gewisser Weise mit dem Objekt emotional verbinden. So wird der realen Situation Schritt für Schritt wieder ihre normale differenzierte emotionale Bedeutung wiedergegeben.

2.2.3 Expositionen mit Anleitung zur Subjektkonstituierung – Fallbeispiel

Aufstellen einer Schwierigkeitshierarchie

> **TRANSKRIPT**
>
> P: Ich bin im Hinblick auf Insekten und Hunde so verunsichert. Ich weiß nicht, wie meine Beziehung zu ihnen ist, und was ich damit anfangen soll. Ich kenne sie nicht, ich will sie nicht anfassen, sie sind so undefinierbar, so eklig. Ich habe keinen Bezug dazu, es sind Fremdkörper, sie gehören nicht zu meiner Welt. Ich fühle mich von ihnen bedroht. Da könnte was aus ihnen herauskommen und in mich eindringen. Ich kann mich nicht von ihnen abgrenzen. Ich kann mich da richtig reinsteigern. Ich muss zwanghaft hinsehen, wenn ich so etwas wie einen Fleck sehe. Ich denke: „Aha, da ist was, da musst du hingehen; was ist das wirklich – ein Insekt?" Das ist ganz schön belastend und erschöpfend, denn meistens reagiere ich auf Insekten oder solche Flecken sofort körperlich und bin wie gelähmt. Ich gerate auch oft in Panik und kann die Insekten nicht entfernen. Oder ich renne sofort fluchtartig aus dem Zimmer und bin dann ganz schön kaputt. Ich habe ehrlich gesagt überhaupt vor Tieren Angst, wozu gibt es sie überhaupt? Ich habe eine blühende Phantasie, z.B., wenn eine Wespe im Zimmer ist, wird sie natürlich sofort auf mich los fliegen und mich bösartig stechen wollen und wenn ich nicht aufpasse, wird sie es auch tun. Alles ist ganz schön anstrengend. Aber nun habe ich mich zur Therapie entschieden, vielleicht werde ich die Sache ja auch los.
> T: Wie fühlen Sie sich denn da genau in einem solchen Fall?
> P: Es ist eine Mischung von Angst und Ekel.
> T: Welche Gedanken haben Sie, wenn Sie Angst spüren?
> P: Sie bewegen sich so rasch, so unfassbar, geradezu mit böser Absicht auf mich zu, um mir zu schaden, mich zu stechen, mich anzugreifen. Ich habe

> besonders Angst vor raschen, fliegenden Insekten, aber auch langbeinigen Viechern wie Spinnen.
> T: Was verbinden Sie mit dem Gefühl des Ekels?
> P: Besonders kriechende Insekten, haarige oder schleimige Sachen wie Würmer, aber auch glitzernde Käfer. Da zieht sich alles in mir zusammen. Aus ihnen kommt was raus und bleibt an mir kleben, oder es dringt regelrecht in mich ein. Warum gibt es diese ekligen Viecher überhaupt? Bestimmt, um mich zu ärgern.

Neben der Flucht und Hyperaufmerksamkeit sind seine bisherigen aktiven Bewältigungsversuche v.a. das Aufsaugen von Insekten mit dem Staubsauger.

Zunächst wird mit dem Patienten eine Schwierigkeitshierarchie aufgestellt.

Er bekommt die Aufgabe, alle möglichen gefürchteten Situationen untereinander aufzuschreiben, wie sie ihm einfallen. Danach soll er die einzelnen Items nach Schwierigkeitsgrad von 0 bis 10 bewerten.

Ein Auszug aus der Liste sieht folgendermaßen aus:

Tabelle 2.1. Hierarchie der Angst bei Peter F.

Situation	Wertigkeit
Käfer, Heuschrecken oder Spinnen auf der Haut	10
Lebendige Insekten im Glas ansehen	10
Insektenfilm sehen	9
Insekten aus Plastik anfassen	8
Insekten und Spinnen aus Plastik ansehen	7
Fotos von Insekten ansehen	5
Bilder von Insekten ansehen	3

Therapie rational erläutern

Der Patient soll im weiteren Verlauf der Therapie seine Wahrnehmung bewusst auf ein Insekt richten. Dabei soll er alle seine Angstgedanken und Ekelgedanken verbalisieren. Anschließend soll er das Insekt in seinem Aussehen genau beschreiben. Danach wird er seine Aufmerksamkeit auf die eigenen emotionalen und körperlichen Reaktionen lenken und sie genau verbalisieren. Das Ganze wird mehrfach wiederholt. Am Ende wird der Patient spüren, dass seine unangenehmen Gefühle von Angst und Ekel merklich abnehmen. Dies braucht aber Zeit und Geduld. Der Patient kann kleine Ziele selbst auswählen, und er darf die Situation auch jederzeit verlassen. Der Therapeut wird ihm beistehen und ihm helfen. Er soll lernen, dass er nicht das Opfer von Insekten zu sein braucht: „Das Tier soll nicht bestimmen, was ich tue und was nicht, das will ich selber bestimmen."

Die erste Exposition

Der Patient wählt das erste Expositionsziel aus. Er möchte zunächst mit Bildern von Insekten anfangen. Er bringt dazu sein Lexikon mit.

> **TRANSKRIPT**
>
> T: Wie geht es Ihnen?
> P: Mir ist schon seit mittags unwohl, ich habe ein wenig Angst vor dem, was mir hier bevorsteht.
> T: Ja. Was können Sie sich vorstellen, heute zu machen?
> P: Heute will ich mir mal Insektenbilder ansehen.
> T: Das Buch mit den Bildern liegt hier. Wir könnten ein leichteres heraussuchen, suchen Sie sich aus einiger Entfernung das erträglichste Bild heraus und schauen es dann genauer an.
> P: Das rote da, ich denke, es geht.
> (Der Patient schaut sich das Bild genauer an. Er zeigt deutliche Ekelreaktionen, verschließt den Mund und bewegt seinen Oberkörper weg.)
> T: Was sehen Sie? (Beschreiben lassen, Wahrnehmung fokussieren.)
> P: Einen roten Käfer, der auf dem Kopf Haare hat, so, als ob er unrein wäre. Ich fürchte, im Inneren ist Schleim. (Ist angespannt, bewegt sich mit dem Oberkörper vom Bild weg.)
> T: Wie geht es Ihnen gerade? (Gefühl wahrnehmen und strukturieren, fassbar machen, Toleranzgrenze erhöhen.)
> P: (Mit nur zu einem kleinen Spalt geöffneten Mund): Mein Hals und mein Bauch ziehen sich zusammen. Mir ist zuerst warm geworden, die Wärme zieht unangenehm von unten nach oben in den Oberkörper. Es ist eklig, wenn ich mir vorstelle, der rote Käfer ist echt und krabbelt herum. Mir war anfangs so, als ob ich ein bisschen die Orientierung verliere, für einen kleinen Moment. Ich hatte das Gefühl so abgeschnitten zu sein von der Welt. Alles, was draußen ist, das Vogelgezwitscher ist sehr gedämpft. Mein Herz klopfte, und ich hatte das Gefühl – nur weg!
> T: Können Sie das noch tiefer wahrnehmen und beschreiben? (Toleranz und Akzeptanz des Gefühls erhöhen.)
> P: Ja, es ist so ein Gefühl des Schwindligwerdens, wo bin ich gerade. Als wenn ich meine Position nicht habe, sie finden müsste – es ist komisch. (Der Patient wirkt affektiv entgleist, er zieht sich in sich zurück, ist abgespalten von der Außenwelt. Ihm geht die Orientierung und das Gefühl, voll in der Welt da zu sein, verloren.)
> T: Wie hoch schätzen Sie Ihren Ekel auf einer Skala von 1 bis 10 ein?
> P: Auf 5 etwa.
> T: Und die Angst?

P: Auf 6 etwa. Ich denke immer, der Käfer kann lebendig werden und auf mich losrennen.
T: Beschreiben sie den Käfer noch genauer: seine Farbe, seine Bestandteile. (Therapieziel 2)
P: (beschreibt ihn genauer, zieht seinen Oberkörper weniger zurück als vorher)
T: Schauen Sie doch mal im Lexikon nach, was das für ein Tier ist, wo es einzuordnen ist, und wie es lebt.
P: (ließt vor:) Ein Kapuzinerkäfer … Dann ist der ja noch nicht mal so groß, wie auf dem Bild!
T: Wie fühlen Sie sich jetzt?
P: Es ist alles weniger geworden, der Käfer ist mir irgendwie vertrauter. Die Angst ist so bei 3 bis 4, der Ekel auch. Ich denke, die Käfer sind immer so gelartig, da tritt was aus, und die grauen Haare sind eklig.
T: Was ist denn noch eklig (Ekelphantasien aktivieren, um den Ekel auszudrücken und so zu reduzieren).
P: Der glänzende Panzer, so glitschig kommt der mir vor, aber das ist wahrscheinlich nur das Licht.
T: Gibt es auch etwas – vielleicht nur ein kleines Detail –, was Sie ein wenig ästhetisch und interessant finden? (Therapieziel 4)
P: (nach einer kleinen Pause) Ja, die Farbe des Panzers ist so rot, die Fühler sehen so aus wie zwei kleine Kämmchen. Ob er damit alles ertastet?
T: Was könnte er denn ertasten? (in die Realität führen)
P: Bestimmt so Hindernisse oder auch Nahrung.
T: Und wie geht es Ihnen gerade?
P: Es ist irgendwie so realistisch geworden. Die Angst davor, dass es so auf mich losrennt, ist wieder stark gesunken. Mein Magen und mein Körper fühlen sich entspannter an. Die Angst liegt so bei 2. Der Ekel liegt so bei 3.
T: Können Sie sich vorstellen, den Käfer auf dem Bild zu berühren?
P: Na ja, gut, ich mache es (bewegt einen Finger zögerlich von oben nach unten, legt ihn auf den Käfer:) Ich fasse jetzt drauf, ist egal, ich mache es.
T: Fassen Sie ihn mit der ganzen Hand, geht das?
P: (legt die Hand auf das Käferbild) Es ist ja gar nicht so schlimm, wie ich dachte.
(nach einer Pause) Jetzt wird es langsam langweilig, ich werde ungeduldig. Der Ekel ist noch ein bißchen da, die Angst nicht mehr. (Der Patient ist übersättigt, es reicht ihm, und das reduziert die Angst weiter.)

Nachbesprechung der Exposition
Die Nachbesprechung umfasst zwei Fragen:
(1) Welche Erfahrungen haben Sie gemacht? Gab es Schwierigkeiten? Welche Schlussfolgerungen ziehen Sie?
(2) Was könnte das nächste Therapieziel sein?

Zu den Erfolgen sagt der Patient, dass er nicht gedacht hätte, dass die Angst überhaupt reduzierbar sei und er mit dem Käfer vertraut werden könne. Der Ekel verschwand langsamer als die Angst. Er glaubt, dass sein Mut für weitere Übungen gewachsen ist: „Ich akzeptiere den Käfer mehr. Früher dachte ich, Käfer seien für mich so nutzlos, schädlich, eklig und gehörten vernichtet. Aber sie gehören vielleicht doch noch irgendwie in die Welt." Als nächstes wird er einen größeren dunklen Rennkäfer im Buch ansehen. Die Therapeutin verstärkt und lobt ihn.

Weitere Expositionen
Der Patient schaut sich nun größere Käferbilder an, danach Fotos von Insekten. Schließlich folgt das Ansehen und Anfassen von Insekten und Spinnen aus Plastik auf die gleiche Weise.

> **BEISPIEL**
>
> **Exposition mit einem Schokoladenmarienkäfer**
> Der Patient stellt fest:
> „Wenn ich den Schokoladenkäfer direkt ansehe, geht es, da habe ich kaum ein Problem. Aber wenn ich ihn mir auf die Schulter setze und meinen Kopf so drehe, dass ich ihn nur unscharf sehe, da denke ich gleich: „Oh Gott, da ist was, irgendwas Gefährliches, da kann was passieren!" Fragen Sie mich nicht, was. Vielleicht, dass der auf mich losrennt oder so. Das ist richtig Quatsch, aber es ist immer so: Wenn ich was nicht so richtig sehe, dann spielt meine Phantasie verrückt, da rennt was auf mich zu, ist besonders hässlich und eklig und schnell, und dann geht es so richtig los."
>
> Deshalb wird der Patient angehalten, den Käfer längere Zeit am Außenrand seines Blickfeldes zu belassen und seinen Phantasien darüber, was passieren könnte, freien Lauf zu lassen. Ihm wird so bewusst, wie weit seine Phantasien von der Realität entfernt sind, und er kann sie auch affektiv korrigieren.

Expositionen mit lebendigen Tieren
Hier geht es vor allem um die Beeinflussung der Tiere und das Erkennen von Verhaltensmustern.

Der Patient wird gebeten, ein Insekt in einem Glas einzufangen und mitzubringen. Er kommt mit einer kleinen grünen Heuschrecke, die sein Freund in einem Glas gefangen hat. Die Prozedur entspricht dem erstgenannten Dialog mit der Aufrechterhaltung der bewussten Wahrnehmung des Tieres, dessen differenzierte Beschreibung und Einordnung usw. abwechselnd mit der Wahrnehmung innerer Vorgänge.

Das Verhalten des Tieres wahrnehmen. Hinzu kommt die Beeinflussung des Tieres durch Experimentieren: Der Patient nimmt das Glas in die Hand. Er dreht es und merkt, dass die Heuschrecke im Glas immer wieder zu fliehen versucht, sich unter dem Blatt versteckt, also Angst hat. Außerdem zeigen sich wiederkehrende Verhaltensmuster wie „eher nach oben als nach unten kriechen" usw. Der Patient soll diese Verhaltensmuster des Tieres genau beobachten und herausfinden. Es beruhigt ihn, dass es Regeln gibt. Somit ist das Verhalten beeinflussbar und prognostizierbar. Die Bewegungen des Tieres werden durch das ständige Drehen des Glases langsamer. Dies alles erstaunt und beruhigt ihn. Zuletzt hat der Patient mit dem Tier sogar ein wenig Mitleid. Damit geht ein positiv verbindendes Gefühl mit den Tier einher („Es kann nicht mehr, es tut mir leid"). Die Therapeutin fragt: „Wollen wir es freilassen?" Patient: „Ja, vielleicht traue ich mich auch, es auf die Hand zu setzen." Dies gelingt mit dem erschöpften Tier. Der Patient ist wiederum erstaunt, dass es so sehr leicht ist und gar nicht beißt. Letztlich springt das Tier weg. Der Patient freut sich enorm über seine Leistung. Von da ab macht er riesige Fortschritte und bewältigt selber seine Hundephobie mit Hilfe der gelernten spielerischen Konfrontationsmöglichkeiten.

2.2.4 Fazit des Patienten

„Ich habe das Gefühl, von einer Last befreit zu sein, weil Angst und Ekel nachgelassen haben. Teilweise habe ich regelrecht ein Stimmungshoch, weil so viele Erfolge da sind. Ich habe nun ein differenzierteres Bild von Insekten. Es gibt verschiedene Arten, sie sind nicht gefährlich. Ich laufe entspannter im Sommer auf der Straße und habe eine positivere Einstellung zur Natur. Ich bekomme von meinen Bekannten ein positives Feedback. Ich habe ein besseres Verständnis für Lebewesen. Ich habe Mut gewonnen, nun auch meine anderen Probleme anzugehen. Ich wende die im Umgang mit der Phobie gelernten Mechanismen auch bei anderen Problemen an. Ich habe weniger Berührungsängste in neuen Situationen, gehe jetzt mutig in ein Sportstudio, was ich als total Unsportlicher nie gewagt hätte. Mein Leben hat nun viel mehr an Farbe und Lebendigkeit gewonnen."

3 Höhenphobie

Günter Grotheer

> **BEISPIEL**
>
> **Klaus P., 30 Jahre**
> Der Patient ist verheiratet, hat zwei Kinder und ist von Beruf Schädlingsbekämpfer. Seit ca. sieben Jahren leidet er an einer zunehmenden Höhenphobie – darüber hinaus bestehen keine krankheitswertigen Probleme. Die Höhenphobie hat zum Zeitpunkt der Therapieaufnahme ein Ausmaß angenommen, die die weitere – gewünschte – Berufsausübung gefährdet: Der Patient kann nur noch unter Aufbietung aller Kräfte auf Leitern steigen, sich auf Dächern bewegen oder über Brücken fahren. Wo immer möglich, vermeidet er diese Situationen, was natürlich in seinem Beruf zunehmend schwieriger wird, da Tauben, Hornissen, Wespen etc. meist in luftiger Höhe ihr Unwesen treiben.
>
> Diese Angst gefährdet die weitere Berufsausübung des Patienten und schränkt sein Leben auch über den Beruf hinaus enorm ein. Besonders die starke Angst auf Brücken, die zu einem beständigen Ausweichen vor dieser Situation führt, engt den Patienten zunehmend ein, da er seine Arbeitsziele oft nur nach großen Umwegen zeitlich verzögert erreicht.
>
> Am Ende der drei probatorischen Sitzungen entscheidet sich der Patient dafür, die Expositionsbehandlung mit einer Situation zu beginnen, die er in schmerzlicher Erinnerung hat: Vor vier Jahren stand er zusammen mit seiner Familie an einem Aussichtsturm und konnte nicht hochgehen – seine kleinen Kinder und seine Frau winkten ihm damals schließlich von oben zu, er war allein unten geblieben. In dieser Situation erlebte sich der Patient als Versager und schämte sich, diese „völlig normale Situation" nicht zu bewältigen. Entsprechend bestand jetzt eine besonders hohe Motivation: Der Patient brannte darauf, seiner Familie zu zeigen, dass er es doch schaffen könnte.
>
> So standen wir – nach Übergabe einiger Informationsblätter über Wesen und Bedeutung der Angst, die der Patient zwischen den probatorischen Sitzungen las und „interessant" fand – nach einer gemeinsamen Autofahrt am Fuß dieses Aussichtsturms: Ein ca. 120 Jahre alter, 60 Meter hoher Turm, mit Innentreppen und vergitterten Fenstern und einer darüber zu erreichenden Aussichtsplattform, überdacht, vergittert mit einer schönen Fernsicht auf Berlin.

3.1 Beschreibung der Störung

Das Angstschema

Vom ersten Moment an, an dem wir diesen Turm betreten, soll ein aktiver Lernprozess für den Patienten beginnen – also kein passiver „Verlernprozess", kein bloßer Gewöhnungsprozess o.ä. –, sondern ein Prozess, in dem die kognitiv-emotionalen Reaktionsmuster, die das Angstschema des Patienten ausmachen, differenziert, umstrukturiert und schließlich reintegriert werden sollen.

Ausgangspunkt für diesen Lernprozess ist das im Patienten in dieser Situation aktualisierte Reaktionsmuster in Bezug auf die Angst auslösende Situation. Dieses Angstschema ist, zusammen mit dem Vermeidungsverhalten, ein komplexes, kognitiv-affektives Handlungsmuster, das automatisch (bewusst oder unbewusst) oft schon vor, spätestens aber mit dem Betreten der Situation aktiviert wird.

In diesem Muster sind verschiedene Elemente miteinander verwoben. Ich unterscheide (nach dem oft zu beobachtenden zeitlichen Auftreten) folgende Aspekte:

▶ Wenig differenzierte Erwartungsängste in Bezug auf die Gefahren der Situation; eine Phantasie, in der die Situation insgesamt als so gefährlich vorgestellt wird, dass die eigene aktivierbare Reaktion keineswegs zur Bewältigung ausreichen kann.
▶ Phantasien über bevorstehende Katastrophen in Form überwältigender Gefühle und Körperbeschwerden, die vermeintlich beim Betreten der Situation auftauchen werden. Diese Phantasien sind Phantasien zu sterben, die Kontrolle zu verlieren oder verrückt zu werden.
▶ Aufmerksamkeits- und Wahrnehmungsprozesse, die ängstlich auf interne, unangenehme Körperzustände (Herzschlag, Schwindel, Schwächegefühle, Atemnot etc.) oder
▶ externe Mikroauslöser (auf den höhenphobischen Patienten bezogen z.B.: „Wind", „Gitter vorhanden oder nicht vorhanden", „viele oder wenige Menschen" etc.) gerichtet sind.
▶ Subtile motorische Sicherungshandlungen (z.B.: sich am Geländer festhalten, in der Mitte der Treppe gehen, Probeschritte machen), die automatisiert und unbewusst Antworten auf die inneren Signale darstellen.
▶ Defizitäre Handlungspläne, die (auch teilweise) Nicht-Bewältigbarkeit der Situation signalisieren und Flucht als Antwort darauf nahe legen.

Vermeidung. Diese Faktoren werden in der Situation aktualisiert und aktiviert. Sie verstärken und potenzieren sich in Rückkopplungsschleifen und lassen das Angstthermometer immer wieder erheblich ansteigen. Wird dieses Schema aktiviert, folgen – wenn keine therapeutischen Interventionen stattfinden – entweder gänzliche Vermeidung oder die Flucht aus der Situation.

Durch die tatsächliche Vermeidung der Situation – also das Unterbleiben einer Korrektur durch die Wirklichkeit – wird dieses Schema zementiert, tritt so immer wieder als Resultat und Voraussetzung zugleich in Erscheinung und stellt in dieser Gestalt auch unseren Anknüpfungspunkt für die Exposition dar.

Faktoren wie Persönlichkeitsstruktur, Länge der Erkrankung, Vorhandensein von anderen Störungen, die Bedeutung und der funktionale Wert der Erkrankung und das Ausmaß anderer Konflikte des Patienten bestimmen die konkrete Ausprägung der Angst mit. Auf diese Faktoren gehe ich in diesem Artikel allerdings nicht ein.

3.2 Ziele der Exposition

Das Ziel unserer Exposition ist, die beschriebene kognitiv-emotionale Struktur zu differenzieren und schließlich eine Neuordnung und Reintegration zu unterstützen. Die Aktualisierung dieser Struktur in der Situation bedeutet für das Erleben des Patienten, dass er nicht mehr über seine Angst *spricht* – stattdessen *hat* er jetzt Angst. Durch diese „Aktivierung und Öffnung" der kognitiv-emotionalen Struktur ist der Patient für unsere Interventionen erheblich aufnahmebereiter, deren Ergebnis eine verbesserte Steuerung der Angstreaktion ist. Dieser Erfolg bekräftigt die neuen Bewertungen und Sichtweisen nachhaltig.

Die verschiedenen Elemente des aktualisierten Schemas sind u.a. Erwartungsangst; Katastrophenphantasien; Wahrnehmungen, die auf unangenehme innere und scheinbar gefährliche äußere Auslöser gerichtet sind; motorische Sicherungshandlungen und Anspannung, die mit den insuffizienten Handlungsplänen und der geringen Kompetenzerwartung einhergehen. Diese Elemente verknüpfen sich miteinander und verstärken sich wechselseitig unmittelbar vor und in der Angst auslösenden Situation. In der Therapie geschieht dies generell (oft schon Tage vor dem verabredeten Termin), und immer dann, wenn für unsere Patienten neue, ganz spezifische individuelle „Hürden" auftauchen (z.B.: aus dem Inneren ins Freie treten, den Blick aus der Ferne nach unten nehmen, sich über eine Brüstung lehnen).

Das Ziel der Expositionsbehandlung
Das Ziel besteht nun darin, sich intensiv mit dem aktivierten Angstschema des Patienten zu beschäftigen, und zwar so dass:
- ▶ jedes dieser Elemente einzeln auf den tatsächlichen Wahrheitsgehalt hin überprüft wird,

- die tatsächlichen Reaktionen des Patienten in der Situation differenziert und angemessen bewertet, benannt und eingeordnet werden,
- die Aufmerksamkeits- und Wahrnehmungsprozesse so umstrukturiert werden, dass sie sich an den realen Gegebenheiten und nicht den aktivierten Phantasien orientieren,
- die motorischen Sicherungshandlungen bewusst gemacht und dem Patienten „zur Verfügung gestellt" werden, sodass irrationale Handlungen zunehmend aufgegeben werden können,
- die Verknüpfung dieser Elemente untereinander bewusst gemacht und wo nötig aufgelöst wird,
- die negativen Rückkopplungsprozesse bewusst gemacht und gestoppt werden,
- durch die Betonung der positiven Gefühle, die bei dem zunehmenden Reaktionsmanagement auftauchen, die neuen Lernerfahrungen wirkungsvoll gespeichert werden können.

Neues Reaktionsmanagement. Die therapeutische Arbeit besteht also darin, mit dem Patienten ein neues Reaktionsmanagement aufzubauen. Das bedeutet, die bisherige sich selbst verstärkende, automatisierte kognitiv-emotionale Struktur wird durch uns und den Patienten im aktivierten Zustand verändert und differenziert. Die emotionale Aktualisierung – im Gegensatz zum Sprechen über die Angst im Praxisraum – ist dabei deshalb so wichtig, weil emotionale Veränderungen durch die Aktualisierung des Erlebens (in der In-vivo-Situation) wahrscheinlicher werden.

Wie dieses Reaktionsmangement durch gezielte Interventionen und durch einen aktivierend-strukturierten therapeutischen Interaktionsstil aufgebaut wird, wie also dieser aktive Lernprozess gestaltet wird, möchte ich nun anhand eines Ausschnitts aus einem Therapietransskript zeigen.

3.3 Auszüge aus einem Transkript

Das Transkript ist die Übertragung einer Tonbandaufnahme beim Besteigen des im obigen Beispiel beschriebenen Turmes. Es handelt sich um Auszüge, die mir besonders charakteristisch für eine Exposition mit dem Ziel eines Ressourcen aktivierenden Reaktionsmanagements erscheinen.

Das Transskript beginnt, nachdem Therapeut und Patient schon einige Treppen zügig hochgestiegen sind.

> **TRANSKRIPT**
>
> T: Wie lange ist es denn her, dass Sie das letzte Mal auf dieser Höhe waren?
> P: Ja, wie gesagt, das letzte Mal in Amerika, …
> T: Auf dieser Höhe meine ich jetzt.
> P: Ne, in so 'ner Höhe – weiß ich nicht, müsst ich lügen, also, so 'n Turm hier zu betreten, bestimmt schon fünf Jahre, sechs Jahre, nicht mehr.
> T: Also, wir sind jetzt sozusagen seit fünf Jahren das erste Mal auf so einer Höhe für Sie?
> P: Ja … ich meine, die Höhe, wie gesagt, so 'n elfstöckiges Haus war ich auch schon mal, aber so 'n Turm hier, also, 'ne Aussichtsplattform zu besuchen in dieser Höhe. Mal überlegen, wann war die Wende? Das war '89, davor hatte ich das Problem ja schon, also, das ist noch länger her.
> T: Ja.
> P: Bestimmt sieben, acht Jahre.
> T: Aber dafür geht's Ihnen jetzt doch eigentlich gar nicht schlecht.
> P: Ja, ich freu' mich.
> ---
> T: Wie hoch ist denn die Wahrscheinlichkeit, dass Sie da gleich runterfallen?
> P: Eigentlich gar nicht.
> T: Na sagen Sie doch mal, wie oft sind Sie denn schon so ne Treppe runtergefallen.
> P: Einmal, als ganz kleines Kind.
> T: Und wie viele Jahre ist das her?
> P: Da war ich sechs oder sieben.
> T: Wie viele Jahre ist das her?
> P: Oh, das ist lange her.
> T: Und wie viele Treppen sind Sie in der Zwischenzeit gelaufen?
> P: Ach, schon so einige.
> T: Das heißt, die Wahrscheinlichkeit, dass Sie diese Treppe per Fall runterbringen, ist nicht so hoch?
> P: Ne. Aber … freihängende Treppe, sag ich mal so.
> T: Ja.
> P: Und es wird …
> T: Ich glaube, dass es das ist, was Ihnen hier passiert: Ihre Phantasie. Schauen Sie mal. Ihnen wird schwindlig, Sie fallen die Treppe runter, der Turm bricht zusammen …
> P: Ja.
> T: Diese Phantasien sind da.
> P: Ja.

T: Diese Phantasien sorgen dafür, dass Sie Angst bekommen. Jetzt sind wir hier und gucken die Realität an. Und wenn wir die Realität angucken: Sie sind vor 23 Jahren das letzte Mal eine Treppe runtergefallen und sind in der Zwischenzeit ungefähr eine Million mal Treppen rauf und runter gegangen, Sie sind nie runtergefallen. Sie sind nicht schwindlig. Der Turm steht auch schon ein paar Jahre.
P: Hm.
T: Müssen Sie sich festhalten hier am Geländer?
P: Ja.
T: Ja?
P: Ja.
T: Und wenn wir uns nicht festhalten?
P: Na ja. (beide lachen)

T: Ja. Okay. Sie bleiben da stehen, wo Sie jetzt stehen. Ja? Sie gehen jetzt nicht weiter hoch.
P: Erst mal nicht.
T: Sie müssen da auch nicht weiter hochgehen.
P: Na ja, …
T: Ich zweifle eigentlich nicht daran, dass wir hier gleich noch hochkommen. Wissen Sie, wie lange wir jetzt gebraucht haben, um auf diese Höhe zu kommen, die Sie fünf Jahre nicht mehr gehabt haben? Soll ich Ihnen sagen? 20 Minuten. Wie finden Sie das?
P: Ich freu' mich erstmal schon, dass wir hier sind.
T: Ja.

P: Aber jetzt, jetzt kommt der Wind wieder an.
T: Der Wind ist schwierig.
P: Na ja, plötzlich bewegt sich das alles …
T: Das ist ne tolle Sicht hier oben, Mensch.
P: Na ja.
T: Wenn wir gleich jetzt mal ganz oben sind, … bequem.
P: Also gut.
T: Wie sieht's aus, wollen wir mal ne Stufe höher gehen? Sie müssen ja nicht mehr auf einmal nehmen. Wie ist's jetzt?
P: Na ja, geht noch. Ich stehe ja auch in der Mitte.
T: Ja. Da ist doch kein Problem. Schauen Sie, wir können doch erstmal hier in der Mitte stehen.
P: Aber irgendwo ist der Drang da, unbedingt diese Aussicht zu sehen, zu genießen, aber … na, geht schon.

T: Na, so schnell müssen Sie jetzt nicht hochgehen. Sie haben ja jetzt drei Stufen auf einmal genommen. Gehen Sie doch noch mal wieder ein bisschen nach unten. Noch ein bisschen weiter. Noch ein bisschen weiter. Wie ist es da unten jetzt? Wie ist es so? Auf dem Angstthermometer?
P: Na, 50.
T: Ja. Also. Aber das hört sich so an, da unten, irgendwie, Ihre Stimme wirkt so, als ob Sie schon ganz fidel sind da unten.
P: Na. Also, ich muss Ihnen sagen, ich bin erstmal total begeistert ... (beide lachen)
T: Ja. Aber ich wollte sagen, es macht den Eindruck, als ob Sie sich sicherer fühlen.
P: Auf jeden Fall.

P: Jetzt wird's auch wieder ein bisschen windig.
T: Ja.
P: Ich gehe mal auch wieder ein bisschen zurück.
T: Aber lassen Sie uns doch mal überlegen, was kann denn der Wind jetzt machen?
P: Gar nichts. In der Stärke, wie er ist.
T: Also brauchen wir nicht zurückzugehen, oder?
P: ... wieder vorgehen.
T: Ich will Sie nicht drängen, aber ich will einfach – wissen Sie, ich will einfach, dass Sie anfangen, so zu denken. Also, jetzt kommt der Gedanke, Mensch der Wind, also muss ich zurück. Gut, und jetzt bleiben Sie stehen quasi und überlegen, „Was ist denn da dran?". Und jetzt sagen Sie: „Ja gut, der Wind kann uns doch jetzt gar nichts machen." Er kann uns hier ja nicht rüberwehen. Oder?
P: Na, das sag ich mir eben nicht. Ich sag mir eben immer genau das Gegenteil, das ist ja das Riesenproblem, ja.
T: Ja. Aber jetzt, wo wir beide hier zusammen sind, können wir doch anfangen, Ihre Gedanken ein bisschen zu verändern. Oder?
P: Na ja, ich würde sagen: ja. Jetzt, in dem Augenblick, ist es erstmal okay. Klar, der Wind kann nicht. Sie sagen mir das. Ich weiß es selber. Ich will jetzt auch mit Gewalt oder, ne, nicht mit Gewalt, aber ich will jetzt auch, dass das klar geht, und ich sage mir das.
T: Ja.
P: Eben, der Wind kann mir nichts tun, und hier sowieso nicht,
T: Ja.
P: Weil ja auch die Gitter vor sind.

> T: Ja.
> P: Aber es ist unangenehm.
> T: Ja.
> P: Ich fühl 'n Kribbeln.
> T: Ja. Dafür halten Sie sich aber jetzt hier sehr gut. Sie stehen ja noch immer hier …
> P: … auf diesem Abgrund …
> T: Auf dem Abgrund! (lacht)
> P: Ja.
> T: Da haben Sie heute früh gedacht, wir kommen hier gar nicht rauf, und jetzt sind wir schon lange Zeit oben …
> ---
> P: Aber trotzdem ist es ja ein Wahnsinn. Man steht irgendwo in der Luft weit über dem.
> T: Ja. Aber es ist kein gefährlicher Wahnsinn. Oder?
> P: Ne. Weil man ja davon ausgehen muss, dass es relativ unwahrscheinlich ist, dass hier was passiert.
> T: Ja. Wahrscheinlich ist es ja so, dass die Befürchtung, dass etwas passieren würde, eben Befürchtungen sind, die so 'n bisschen mit Ihrer Angst zu tun haben, na? Also, eigentlich genau mit dieser Bewertung der Situation als gefährlich, die eigentlich nicht stimmt. Hm?
> P: Ja. Ich sag mir vorher, warum soll ich das mitnehmen, warum soll ich mich dieser Angst aussetzen, ich kann ja drauf verzichten.
> T: Aber wie ist es denn jetzt? Haben Sie auch was davon, dass Sie das mit raufgenommen haben?
> P: Ja.
> T: Was haben Sie denn davon?
> P: Na erstmal habe ich Berlin von einem ganz anderen Aspekt mal gesehen, kenn ich nicht.
> T: Hm.
> P: Das ist schön.

3.4 Theoretische Überlegungen zum dargestellten Vorgehen

Durch welche Aktivitäten wird versucht, mit dem Patienten zusammen dessen Angstschema zu verändern und ein neues Reaktionsmanagement aufzubauen?

Ich werde die einzelnen Schritte, die bei der Durchführung eng miteinander verwoben sind, getrennt darstellen.

Schritte der Exposition

(1) Identifikation der Angst und Realitätstestung. Im ersten Schritt ist es wichtig, die aktivierte Erwartungsangst zu identifizieren (als Phantasie über das, was passieren könnte: „Der Turm wird einstürzen.") und von der Wirklichkeit („Der Turm steht schon viele Jahre, ich kann hochsteigen; es ist vielleicht sehr unangenehm, aber nicht gefährlich.") zu trennen.

Durch ständige Anregung von Realitätstestung wird der Wahrheitsgehalt der Phantasien und Vorstellungen überprüft, die Realitätswahrnehmung wird unterstützt und stabilisiert und aktiv gegen die Phantasien gesetzt. Dies ist möglich, da die Realität und ihr subjektives Erleben, so, wie wir sie uns in diesem graduierten Expositionstraining erschließen, in der Regel bedeutend verträglicher ist als die Erwartungsangst.

Die Leitfrage, an der sich unsere Interventionen zu diesem Punkt orientieren, lautet also: Stimmt die in der Erwartungsangst enthaltene Phantasie wirklich mit der aktualisierten Reaktion überein, die wir in einer Situation evozieren, die wir strukturiert, übersichtlich, ohne Zeitdruck und unter Kontrolle des Patienten angehen?"

> Der Wahrheitsgehalt der aktivierten Vorstellungen und Phantasien wird an der Realität geprüft und gegen diese Phantasien nutzbar gemacht, um den Patienten zu entängstigen.

(2) Neubewertung der Situation. Im nächsten Schritt steht im Vordergrund, die Katastrophenphantasien zu differenzieren. Hier können Methoden aus dem Bereich des Kognitiven Neubenennens (wie: Reframing, Relabeling etc.) eingesetzt werden. Die zentrale Botschaft lautet: Die körperlichen Zustände und Gefühle sind zwar sehr unangenehm, verwirrend und schwer zu kontrollieren, aber sie bedrohen weder die geistige noch die körperliche Gesundheit und sind in diesem Sinn nicht lebensbedrohlich gefährlich. Es besteht also keine Gefahr zu sterben, verrückt zu werden oder die Kontrolle über sich zu verlieren.

> Durch kognitives Neubenennen, Relabeling und Reframing werden die aktualisierten Phänomene realitätsgerechter, differenzierter und damit entängstigender bewertet und eingeordnet.

(3) Externe Mikroauslöser erkennen und entschärfen. Der Patient wird dazu angeleitet, externe Mikroauslöser zu erkennen (z.B. Wind, ein fehlendes Gitter, eine überstehende Brüstung, eine vermeintliche Schieflage des Turmes), auf die er seine Wahrnehmung lenkt und die er als bedrohliches Signal bewertet, woraufhin seine Angst ansteigt. Die Selbstexploration des Patienten wird durch Fragen wie „Was ist Ihnen durch den Kopf gegangen, bevor Sie sich am Geländer festgehalten haben?", „Worauf haben Sie geachtet, als Sie stehen geblieben sind?" angeregt.

Die Differenzierung und Relativierung von Aufmerksamkeits-, Wahrnehmungs- und Bewertungsprozessen in Bezug auf externe Mikroauslöser und deren scheinbar automatische Verknüpfung mit unangenehmen Gedanken und Gefühlen hat eine starke, unmittelbar entängstigende Wirkung. Diese Differenzierung sollte von Handlungsexperimenten begleitet werden, zu denen wir den Patienten ermutigen: das Geländer loslassen, sich ein wenig über die Brüstung beugen, den Blick aus der Ferne nach unten nehmen etc.

Analog sollten durch Differenzierung, Relativierung und Aufbau von Selbstberuhigungsstrategien die Bewertungsprozesse umstrukturiert werden, die inneren körperlichen Zuständen gegenüber auftauchen, die als nicht bewältigbar oder Vorzeichen eines drohenden totalen Kontrollverlustes gedeutet werden.

> Durch Differenzierung und Relativierung von Aufmerksamkeits-, Wahrnehmungs- und Bewertungsprozessen werden die Mikroauslöser für das Ansteigen der Angst gefunden und „entschärft", um damit den Patienten zu entängstigen.

(4) Fortschritte widerspiegeln. Wichtig ist es, dem Patienten – auch bei minimalen Fortschritten – die Erfolge widerzuspiegeln und so den neuen Lernprozess emotional positiv zu besetzen.

Die Verdeutlichung und Bekräftigung der Fortschritte des Patienten geschieht beispielsweise durch Bezug auf den realistischen, subjektiven Maßstab: den Turm vor vier Jahren als Einziger der Familie nicht bestiegen, und jetzt schon so weit gekommen; oder durch ständige Bezugnahme auf das Sinken des Angstthermometers. Die bei Erfolg freigesetzten positiven Emotionen wie Freude, Stolz und Neugier werden dabei gezielt betont.

> Die Verdeutlichung und Bekräftigung der Erfolge sowie die Betonung der positiven Emotionen verändern das vorher rein defensive Handlungskonzept des Patienten.

Kontrolle

Statt sich einem nicht bewältigbaren Ausmaß an katastrophalen Gefühlen und Reaktionen gegenüber zu sehen, realisiert der Patient zunehmend: Er kann etwas gegen seine Angst und für sein neues Annäherungsverhalten tun. Er bekommt die Situation und vor allen Dingen seine eigene Reaktion zunehmend unter Kontrolle, seine Copingstrategien und seine Kompetenzerwartung verbessern sich, seine Handlungsstrategien werden differenzierter, offensiver und explorativer, und er verfügt zunehmend über ein variables, realitätsgerechtes Reaktionsmanagement.

Durch gezieltes Anregen von Handlungsexperimenten und durch Unterstützung aller eigenen Bewältigungsversuche des Patienten – durch die Aktivierung seiner Ressourcen – wird seine Kompetenzerwartung gesteigert, sein Copingrepertoire erweitert und verbessert und sein Selbstbewusstsein in Bezug auf die Bewältigung der vor ihm liegenden Situation deutlich gesteigert.

Rückzug auf sicheren Boden
Dieser vom Therapeuten initiierte und moderierte Differenzierungs- und Umstrukturierungsprozess verläuft keineswegs geradlinig: Beim Heraufsteigen auf den Turm werden an den unterschiedlichsten Stellen durch den Patienten Phantasien, innere Zustände, situative Faktoren etc. immer wieder so integriert, dass sein Angstpegel steigt. An diesen Stellen halten wir inne, gehen gegebenenfalls auch so weit zurück, bis der Patient wieder „sicheren Boden unter den Füßen" hat (vgl. 3.5.3).

Etablierung des Sicherheitsgefühls
Diese sehr aktive kognitiv-emotionale Arbeit dauert so lange, bis der Patient sich sicher genug fühlt, eine neue Stufe zu erklimmen. Bei diesem kontinuierlichen Fortschreiten werden die neuen kognitiven Elemente immer wieder aktualisiert und überprüft und durch das erfolgreiche Handeln so stabilisiert (bekanntlich müssen ja kognitive Veränderungen – sollen sie anhaltend sein – durch Handlungsänderungen bekräftigt werden), dass der Patient sich immer sicherer fühlt.

3.5 Weitere wichtige Aspekte des Vorgehens

Ich möchte einige weitere Punkte hervorheben, die für die praktische Gestaltung des dargestellten Reaktionsmanagements wesentlich sind.

3.5.1 Die Vorbereitungsphase

Information. Zur Vorbereitung auf das dargestellte Expositionstraining wird der Patient über das vorgesehene Prozedere sowie über Charakter und Bedeutung der Angst ausführlich informiert. (Letzteres wird allerdings meistens erst „auf dem Platz", also in der Realität der Situation, wirklich rezipiert und verstanden.)

Orientierung an den Bedürfnissen des Patienten. Es wird versucht, die Veränderungsmotivation des Patienten in die Gestaltung der konkreten Ziele aufzunehmen.

Bezogen auf unsere Beispiel-Exposition heißt das: Die Orientierung an den Bedürfnissen des Patienten liefert eine wichtige „Anschubenergie" gegen den Widerstand des Vermeidungswunsches. Dieser Patient hatte in seinen Augen eine beschämende Schmach erlitten, als er als Einziger bei dem Familienausflug zurückbleiben musste. Der Wunsch, wieder mit seiner Familie genau an diesen Turm zurückzukehren und Frau und Kindern zu zeigen, dass er es jetzt schafft, verschaffen dem Behandlungsvorgehen eine erhebliche Zusatzmotivation, die genutzt werden sollte.

Grundregel. Daneben ist es wichtig, mit dem Patienten vor Beginn der Exposition eine einfache Basisregel zu besprechen.

> Diese Regel lautet: Wir werden in dieser Exposition nie etwas tun, was Sie nicht wollen.

Die Grundregel ist aus vielen Gründen wichtig:
▶ Sie ist in meinen Augen eine ethische Selbstverständlichkeit.
▶ Sie hilft, etwaigen juristischen Fallstricken zu entgehen, die auftauchen können, wenn der Patient während der Exposition die Situation verlassen möchte, obwohl ich als Therapeut das nicht für gut halte.
▶ Sie ist ein erster Schritt, vom Objekt (der Angst) zum Subjekt zu werden im Sinne der Subjektkonstituierung, wie sie in diesem Buch von den Autoren Hoffmann und Hofmann beschrieben wird.
▶ Sie relativiert sofort die oft unangemessen hohe Erwartungsangst.
▶ Und schließlich: Ein Mensch, der starke Angst erlebt, hat (zumindest in diesem Bereich) die Kontrolle über sich verloren. Deshalb ist es wichtig, den Patienten vom ersten Moment an darin zu unterstützen, Kontrolle über seine Angst zurück zu gewinnen. Die Kontrolle der Trainingssituation ist ein erster Schritt und stärkt die Verantwortung des Patienten.

Keine konkreten Zielvorgaben. Obwohl ich weiß, dass es für viele Kollegen sehr wichtig ist, jeweils konkrete Ziele ins Auge zu fassen und auch mit den Patienten zu vereinbaren, nehme ich davon Abstand. Meine Zielformulierung, die ich auch so mit dem Patienten bespreche, lautet: „Wir versuchen, soweit zu kommen, wie es geht."

Es gibt zwei Gründe, warum ich auf Zielvorgaben verzichte:
(1) Ich weiß selbst nicht, wie lange der oben beschriebene Veränderungsprozess beim Patienten dauern wird – also wecke ich aus Gründen der Enttäuschungsprophylaxe lieber keine Erwartungen, die nachher nicht eingelöst werden können.
(2) Schon vom ersten Moment an soll der Patient Erfolge haben: Also schon, wenn er die erste Treppe bewältigt hat, ist er ja weiter als vorher. Damit diese Erfolge nicht dadurch geschmälert werden, dass sie nur als minimale Schritte gelten, verzichte ich auf die Explizierung des „großen Ziels".

3.5.2 Entkopplung und emotionale Distanzierung

Durch die dargestellten Veränderungen werden nicht nur die Inhalte des Angstschemas, sondern auch die vorher automatisch abgelaufenen Rückkopplungsprozesse und die bisher bestehenden Verknüpfungen zwischen den Elementen des bisherigen Reaktionsschemas zunehmend in Frage gestellt und – bei aktiv von uns unterstütztem Explorationsverhalten des Patienten – blockiert, respektive differenziert und neu integriert.

Gedankenkette: Als der Patient beispielsweise einen leichten Wind wahrnahm, entstand eine automatische, blitzschnelle, unbewusst ablaufende Kette von Gedanken in ihm, die so verbalisiert werden könnte:

„Der Wind ist gefährlich für mich, könnte mich runterwehen, ich muss mich festhalten, ich bekomme Angst, meine Knie werden weich, mir wird schwindelig, mein Körper fängt an verrückt zu spielen, nichts wie weg hier, am besten gleich ganz raus, und wenn nun noch Leute kommen, und mir den Rückweg versperren, dann kann ich nicht mehr weg, dann flipp ich aus, meine Angst wird immer größer, bloß weg hier."

Bewusst sind davon ursprünglich nur: „Der Wind – bloß weg hier".

Werden nun die oben beschriebenen Umstrukturierungs- und Differenzierungsprozesse angeregt und vom Patienten durchgeführt, ist er mehr und mehr in der Lage, die automatisierten Verknüpfungen zwischen den Punkten aufzufinden, kritisch zu hinterfragen, zu relativieren und dadurch zu entschärfen.

Distanzierung. Dadurch wird gegenüber den Rückkopplungsprozessen jeweils eine „Bremse" eingebaut. Letzlich führen die kognitiven Umstrukturierungen – zusammen mit der deutlich zunehmenden Kompetenzerwartung des Patienten – dazu, dass er gegenüber den Prozessen des Angstaufbaus eine distanzierte Haltung einnimmt. Er beginnt, sie „von außen" zu beobachten. Diese emotionale Distanzierung stabilisiert die Entängstigung enorm. Die Botschaft für den Patienten lautet: „Du wirst immer weniger automatisch von Angst überwältigt; stattdessen kannst Du beobachten, wie Du der Angst in Dir erst Raum gibst und sie dann mehr und mehr durch eigene Umstrukturierungsarbeit eindämmst und kontrollierst".

Diese Differenzierungsprozesse nehmen – wenn sie durch die beschriebene aktive therapeutische Haltung unterstützt werden – nicht viel Zeit in Anspruch und werden durch die dabei auftretenden positiven Affekte stabilisiert und bestärkt.

3.5.3 Aufbau sicherer Erfahrungsplateaus

Schrittweises Vorgehen. Da die Angst, wie beschrieben, immer wieder ansteigen kann, aber ein hoher Angstgrad für die vorgestellte Arbeit im kognitiv-emotionalen Schema hinderlich ist, erfolgt die Bearbeitung sukzessive und im Beispiel des höhenphobischen Patienten auch wörtlich: in Stufen. Erst wenn der Patient sich sicher fühlt, gehen wir auf die nächste Stufe; auf diese Weise entstehen „sichere Erfahrungsplateaus". Der Patient kann immer wieder (entweder aus eigenem Antrieb oder auf Veranlassung des Therapeuten) auf die jeweils niedrigere Stufe zurückkehren, sich beruhigen, emotional regenerieren, die Angst erzeugenden Auslöser der nächsten Stufe mit dem Therapeuten analysieren und dann weiter aufsteigen.

Die paradoxe Verschreibung eines Rückzuges auf ein sicheres Plateau durch den Therapeuten hat oft ausgesprochen motivierende Wirkung, denn sie bestärkt den Patienten in der Gewissheit, schon einen großen Erfolg erreicht zu haben (das Erfahrungsplateau ist ja ein „sicherer Ort"). Außerdem stabilisiert sie die therapeutische Beziehung.

3.5.4 Gezielte Förderung der Umstrukturierung

Die beschriebenen Lernprozesse werden durch Modelllernen, Anregen von Handlungsexperimenten und durch die Unterstützung aller eigenen Bewältigungsprozesse des Patienten vertieft („Ressourcenaktivierung"). Das Copingrepertoire des Patienten wächst dadurch beständig, ebenso sein Selbstbewusstsein in der Situation und gegenüber den noch vor ihm liegenden Schritten (Kompetenzerwartung). Alle beschriebenen Prozesse werden dadurch optimiert, dass die aus neurobiologischen Forschungen bekannten Phänomene, die den Lernerfolg mitbedingen, in die Gestaltung des Lernprozesses integriert werden. Ich nenne hier nur:

Die Stabilisierung und Ausweitung des Lernerfolges
- durch Aktivierung des Patienten: Je mehr er „selbst macht" (Lösungen selbst findet, seinen Spielraum aktiv exploriert), umso größer seine Erfolge, umso intensiver positive begleitende emotionale Prozesse (via Dopaminausschüttung), umso stabiler der Lernerfolg (Stichwort: Emotionen als Verstärker der neuen Informationen);
- durch möglichst große Vernetzung: Je mehr Anknüpfungen an bekannte kognitiv-emotionale Strukturen gemacht werden, je mehr Verarbeitungskanäle benutzt werden, um so haltbarer, sicherer und effizienter ist die Vernetzung der neuen Informationen, umso besser funktioniert Lernen als sich selbst fördernder Prozess;
- durch gezielte Bekräftigung und eigenständige Anwendung: Je mehr der Einordnungsprozess der neuen Informationen durch uns verstärkt wird, die Vernetzung und Hierarchisierung der Informationen unterstützt wird, umso stabiler die neuen Strukturen, die – durch eigenständige Anwendung (indem der Patient uns z.B. erläutert, wie er sich jetzt beruhigt) weiter vertieft und stabilisiert werden.

3.5.5 Gestaltung der therapeutischen Beziehung und Umgang mit eigenen Gefühlen

Schließlich – dies aber nur verkürzt – einige Bemerkungen zur Gestaltung der therapeutischen Beziehung, wie wir sie praktizieren:

Die Lernatmosphäre
Der Aufbau des beschriebenen Reaktionsmanagements erfordert eine Lernatmosphäre, in der der Patient sich soweit irgend möglich gut, erfolgreich und sicher fühlen sollte. Unser Beitrag zur Gestaltung dieses Lernprozesses und dieser Lernatmosphäre ist erheblich: Wir müssen bei dieser Arbeit ausgesprochen aktiv, wach und auf den jeweils aktuellen emotionalen Status des Patienten bezogen sein, um die Anknüpfungspunkte für unsere vielfältigen, lösungsorientierten und flexiblen Interventionen zu finden.

Der Therapeut unterstützt den Patienten durch einen empathischen, aktivierenden und strukturierten Interaktionsstil. Dabei gilt:
- Empathie ist die conditio sine qua non des therapeutischen Prozesses, die nie aufgegeben wird,
- Aktivierung so weit wie möglich,
- Strukturierung so weit wie nötig.

Der Therapeut stellt immer wieder die Kompetenz- und Effizienzerfahrung des Patienten in den Vordergrund. Dies erfolgt nicht nur sachlich-nüchtern, sondern unter besonderer Würdigung der auftauchenden Emotionen beim Patienten wie Freude, Stolz, Erleichterung, Neugier etc. Dies ist deshalb so wichtig, weil Lernerfolge durch die dabei auftauchenden Emotionen besonders gefestigt werden.

Umgang des Therapeuten mit eigenen Gefühlen

Wir sind uns darüber im Klaren, dass eine Expositionsbehandlung dieser Art oft anstrengender und anspruchsvoller (aber auch wirkungsvoller) ist, als eine Therapiestunde in der Ruhe unserer Praxis. Die höhere Anstrengung für uns ergibt sich vor allem daraus,

- dass wir mit dem Patienten viel länger als sonst (ca. 1,5 bis 2 Stunden) ununterbrochen zusammen sind,
- dass wir dem Patienten in dieser Zeit oft körperlich viel näher sind (wir gehen oder stehen nebeneinander oder müssen auch näher zusammenrücken, wenn uns andere beim Reden nicht hören sollen),
- dass der Patient emotional bedeutend strapazierter ist als in der Praxissituation.

Wir erleben oft selbst intensivere Gefühle wie Mitleid, Anspannung, Enttäuschung etc. (und durchaus auch Gefühle, die durch die Situation selbst ausgelöst werden.) Diese Gefühle müssen wir ertragen, akzeptieren und bewältigen, um weiter kompetent, empathisch und aktivierend dem Patienten zur Verfügung zu stehen.

Eigene Gefühle nicht am Patienten auslassen. Ich rate dazu, sich diese eigene emotionale Beanspruchung zuzugestehen und sie z.B. bei der Gestaltung des Tagesablaufs zu berücksichtigen, beispielsweise sich nach der Exposition genügend Ruhepause zu nehmen. Wenn die Beanspruchung über einen vertretbaren Grad hinausgeht, sollte dies – am besten mit einem kompetenten Ansprechpartner – geklärt werden.

Wenn der Therapeut die eigenen Gefühle nicht oder nicht hinreichend wahrnimmt und sie sich nicht zugesteht, kann es zu einer übereifrigen, direktiven und pushenden Haltung gegenüber dem Patienten kommen. Hier, wie meistens in der Psychotherapie, gilt: Unsere Gefühle haben primär mit uns selbst zu tun und sollten dem Patienten weder explizit aufgedrängt werden noch durch übereifriges therapeutisches Verhalten am Patienten ausgelassen werden. Als Erinnerungsstütze zur Vermeidung von Aktionismus verweise ich auf eine alte Volksweisheit: „Was Du nicht willst, das man Dir tu, das füg auch keinem anderen zu."

Eigene Ängste. Sicher kennen alle, die diese Expositionsbehandlungen durchführen, den Gedanken: „Das kann doch wohl nicht wahr sein!", wenn die vermeintliche Irrationalität des Patienten, die schon überwunden zu sein schien, sich zum hundertsten Mal an einer ähnlichen Stelle meldet. Vielleicht hilft es an diesen Stellen, an eigene „irrationale Ängste" zu denken, die wir selbst an uns kennen: ob beim Fliegen, beim Schwimmen in einem tiefen See, wenn das Licht im Keller plötzlich ausgeht oder es im Film so richtig gruselig wird. Was wir dann erleben, erleben unsere Patienten – nur viel stärker und in Situationen, die für uns harmlos und alltäglich sind.

3.5.6 Förderung der Selbständigkeit

Exposition ohne Therapeutenpräsenz

Das übergreifende Ziel des Vorgehens ist, dass der Patient schließlich in der schwierigen Situation allein bleibt und mit der auftauchenden Anspannung dort umgeht; der Therapeut zieht sich (graduiert und in Absprache mit dem Patienten) zurück.

Die Vorstellung, allein in der Situation zurückzubleiben, führt meistens noch einmal zu einer Wiederbelebung der Ängste. Hintergrund dafür ist die Attribution des bisherigen Erfolges: Der Patient denkt – trotz unserer entgegenwirkenden Bemühungen –, dass er seinen erreichten Erfolg zum großen Teil der Anwesenheit des Therapeuten und dessen Aktivität zu verdanken hat. Dies ist natürlich auch realitätsgerecht, weil der Therapeut tatsächlich als „Hilfs-Ich" funktioniert hat. Auch wenn die Aktivierung des Patienten immer angestrebt wurde, bleibt oft die Vorstellung beim Patienten: Wenn der Therapeut jetzt geht, nimmt er meine frisch erblühte Kompetenz mit.

Aktivierung der neu gelernten Reaktionen

Diesem Ansteigen der Angst sollten wir mit Gelassenheit und Zuversicht begegnen. Wir erhalten hier (wie auch in der Nachbesprechung) noch einmal die Möglichkeit, die neu aufgebauten Bewältigungsmechanismen des Patienten in extenso zu besprechen. An dieser Stelle ist es wirkungsvoll, den Patienten zur Evozierung von ängstigenden Vorstellungen aufzufordern oder sie – als advocatus diaboli – selbst zu vertreten (Motto: „Was machen Sie, wenn Sie gleich allein sind, und es windiger wird/Leute hochkommen/Ihnen schwindlig wird/Ihr Angstthermometer steigt etc."). Der Patient ist dann gezwungen, sein neu gelerntes Reaktionsmanagement zu aktivieren und im Dialog mit uns vorzustellen. Eventuelle Schwachstellen können von uns angesprochen und mit dem Patienten korrigiert werden – am Schluss sollte sich der Patient sicher fühlen und eine ausreichend hohe Kompetenzerwartung haben.

Aussschleichen

Fühlt sich der Patient noch unsicher, sollten wir aus der Situation „ausschleichen": erst aus der Sichtweite des Patienten verschwinden; dann sich weiter entfernen, aber noch in Hörweite bleiben; dann an einem anderen Ort, aber via Telefon/Handy erreichbar sein, bis der Patient überhaupt keine Therapeutenpräsenz mehr braucht.

Das Verschwinden aus der Sicht des Patienten sollte übrigens auch generell immer wieder eingesetzt werden: Man tritt einfach hinter den Patienten und entfernt sich von ihm – sofort wird der Patient aktiver im Umgang mit seiner Angst: „aus den Augen, aus dem Sinn".

Im beschriebenen Beispiel bleibt der Patient zunächst 15 Minuten allein auf der Aussichtsplattform, und dann, nach einer kurzen Nachbesprechung, geht er ein weiteres Mal auf den Turm und bleibt dort zwanzig Minuten (und diesmal befinden sich dort vier andere Personen).

3.6 Fehler und Probleme bei Expositionsbehandlungen

Die vorgestellte Art des Ressourcen aktivierenden Reaktionsmanagements bei Expositionen in vivo unterscheidet sich von anderen Behandlungsarten wie z.B. dem Flooding. Ohne auf diese Differenzen im Einzelnen einzugehen, möchte ich noch einige Punkte benennen, die ich bei jeder Art von Expositionsbehandlung für kritisch und reflexionsbedürftig halte.

Ausübung von Druck

Die Ausübung von Druck, Angst machen (etwa in Form von „Wer weiß, wie sich das noch steigert …", „Wenn Sie jetzt abbrechen, werden Sie die Angst nie los/müssen wir die Therapie abbrechen"), das Ausüben von jeglicher Form psychischer oder gar physischer Gewalt (z.B. den Patienten gewaltsam in der Situation halten), die Androhung von Strafen bei Versagen (auch das Abschließen von so genannten Therapieverträgen mit diffusen Drohungen) sind selbstverständlich vom therapeutischen Handeln ausgeschlossen und nicht nur überflüssig, sondern kontraindiziert.

Betonung der Habituation

In der Regel werden Habituierungsprozesse in den Mittelpunkt der Expositionen gestellt. Wir betonen bei diesem Lernprozess vielmehr die kognitiv-emotionalen Differenzierungs- und Reintegrationsprozesse. Selbstverständlich spielen auch hier Habituierungsprozesse eine Rolle, haben aber für uns keine zentrale Bedeutung. Entsprechend werden Vermeidungsverhaltensweisen des Patienten auch nicht unterdrückt. Im Gegenteil: Die Analyse der ablaufenden Bewertungs- und Verarbeitungsprozesse, die dem Wunsch zu vermeiden und gegebenenfalls der Handlung zugrunde liegen, liefert gerade das Material für die notwendige kognitive Umstrukturierung. Nimmt der Angstgrad des Patienten eine für ihn nicht mehr tolerable Intensität an, ziehen wir uns auf das nächste sichere Erfahrungsplateau zurück, analysieren und schreiten dann wieder voran.

Starke Angst ist störend
Bei einem differenzierten Lernprozess dieser Art ist eine hohe oder gar maximale Angst bei Patienten nicht nur nicht erwünscht, sondern störend, da große Angst keine angemessene Lernbedingung für einen differenzierten Umstrukturierungsprozess ist. Die Arbeit findet in einem mittelschwelligen Angstbereich statt, der vom Patienten tolerierbar ist und durch eigene Aktivitäten jeweils weiter reduziert werden kann.

3.7 Abschließende Bemerkungen

Expositionen und begleitende Maßnahmen sind hinlänglich bekannt und bewährt. In diesem Artikel habe ich das „Wie" einer Expositionsbehandlung in den Vordergrund gestellt; und zwar, wie das Vorgehen pragmatisch, individuumzentriert und flexibel ausgerichtet werden kann, um die für diesen spezifischen Patienten möglichen Veränderungen in Gang zu bringen.

Dabei habe ich beispielhaft die Behandlung einer Höhenphobie geschildert; bei der Übertragung auf andere und komplexere Ängste müssen deren Besonderheiten und die der Situation selbstverständlich berücksichtigt werden.

4 Prüfungsängste und Arbeitsstörungen

> **BEISPIEL**
>
> **Herr L., 26 Jahre**
> Der Patient berichtet von seinem Studium: „Es fängt ja schon lange vor der Prüfung an. Ich sitze vor dem Lernstoff und denke: Welche Katastrophen werden bei der Prüfung passieren? Bevor ich das Buch aufschlage, geht es schon los. Ich spüre nur Inkompetenz und Unwissenheit. Alles, was ich am Tag davor gelernt habe, schrumpft zu einem Nichts zusammen. Der Termin rückt näher, ich fühle mich isoliert und angespannt. Sämtliche Energie geht für Selbstkontrolle drauf. Ich bin total nervös, ein Häufchen Elend. Ich beginne, mich aufzulösen, weil ich die Spannung nicht mehr ertrage und nicht mehr abbauen kann. Wer bin ich? Was mache ich? In den letzten Tagen bin ich nur noch wirr, arbeite wie wild und die Selbstzweifel werden immer schlimmer. Ob das, was ich lerne, gut ist für die Prüfung? Worum kann es gehen? Bin ich der Diskussion gewachsen? Welchen Standpunkt soll ich einnehmen? Jede Frage führt zu immer mehr Unsicherheit, ich verliere jegliche Bezugspunkte, unter mir ist nur Treibsand. Man will mich prüfen, aber es gibt mich nicht mehr. Ich spüre nur Leere. Ich versuche verzweifelt, die Situation in den Griff zu bekommen und hämmere mir immer wieder ein: Sag was in der Prüfung, halt Dich am Tisch fest, konzentriere Dich, bleibe da, geh nicht weg, atme ruhig …"
>
> **Situation bei der Prüfung:**
> „Ich werde aufgefordert, in dem Prüfungsraum Platz zu nehmen. Ich habe riesige Angst. Ich setze mich auf den mir zugewiesenen Platz. Ich sitze an einem rechteckigen Tisch. Mir gegenüber sitzt der Professor, daneben der Assistent. Die Prüfung beginnt mit dem Üblichen. Gesundheit, Vorstellung, Themenwahl und Reihenfolge. Zuerst soll ich den kleinen vorbereiteten Vortrag halten und dann werden mir Fragen gestellt. Die Prüfer bemerken meine Angst, versuchen mich zu beruhigen. Aber davon bekomme ich kaum etwas mit.
> Ich bin damit beschäftigt, meinen Körper unter Kontrolle zu halten. Ich habe Angst vor Ohnmacht oder unkontrollierten Bewegungen. Die Prüfer

> kommen mir so fern und unberechenbar vor, mit einer Geste könnten sie mich völlig aus dem Konzept bringen. Ich bin ganz allein, einsam und verlassen. Keiner kann mir helfen!
>
> Mir ist so, als wenn ich selbst neben mir stehe, mich selbst beobachte. Ich bin gar nicht in mir. Es ist alles so fremd und sitze mit zwei Leuten in einem Raum und ich rede nur dummes falsches Zeug. Der Prüfungsraum wirkt auf mich wie eine Kulisse, wie ein unbekannter fremder Ort.
>
> Ich suche krampfhaft nach irgendeinem Halt und Orientierung. Ich versuche, mich auf mich selbst zu konzentrieren. Ich habe Angst, dass mein Gehirn nichts rausgibt, aber ich versuche dennoch, mir einzureden, dass ich meine Themen beherrsche.
>
> Die erste Frage kommt. Ich höre mir selbst beim Reden zu und bin total entsetzt! Leere, Lähmung, Scham, Entsetzen, Einsamkeit, Verlassensein wechseln sich ab. Ich habe das Gefühl, ich muss hier weg. Ich zwinge mich, sitzen zu bleiben. Ich schaue mir die Kleidung der Prüfer an, sehe den Schlips, die Knöpfe, alles ist so fremd, ja, fast lächerlich. Ich kann mich nicht verstecken und erlebe meinen Untergang. Ich falle durch die Prüfung."

4.1 Beschreibung der Prüfungsängste

Die allgemeinen Charakteristika von Personen mit Leistungsangst lassen sich wie folgt beschreiben:

Geringes leistungsbezogenes Selbstvertrauen und niedriger Selbstwert

Der Prüfungsängstliche hat generell eine große Angst vor der Bewertung der Leistung, weil eine schlechte Benotung wie eine Ablehnung der ganzen Person erlebt wird. Das eigene Selbstwertgefühl ist dadurch in höchstem Maße bedroht. Sie überschätzen die Prüfungsgefahr in zwei Richtungen. Zum einen überschätzen sie die gestellten Anforderungen, die ja meist auch relativ unklar sind. Zum anderen haben sie bezogen auf das eigene Wissen und Können zu wenig Selbstvertrauen.

Selbstabwertung und Katastrophisieren

Sie sind häufig mit dem eigenen Selbst beschäftigt, um es irgendwie zu regulieren und wieder ins Gleichgewicht zu bringen. Ihre Aufmerksamkeit ist mehr auf die eigene Person gerichtet ist, weniger auf den eigentlichen produktiven Handlungsvollzug, um die Prüfung wirklich zu bewältigen. Kurz: Sie zeigen eine schädliche Lageorientierung anstatt einer Handlungsorientiertheit.

Die Betroffenen fühlen sich angespannt, unruhig, ängstlich und gereizt.

Starke Ängste können abwechseln mit Lähmung, Blockierung, innerer Gedankenleere und Entfremdung. Diese Symptome (wie auch körperliche Symptome wie Schwitzen, Herzklopfen usw.) werden dann oftmals als Bestätigung der eigenen Unfähigkeit gesehen.

Um überhaupt Kontrolle wiederzugewinnen, greifen die Betroffenen in kritischen Situationen wie bei der Prüfung zu primitiven Mitteln: Sie suchen nach äußeren aber sinnlosen Orientierungspunkten, an denen sie Halt finden können („auf Knöpfe der Prüfer stieren", „auf die Tür sehen", „gleich ist es vorbei, bloß raus hier").

Emotionale Probleme und Handlungsschwierigkeiten in der Zeit vor der Prüfung

Die Prüfungssituation wird nicht mehr realistisch gesehen, sondern die Angstphantasien nehmen immer mehr Raum ein. Dabei sind die Angstphantasien häufig unscharf und bleiben auch diffus, weil die Betroffenen versuchen, sie zu unterdrücken. Dies wiederum verschlingt viel Bewusstseinskapazität und Energie. Die Betroffenen stellen sich nicht wirklich der Angst und der damit einhergehenden Gedanken. Sie hinterfragen sie nicht (z.B. „Bin ich wirklich so unwissend?", „Wie weit bin ich genau beim Lernen?", „Was genau weiß ich schon, was muss ich noch lernen", „Was habe ich bisher noch nicht verstanden, wo fühle ich mich sicher?" usw.). Sie nehmen also keine aktive und handlungsbezogene Subjekthaltung ein, sondern fühlen sich als Spielball der Umstände und als ein Objekt, das von Ängsten überwältigt wird.

Die ständige innere Überschwemmung durch Misserfolgs- und Bedrohungsphantasien hat gravierende Folgen für die geistige Leistungsfähigkeit. Sie nimmt einen großen Teil des Arbeitsgedächtnisses in Anspruch. Das kann, ähnlich wie der Arbeitsspeicher beim Computer, nur wenige einlaufende Informationen behalten und ordnen. Wenn das Arbeitsgedächtnis überfüllt ist, sind Konzentrationsprobleme, Denkstörungen (Gedankenkonfusion, Chaos, Gedankenblockierung) und Merkprobleme die Folge. „Nichts passt in den Kopf, ich kann nicht einmal mehr eine längere Frage behalten und verstehen."). Das erhöht wiederum die Zweifel an die eigenen Fähigkeiten und verstärkt die Angstphantasien und -grübeleien. Dadurch sinkt die Leistungsfähigkeit weiter ab. Planmäßiges und strukturiertes Vorgehen „aus der Vogelperspektive" wird immer weniger möglich.

Abwehrseite der Prüfungsangst

Die ständige bedrohungsgeladene Anspannung alterniert mit einem Versuch, sie abzuwehren. Es kommt dann zu innerer „Erstarrung", emotionaler Blockierung, Lähmung, Leere, Derealisation, Depersonalisation („Ich fühle mich entfremdet, leer, wie eine körperliche Hülle.") und einer Bezugslosigkeit zur Umwelt. Sie sitzen da und fragen sich: „Was mache ich hier, ich kriege nichts in den Kopf, ich bin verwirrt"). Sie sind letztlich nur noch auf die eigene Lage konzentriert, und nicht mehr auf die notwendigen Handlungen.

4.2 Gesamttherapieplan bei Prüfungsängsten – Fallbeispiel

Überblick
- ▶ Exposition in sensu
- ▶ Rollenspiele zur Vorbereitung der In-vivo-Therapie
- ▶ Exposition in vivo
- ▶ Weitere einsetzbare Techniken zur Stärkung des Selbstbewusstseins

4.2.1 Exposition in sensu

Der Patient soll sich seine Prüfungssituation so detailliert und anschaulich wie möglich vorstellen, und zwar vom Beginn an (Betreten des Raumes) bis zum Ende. Er soll zunächst äußere Sachverhalte beschreiben: den Raum, die Gesichter, das Verhalten der Prüfer. Auf die Art ist der äußere Rahmen gegeben, und er kann sich innerlich besser in die Situation hineinbegeben. Er soll die ganze Prüfungssituation innerlich durchleben. Dabei beschreibt er, wie er sich fühlt und was ihm durch den Kopf geht. Er spricht dabei laut in Gegenwart des Therapeuten, der ihn durch Fragen und Anregungen unterstützt.

In der Führung des Patienten bei der Exposition gehen wir nach einer bestimmten Strategie vor. Wir nennen sie:

Das Zwiebelschalenprinzip der Exposition

Die äußere „Gefühlsschale". Der Patient fühlt anfangs nichts, nur Leere, Lähmung, Entfremdung, Depersonalisation und Derealisation. Während er sich die Prüfungssituation vorstellen soll, kommt bei ihm Hilflosigkeit wie bei der letzten wirklichen Prüfung auf. Er sagt: „Ich bin gar nicht da, ich fühle nichts mehr, ich bin nur leer und gelähmt".

Der Zugang zur Angst und Scham. Wir versuchen, den Zugang zur nächsten inneren Schale zu schaffen: Zur Angst und meist auch zur Scham.
Der Patient wird angeleitet, sich jetzt ganz auf die konkrete Situation zu konzentrieren und sich ihr zu stellen, „so, als wenn es jetzt wäre". Das Hauptziel dabei ist, dass er einen besseren Zugang zu seinen Gefühlen bekommt.

Er soll als Hilfe dazu Sätze vervollständigen, wie z.B.: „Ich habe Angst vor …", „Ich bin voller Angst, weil …". Es ist wichtig, dass die Sätze die Wörter „Ich" und „Angst" enthalten, damit er selber wieder als fühlendes Subjekt bewusst in den Vordergrund tritt.

Der Patient sagt nun: „Ich habe Angst, etwas Dummes oder Falsches zu sagen.", „Ich bin voller Angst, weil die Prüfer mich komisch und abweisend ansehen könnten, so, als wäre ich das Letzte.", „Ich habe Angst, dass mir nichts einfällt und ich mich voll blamiere." usw.

Er soll nun diese Angstgedanken in seine Vorstellungsübung (vom Betreten des Raumes bis zum Ende der Prüfung) einbeziehen und diese Vorstellung immer wieder ganz hautnah durchleben. Er kann sich in die Situation zunehmend hineinversetzen. Er fühlt sich immer schlechter, bricht aber die Übung nicht ab. Andere Unlustgefühle wie Peinlichkeit, Scham, Einsamkeit und Verlassensein kommen hinzu. Sie lassen ihn aber insgesamt als lebendiger, schwingungsfähiger und resonanzfähiger erscheinen.

Der Zugang zum „Gefühlskern". Nach 30-minütiger Exposition laufen Tränen über die Wangen des Patienten. Peinlich berührt, wischt er sie weg. Er wird dazu angehalten, seine Traurigkeit wahrzunehmen, sie zu akzeptieren und dabei zu bleiben. Außerdem soll er seine Gedanken, die mit der Trauer verbunden sind, wahrnehmen. Für diesen Prozess wird genügend Zeit gelassen. Wenn das Gefühl der Trauer seinen Höhepunkt erreicht hat, werden Fragen gestellt.

> **TRANSKRIPT**
>
> T: Wie fühlen Sie sich jetzt?
> P: Ich bin ganz traurig. Ich fühle auch gar keine Energie mehr, ich bin fertig.
> T: Was spüren Sie noch? (Der Patient soll bei seiner Gefühlswahrnehmung bleiben und sie dabei weiter differenzieren.)
> P: Ich tue mir selber Leid.
> T: Wie fühlt sich das Selbstmitleid genau an? (Der Patient hat eine größere emotionale Nähe zu seiner eigenen Schwäche, die er bisher nicht zulassen konnte, entwickelt. Nun soll sie ihm bewusst gemacht werden, damit er in Zukunft weicher und toleranter mit sich umgehen kann. Dadurch kann sich die Angst reduzieren.)
> P: Ich kann besser zu mir stehen. Das ist wie ein guter Trost. (fängt an zu weinen) Meine Eltern haben mich nie getröstet, sie haben nie zu mir gehalten. Ich war so einsam. Sie haben immer nur gute Schulleistungen verlangt und mich nie ernst genommen. (Es wird ihm zum ersten Mal klarer, woher die Härte rührt, die er gegen sich selber zeigt.)
> T: Das ist schlimm, als Kind ohne Schutz und allein zu sein.

> P: Ja, so einsam, allein und verlassen, wie auch in der Prüfung.
> T: Wie geht es Ihnen jetzt?
> P: Ich bin erleichtert, ich bin innerlich sehr viel ruhiger.
> T: Können Sie sich vorstellen, warum Sie ruhiger geworden sind?
> P: Weil ich zu mir gehalten habe?
> T: Ja, und was ist dadurch passiert?
> P: Ich habe erfahren, dass ich nicht ganz allein bin, ich hab ja mich. Ich kann mich an mir selber festhalten und mich selbst trösten.
> T: Wann braucht man denn besonders ein bisschen Trost? (Die neue Art, mit sich umzugehen, soll in ihrer Bedeutung konkretisiert werden.)
> P: Wenn etwas Schlimmes passiert ist, dann habe ich bisher immer auf mir rumgehackt. Jetzt verstehe ich, dass ich in einem solchen Moment anders mit mir umgehen muss.
> T: Warum sind Sie denn bisher so hart zu sich gewesen?
> P: Ich bin genauso mit mir umgegangen, wie meine Eltern. Wenn ich lerne, zu mir zu halten und mich selbst zu trösten, geht es mir besser. Jetzt fühle ich mich ganz schön erschöpft, aber auch gelassener und gelöster. Ich glaube, das hat mir sehr geholfen.

4.2.2 Rollenspiele zur Vorbereitung der In-vivo-Therapie

Bei den Rollenspielen stehen zwei Ziele im Vordergrund:
(1) Unter Evozierung stark negativer, prüfungsrelevanter Affekte werden die alten Einstellungen und Verhaltensmuster aktiviert.
(2) Unter dem Zustand hoher negativer Affektivität sollen sie verändert werden.

1. Sequenz: Der Umgang mit strenger Kritik
Im Folgenden verkürzt wiedergegebenen Dialog sollen die beiden oben genannten Ziele erreicht werden:

TRANSKRIPT

> T: (im harten, autoritären Ton) So, jetzt halten Sie mal ein Kurzreferat, das werden Sie wohl doch können, über ... (nennt ein dem Patienten wenig vertrautes Thema)
> P: Oh, Gott!
> T: Bleiben Sie bei sich! Was spüren Sie?
> P: Ich fühle mich hilflos, ich kann das nicht!
> T: Was würden Sie denn Ihrem Freund Frank raten, wenn er in eine solche Situation kommen würde?

> P: Ich würde ihm raten: „Sag einfach, gerade mit dem Thema habe ich mich kaum beschäftigt. Wäre es möglich, dass Sie mir bitte ein anderes stellen.' Bekenn doch gleich Farbe, auf die Art quälst Du Dich nicht so lange herum."
> T: Gut, jetzt sagen Sie es doch selber.
> (Die Sequenz wird noch einmal, nun mit dem Satz wiederholt.)
> T: Wie war das für Sie?
> P: Zunächst ein bisschen komisch, weil ich mich noch fremd fühle, wenn ich in dieser Weise auftrete. Aber es ist auch erleichternd – es ist ja auch so, dass man nicht alles wissen kann. Ich fühle mich ehrlicher, wenn ich mich dazu bekenne.

2. Sequenz: Der Umgang mit harschem Tadel

> **TRANSKRIPT**
>
> T: Reden Sie bitte drei Minuten über folgendes Thema: … (nennt ein Thema aus dem Fachgebiet)
> P: (hält eine dreiminütige Rede, gibt sich viel Mühe, ist konzentriert beim Thema)
> T: (sehr autoritär, streng, abwertend sprechend) Das gibt's doch nicht, das haben Sie ganz schlecht gemacht. Einleitung und Schluss fehlen ganz, außerdem ist das Ganze unlogisch. So einen Käse habe ich noch von niemandem hier gehört! Das muss ich Ihnen leider so sagen!
> P: (nach einer kleinen Pause) Oh, mir ist jetzt nicht gut. Ich fühle mich so klein.
> T: (wartet, sagt nichts)
> P: Wissen Sie, ich habe das so gut gemacht, wie ich konnte. Ich bin nicht perfekt, aber ich habe das Ganze so dargestellt, wie ich es sehe. (freut sich, dass es ihm eingefallen ist)

Der Patient wird gelobt und die Sequenz wird mit einem noch stärkeren Tadel solange wiederholt, bis der Patient sich nicht mehr so betroffen fühlt, den „Prüfer" abprallen lassen kann und in der Lage ist, sich in der Situation abzugrenzen. Dadurch entgeht er den Minderwertigkeitsgefühlen, die er üblicherweise in einer solchen Situation erlebt.

Körperhaltung. Wichtig ist dabei auch das Trainieren einer adäquaten Körperhaltung (nicht in sich zusammensacken, nicht den Kopf senken, mit dem Prüfer Blickkontakt halten bei aufrechtem Oberkörper). Das ist aus folgendem Grund wichtig: Efferente Rückmeldungen aus der Muskulatur an das Gehirn verstärken bestimmte Emotionen: Auf die Art erhöht eine in sich zusammengefallene Körperhaltung Minderwertigkeits-, Kleinheits- und Unsicherheitsgefühle. Ein Aufrichten hingegen führt auch zu einer inneren Aufrichtung und damit zu einer Erhöhung von Sicherheit und innerer Stärke.

3. Sequenz: Umgang mit abwertendem nonverbalen Verhalten

Die Therapeutin fragt den Patienten ab und schüttelt bei den Antworten den Kopf, zieht die Mundwinkel nach unten, schaut gelangweilt und desinteressiert aus dem Fenster usw.

Der Patient soll weiter beim Thema bleiben, zugleich solidarisch zu sich selber stehen. Dazu lernt er hilfreiche Selbstinstruktionen einzusetzen wie:

„So, ich mach das jetzt einfach so weiter, wie ich das will."

„Ich lasse mich nicht unter Druck setzen."

„Es ist erlaubt, etwas nicht zu wissen, deswegen werde ich nicht gleich durchfallen."

„Ruhig bleiben und sich bloß nicht reinsteigern."

„Das Verhalten von der spricht auch nicht gerade für sie."

„Wenn ich großes Pech habe, wiederhole ich einfach die Prüfung."

„Alle werden zu mir stehen und mich dabei unterstützen."

4.2.3 Exposition in vivo

Das Ziel besteht darin, dass die bisherigen Vorstellungsübungen im Therapieraum Wirklichkeitscharakter bekommen. Alte Ängste aus der misslungenen Prüfung können in der Realsituation noch deutlicher hervortreten, aber auch konkreter relativiert werden.

Durchführung der Exposition
- ▶ Vor der Situation soll der Patient sich den Vorsatz bilden: „So, jetzt will ich mit ganz klarem Kopf in das Prüfungsgebäude gehen. Ich lasse mich von nichts abhalten. Ich lasse alles auf mich einwirken, wie es kommt."
- ▶ Er soll zu dem Prüfungsgebäude fahren und mit aufrechter Haltung und festen Schrittes hineingehen. Er bleibt vor der Tür des Prüfungsraumes stehen, so, als ob die Prüfer im Raum wären und er warten muss. Dann soll er sich, wenn möglich, in den Prüfungsraum begeben (oder in einen anderen, ähnlichen Raum) und sich dort auf den „Prüfungsstuhl" setzen.
- ▶ Dort soll er sich den genauen Ablauf der Prüfung vorstellen. Er soll sich vorstellen, welche Fragen gestellt werden könnten und sie laut beantworten. Kommt es in seiner Vorstellung zu „Zwischenfällen", so soll er dabei reagie-

ren, wie er das in den Rollenspielen geübt hat. Er soll sich auch mögliche positive Momente vorstellen, wie gute Antworten seinerseits, freundliche und anerkennende Blicke der Prüfer usw.
- Er soll dabei alles bewusst auf sich wirken lassen, ohne sich in Gefühle und Gedanken hineinzusteigern, sie wegzudrücken oder ganz abzublocken. Er soll also alle aufkommenden Gefühle bewusst wahrnehmen und innerlich verbalisieren.
- Er soll solange in der Situation verweilen, bis die Angst deutlich nachgelassen hat und bis er der ganzen Situation überdrüssig wird.
  Zu Hause soll er dann diese Übung täglich 10 Minuten lang in der Vorstellung (aber mit lautem begleitendem Reden) wiederholen.
- Er kann auch noch einmal mit den Prüfern persönlich in Kontakt treten, falls möglich. Er soll sie fragen, was erwartet wird, worauf besonderer Wert gelegt wird.
- Es kommt zu einer Nachbesprechung, und es werden noch einmal kurzfristig einsetzbare Hilfstechniken wie Atemübungen, Fäuste ballen und hilfreiche Selbstinstruktionen geübt. Es wird das Fazit gezogen, dass es normal ist, Angst zu empfinden und auch deren körperliche Symptome zu zeigen; dass sie kein Anzeichen für etwas sehr Außergewöhnliches, für eigene Schwäche oder Versagen und schon gar kein Indiz dafür sind, dass man bei der nächsten Prüfung durchfallen wird.

4.2.4 Weitere einsetzbare Techniken zur Stärkung des Selbstbewusstseins

Folgende Hilfsmittel können eingeübt und vom Patienten in kritischen Momenten angewandt werden, um das Selbstbewusstsein und das Selbstwertgefühl zu stärken:

Bewusste Wahrnehmung und Akzeptanz von Angst
Der Patient soll seine Angst nicht unterdrücken, auch nicht die körperlichen Begleiterscheinungen (Zittern, Erröten usw.), weil das den Boden für Katastrophenphantasien und Entfremdung bereitet. Er soll seine Anspannung, z.B. flaches und schnelles Atmen und Unlustgefühle, wahrnehmen, aber ohne sich ängstlich darauf zu fixieren.

Atemübungen
Der Patient wird angeleitet, tief einzuatmen, bis er den Druck im Brustkorb spürt. Dann hält er den Atem kurz an und atmet dann lange und ruhig aus. Er kann beim Einatmen die Fäuste ballen und beim Ausatmen loslassen. Ist der

Erregungspegel anhaltend, können Entspannungstechniken wie Progressive Muskelentspannung, Autogenes Training und weitere Verfahren erlernt werden.

Selbstinstruktionen
Zu den Selbstinstruktionen, die in den affektiv intensiven Rollenspielen erarbeitet wurden, werden weitere hinzugefügt, die auch in der Vorbereitungsphase und Wartephase bis zur Prüfung einsetzbar sind. Es sollten generell solche sein, die den Patienten von der Wortwahl her ansprechen und eine positive Wirkung auf ihn ausüben. Beispiele sind:

„Bleibe ganz ruhig, Du hast dich vorbereitet, so gut wie es ging.", „Alles geht vorbei, auch die Prüfungssituation und die Angst", „Du schaffst das schon, probiere es einfach, und wenn nicht, ist es auch nicht so schlimm".

Sätze, die dem Patienten besonders zusagen, werden auf einen Zettel geschrieben, den er immer wieder durchlesen kann. Er kann ihn auch in seiner Hosentasche mitnehmen und in kritischen Momenten die Hand drauf halten.

Verhalten bei Blackouts
Wenn das gefürchtete Blackout in der Prüfung eintritt, soll der Patient absichtlich eine Pause einlegen und versuchen, die oben beschriebene Atemtechnik einzusetzen. Es kann auch sehr hilfreich sein, den Prüfern den eigenen Zustand einzugestehen: „Ich habe jetzt einen Blackout und brauche erst einmal eine Pause". Dann ist es günstig, die letzte Frage des Prüfers laut zu wiederholen, um schon einmal etwas zu sagen und in die konkrete Wirklichkeit zurückzukehren. Dem Patienten wird gesagt, dass es bei Gedächtnisausfällen nicht schlimm ist, den Prüfer zu bitten, die Frage zu wiederholen. Wenn er auf eine Frage keine Antwort weiß, soll er den Mut haben, dies zuzugeben und um eine neue Frage zu bitten, anstatt sich endlos auf seinem Stuhl zu quälen.

Erhalten des Selbstwertgefühles
Folgende Maßnahmen können dazu nützlich sein:
- Der Patient wird angehalten, mit seinen Bezugspersonen darüber zu reden, ob sie ihn nur wegen guter Leistungen mögen, oder ob sie auch noch etwas anderes an ihm schätzen.
- Er soll an frühere Erfolge denken, daran, welche Prüfungen er schon geschafft hat, was er kann, auch außerhalb des Prüfungsfachgebietes.
- Er soll eine Druck erzeugende, perfektionistische Haltung verhindern: „Ich versuche die Prüfung irgendwie zu schaffen, und wenn es nicht klappt, bin ich noch längst nicht am Ende, es lässt sich sicher eine Lösungen finden."

4.3 Beschreibung der Arbeitsstörungen

Arbeitsstörungen sind sehr weit verbreitet. Dabei fehlt es häufig nicht an effektiven Arbeitstechniken, aber sie werden aus emotionalen Gründen nicht adäquat eingesetzt. Betroffene klagen typischerweise über Blockierungen, Unruhe und innere Leere. Sie lenken sich dann oft ab, verschaffen sich keinen Überblick über die Aufgabe, planen nicht, kurzum: Sie vermeiden alles, was sie mit der Aufgabe konfrontiert. Oft kommt es dazu, dass sie sich erst gar nicht hinsetzen oder sich zwar hinsetzen, aber den Beginn der Arbeit hinauszögern.

Hauptmerkmale von Arbeitsstörungen

Perfektionismus und fremdbestimmter Anspruch. Nicht selten setzen sich die Betroffenen zu hohe Ziele. Das Produkt soll perfekt sein. Im Kontrast dazu wird die vermeintliche eigene Unfähigkeit umso deutlicher erlebt („Ich kann das sowieso nicht"). Außerdem ist der Anspruch oft fremdbestimmt. Die Betroffenen stellen sich beim Lernen von Texten Fragen wie: „Was will der Dozent genau, was hält er für wichtig, was muss ich jetzt genau tun, um nichts falsch zu machen?" usw., statt sich auf den Inhalt des Textes zu konzentrieren.

Dadurch werden sie zum Objekt des Textes und zum Objekt unergründlicher Bewertungskriterien des (strengen und strafenden) Dozenten.

Orientierung an Defiziten. Versuchen Betroffene den Ist-Zustand festzustellen, um Ziele abzuleiten, dann orientieren sie sich eher ängstlich an ihren Defiziten und Schwächen anstatt an ihren Stärken.

Nicht anfangen können. Sie haben Schwierigkeiten, mit dem Lernen zu beginnen, d.h. sich den ersten Handlungsimpuls zu geben.

Sich im Detail verlieren. Sie gehen nicht geplant vor. Häufig kommt es zu einem getriebenen und gedankenlos-unstrukturierten Sichverlieren in viele unwichtige Details. Sie gewinnen keinen Überblick und haben den Eindruck, nicht voran zu kommen. Dann werden sie noch ängstlicher und fliehen aus der Lernsituation: Sie stehen z.B. spät auf und versuchen dann, bis in die Nacht hinein zu arbeiten; sie versuchen sich abzulenken, haben aber dabei ein schlechtes Gewissen usw.

Keine Pausen einlegen. Aus dem schlechtem Gewissen heraus („Ich bin doch schon so faul.") werden keine wirklichen Erholungspausen eingeplant. Dadurch können eine zunehmende Müdigkeit und eine Überforderung entstehen, die das Auftreten von prüfungsbedingten Angstanfällen bis hin zu Panikattacken sehr fördern. Dadurch wird wiederum die Aufnahme von Lernstoff beträchtlich gestört (Stresshormone blockieren die Einspeicherung von Wissen in das Gedächtnis).

Fortschritte nicht wahrnehmen. Erfolge und Fortschritte werden nicht gewürdigt. Misserfolge produzieren nicht nur Angst, sondern auch starke Unlust, sich dem Lernstoff überhaupt noch zu widmen.

Zusammenfassend gibt es also Defizite beim Verstehen der Aufgabe, bei der Zielbildung, bei der Planung und bei dem Lernen. Daneben bestehen Defizite im Umgang mit Schwierigkeiten und Hindernissen während der Prüfungsvorbereitung. Bei auftretenden Problemen fehlt die Fähigkeit, andere Strategien, die zum Ziel führen, auszuprobieren. So kann nicht flexibel und konstruktiv „umgebaut" werden.

4.4 Gesamttherapieplan bei Arbeitsstörungen

Überblick
- ▶ Ziele der Therapie
- ▶ Erste therapeutische Maßnahmen
  - ▶ Äußere Ordnung herstellen
  - ▶ Biografische Hintergründe eruieren
  - ▶ Ziele selbst bestimmen
- ▶ Expositionen bei Arbeitsstörungen
  - ▶ Exposition zur Ermutigung und Identifikation mit Aufgabeninhalten
  - ▶ Lernen des Umganges mit störenden Gedanken, Gefühlen und Selbstvorwürfen
  - ▶ Lernen, Fortschritte zu würdigen und Erholungspausen einzuplanen
- ▶ Zusammenfassung der Therapie

4.4.1 Ziele der Therapie

Bei der Bewältigung der Prüfungsangst ging es darum, das Selbstwertgefühl zu steigern. Bei der Bewältigung von Arbeitsstörungen soll nun das Selbstvertrauen in die eigene Leistungsfähigkeit mit Hilfe einiger praktischer Maßnahmen in der Vorbereitungsphase gestärkt werden. Dazu soll der Betroffene aus einer passiven und hilflosen Rolle in eine aktive versetzt werden. Er soll selbst bestimmen (Was lerne ich, was nicht, wann, wie soll es vonstatten gehen?), und er soll immer den Überblick behalten.

4.4.2 Erste therapeutische Maßnahmen

Biographische Hintergründe eruieren

Die Einordnung der gegenwärtigen Probleme in die biographische Lebensgeschichte ist deshalb so wichtig, weil sich die Betroffenen häufig als faule Versager abwerten. Macht man ihnen deutlich, dass ihr Leiden eine logische Konsequenz ihrer Lerngeschichte ist, so können sie sich besser verstehen und verständnisvoll mit sich umgehen.

> **BEISPIEL**
>
> Der Langzeitstudent leidet unter depressiven Verstimmungen, Schlafstörungen, Konzentrationsunfähigkeit, Motivationslosigkeit, Ängsten und zunehmender Erschöpfung. Er übt ständig Druck auf sich selbst aus, handelt aber nicht.
>
> Dadurch, dass er sich in jeder denkbaren Situation vollständig absichern will, hat er zunehmend den Zugang zu seinen eigenen Gefühlen und Bedürfnissen verloren. So ist er unfähig geworden, intuitiv und spontan-ganzheitlich auf der Grundlage eigener Werte und Überzeugungen (als steuerndes Subjekt) zu entscheiden.
>
> Das abstrakte Druckgefühl: „Du musst/Du sollst doch das Größte leisten" führt zur Abnahme der konkreten Handlungsmotivation. Wenn er eine Arbeit beginnen will, kommt es schnell zu vorwegnehmenden Sättigungsgefühlen und zum Erleben der totalen Energielosigkeit. Hat er einmal wirklich angefangen, etwas zu tun, so setzen sofort Zweifel ein, und er bricht wieder ab.
>
> **Prädisponierende Bedingungen:**
> Der Patient fühlte sich im Elternhaus durch den Vater nicht akzeptiert und abgewertet. Dabei hatte er sich immer Trost und Hilfe gewünscht. Leistung lohnte sich seiner Erfahrung nach nicht, weil sie im nächsten Moment wieder kritisiert werden konnte. War der Vater einmal dabei, ihn zu ermutigen, so konnte das im nächsten Augenblick in Tadel umschlagen. So konnte der Patient kein Gefühl des Vertrauens und der Sicherheit entwickeln, und es kam zu grübelndem Zweifeln an dem, was er tat. Er fühlte sich permanent in Frage gestellt und konnte so kein stabiles und kohärentes Selbstbild und Selbstwertsystem entwickeln. Durch ständiges „Eindringen" der Eltern war er nicht in der Lage, sich abzugrenzen und einen Zugang zu den eigenen Bedürfnissen zu finden, die ihm als Entscheidungsgrundlage hätten dienen können.
>
> Im Elternhaus hatte er keinen adäquaten Umgang mit Problemen erlernt und es standen ihm auch keine Konfliktlösestrategien zur Verfügung. Er reagierte zunächst immer mit Rückzug, ein aus der Kindheit bei Streitigkeiten erlerntes Verhalten, was zwar kurzfristig Erleichterung brachte, langfristig aber zu Versagenserlebnissen führte.

> **TRANSKRIPT**

P: Ich bin wirklich richtig faul, ein Versager. Ich habe schon wieder einen Tag vertrödelt und nichts zustande gebracht.
T: Wie war denn das früher in der Kindheit, waren Sie damals auch schon so?
P: Ja, so lernbereit und klug war ich nie.
T: Wie haben denn Ihre Eltern damals überhaupt auf Ihre Leistungen reagiert? Was taten sie, wenn Sie gute Leistungen erbracht hatten?
P: Na ja, gelobt wurde ich schon, aber eigentlich selten. Im nächsten Moment wurde ich schon wieder getadelt. Mein Vater konnte mich so richtig niedermachen: „Kannst Du das etwa nicht?" Das war so seine Art, immer wieder mit so etwas zu kommen. Egal was ich konnte, ihm fiel immer etwas ein, was ich nicht konnte.
T: Wie haben Sie sich denn da gefühlt?
P: Weiß ich nicht mehr, aber sicherlich nicht gut. Er hielt einfach nichts von mir.
T: Stellen Sie sich doch einmal vor, da steht ein Kind hier rechts neben mir. Ich sage zu ihm: „Kannst Du das schon wieder nicht? Du bist einfach faul!" Wie fühlt sich dann das Kind?
P: Schlecht, klein, minderwertig, ziemlich fertig.
T: Was meinen Sie, wie kann sich nun das Kind motivieren, um sich an seine Schulaufgaben zu setzen?
P: Gar nicht. Es wird wahrscheinlich gar nichts machen.
T: Warum nicht?
P: Weil es sowieso egal ist und keinen Sinn hat.
T: War es so, haben Sie sich damals so gefühlt?
P: (erstaunt und betroffen) Ja, da stand der Alte vor mir und hat mich fertiggemacht, ich war doch nur ein kleines Kind!
T: Können Sie sich noch erinnern, was Sie eingangs gesagt haben, ganz am Anfang, als Sie hereinkamen?
P: Dass ich ein Versager bin?
T: Ja, und dass Sie faul sind. Sie machen dasselbe mit sich, was Ihr Vater Ihnen damals angetan hat. Sie können nichts dafür, man verhält sich oft genauso wie die eigenen Eltern. Ihr Vater hat sie ständig kritisiert, und deshalb verhalten Sie sich so, wie wir es uns eben beim Beispiel mit dem Kind vorgestellt haben.
P: Ist das die Erklärung dafür, warum ich nichts mache?
T: Ja, das ist ja auch ein Schutz früher gewesen: „Wenn ich nichts mache, kann es nicht bewertet werden." und „Es hat ja sowieso keinen Sinn, etwas zu machen. Ich kriege ja doch nichts Positives dafür." Aber nun müssen wir daran arbeiten, diesen strengen, strafenden Vater, der in Ihnen weiterlebt, etwas aufzuweichen. Das wird dann sicher dazu führen, dass Sie mutiger werden und wirklich anfangen, zu arbeiten.

> P: Ja, so ist das, jetzt wird mir alles klarer. So lange schleppe ich das mit mir herum, aber vielleicht kann ich ja doch etwas daran ändern.
> T: Ja, das können Sie, machen wir uns gemeinsam an die Arbeit.

Äußere Ordnung herstellen

> **BEISPIEL**
>
> Der Patient soll seinen Schreibtisch aufräumen und sein Arbeitsmaterial ordnen. Er hat es lange vermieden, um nicht noch stärker mit seinem Versagen konfrontiert zu werden. Damit er anfängt, sich damit zu befassen, wird ein Telefonkontakt vereinbart. Er ruft die Therapeutin zur vereinbarten Zeit an, und beide legen das nächste Arbeitsziel genau fest. Er ruft nach ca. 15 Minuten wieder an und berichtet darüber, was er getan hat und wie es gelaufen ist. Das nächste Ziel legt der Patient selbst fest, und es wird eine längere Zeit vereinbart, bis er die Therapeutin anruft. So geht es weiter bis zur vereinbarten Gesamtarbeitszeit. Am Ende ist der Patient froh und erleichtert darüber, dass er in etwa das geschafft hat, was er sich vorgenommen hatte. Es ist ein erster ermutigender Fortschritt, und er wird angeleitet, sich selbst dafür zu belohnen.

Der Patient soll vom Objekt der Lernaufgabe zum Subjekt über die Lernaufgabe werden. Hierfür sollen hinderliche Einstellungen herausgefunden und im Sokratischen Dialog diskutiert und korrigiert werden.

„Ich muss versuchen, die einzig richtige Art zu finden, um meine Arbeit zu organisieren. Aber ich kann sie nicht finden, und so hat es keinen Sinn, mit der Arbeit zu beginnen."

Soll ersetzt werden durch:

„Es ist meine Prüfung, ich muss das so organisieren, wie es am besten für mich ist."

„Ich trage die Verantwortung dafür, also kann ich auch bestimmen."

„Es gibt keine optimale Lösung, die im „goldenen Buch" steht, ich mache das Beste daraus."

„Ich muss mich da durchwursteln, es wird schon gehen."

„Ich bin der Boss, ich mache es so gut, wie ich es kann."

Ziele selbst bestimmen

- Der Patient soll den Mut finden, selbst Ziele und Inhalte zu bestimmen, Pläne zu gestalten und sich klar zu entscheiden nach den Kriterien: Was ist für mich wichtig? Was finde ich interessant und was ist für mich lesens- oder schreibenswert?

▶ Er soll bereit sein, Risiken einzugehen. Er darf probieren und hat dabei Mut zur Lücke. Er bleibt nicht an Details hängen und versucht in Pausen immer wieder, den Überblick zu gewinnen: „Wo stehe ich gerade, was habe ich bisher getan, was ist als Nächstes zu tun?"

Dies kann in einer Expositionsübung gelernt werden.

> **BEISPIEL**
>
> **Exposition zu „Ziele selbst bestimmen"**
> Der Student bringt Material mit in den Therapieraum, und er soll so rasch wie möglich (Mut zum Risiko) das unterstreichen, was er interessant und wichtig findet, ohne gleich zu hinterfragen und zu zweifeln. „Einfach tun" ist dabei die Devise. Bei jedem Zögern wird er angehalten sich „auch auf Risiko hin" spontan zu entscheiden und weiter zu unterstreichen. Danach wiederholt er alles laut und sagt der Therapeutin wie es ihm geht. Er ist sehr zufrieden, weil diese neue Vorgehensweise, dieses Einfach-Drauflosprobieren ihm ein ganz neues Erlebnis der Freiheit verschafft hat.

4.4.2 Expositionen bei Arbeitsstörungen

Exposition zur Ermutigung und Identifikation mit Aufgabeninhalten

(1) Die Therapeutin und der Patient bearbeiten gemeinsam eine Aufgabe. Dies kann eine konkrete Aufgabe aus der Schule oder dem Beruf sein, oder es wird ein Plan für die nächste Woche erstellt („Wann mache ich was?").

Die Unterstützung der Therapeutin gibt dem Patienten Sicherheit, Ruhe und Geborgenheit. Dieser emotionale Halt ist die Basis, sich der nächsten Aufgabe freier zuwenden zu können.

(2) Im nächsten Schritt geht die Therapeutin aus dem Therapieraum. Der Patient wird für eine festgelegte Zeit allein gelassen. Er soll nun selbständig arbeiten (planen, Aufgaben lösen usw.). Er kann die Therapeutin jederzeit zu Hilfe rufen. Sie kommt von selber nach einer abgesprochenen Zeit. Dann wird das Erleben des Patienten besprochen. Häufig fühlen sich Patienten, wenn sie im Raum allein gelassen werden, hilflos und ohnmächtig. Selbstzweifel und Selbstvorwürfe, Anspruchsdenken, Perfektionismus und andere schädliche Gedanken (Intrusionen, Grübeleien) treten auf. In dem Fall beruhigt die Therapeutin den Patienten und ermutigt ihn, diese Gedanken beispielsweise im Sokratischen Dialog zu hinterfragen und zu widerlegen. Des Weiteren wird festgestellt, was der Patient in der Zeit geschafft hat, und es erfolgt eine weitere Planung.

> **BEISPIEL**
>
> **Ein Dialog zum Beginn der Exposition zur Ermutigung und Identifikation mit den Aufgabeninhalten**
>
> P: Ich bin so unruhig und wirr im Kopf, ich schaffe das nicht. Meine Gedanken fließen so weg, und ich bin so blockiert.
> T: Jetzt gucken Sie sich erst einmal an, was auf Ihrem Tisch liegt. (weg von der Lage-, hin zur Handlungsorientiertheit)
> P: Dieses schreckliche Buch und mein Skript.
> T: Wo wollen wir heute beginnen? Schauen Sie auf den Plan. (Ziel aufstellen)
> P: Ich wollte heute das erste Kapitel durcharbeiten und lernen.
> T: Wie viele Seiten sind das? (Übersicht verschaffen)
> P: Warten Sie mal, 23 Seiten.
> T: Worum geht es, sagen Sie es mal in zwei, drei Sätzen.
> P: Um Kostenplanung im Betrieb. Das hängt ab vom Erzeugerpreis und von der Verwaltung. Davon wird dann der endgültige Preis berechnet.
> T: Überlegen Sie mal, gibt es da etwas, was Sie interessant finden? (Identifikation erhöhen)
> P: Ja, was so halbwegs interessant ist, ist der Teil mit der endgültigen Berechnung.
> T: Das ist doch prima. Wie können Sie nun vorgehen? (zum Planen anregen)
> P: Zuerst schreibe ich einiges aus dem Text heraus mit Unterstreichungen und Markierungen, dann mache mir vom ersten Kapitel ein Schema, damit ich es gleich präsent habe in der Prüfung. Danach lerne ich den aufgeschriebenen Text.
> T: Ist das ein guter Weg?
> P: Ja, das kann ich mir so vorstellen.
> T: Na, dann fangen Sie doch ganz in Ruhe an. Wann soll ich wieder hierher kommen, nach 5, 10 oder 15 Minuten?
> P: Am besten jetzt nach 5 Minuten.

Der Patient ist nun wieder allein ohne die Sicherheit durch die Gegenwart der Therapeutin. Die Zeiten ihrer Abwesenheit werden individuell abgesprochen und langsam erhöht.

Lernen des Umganges mit störenden Gedanken, Gefühlen und Selbstvorwürfen
Selbstvorwürfe, Sinnlosigkeitsgedanken und andere hinderliche Gedanken und Gefühle sollen nicht weggeschoben werden, wenn der Patient allein ist. Stattdessen sollen sie insbesondere bewusst gemacht werden.

Aufschreiben. Hierfür ist es hilfreich, die Gedanken aufzuschreiben. Dabei darf sich der Patient allerdings nicht hineinsteigern („Ich bin sowieso doof, bin eine Trantüte, das war schon immer so, das wird nie was. Bisher war's ja auch nichts, es bringt alles nichts.") Dies würde zum Arbeitsabbruch führen. Vielmehr sollen die Gedanken knapp formuliert, der Zettel beiseite gelegt und weitergearbeitet werden. In der Therapie werden dann diese Gedanken und Gefühle besprochen und entkräftet („Woher kommen sie, was ist hier wirklich dran, …?").

Telefonate. Danach arbeitet der Patient an seinem üblichen Arbeitsplatz (z.B. Schreibtisch zu Hause). Er soll dort Aufgaben erledigen und den nächsten Tag planen. Er ruft die Therapeutin am Anfang an, um zu sagen, dass er jetzt beginnen wird. Er wird gefragt, wie lange er bis zum nächsten Anruf arbeiten will. (Nach unseren Erfahrungen sind am Anfang der Übungen ca. 5 bis 15 Minuten günstig.) Danach ruft er die Therapeutin an, berichtet über sein Erleben, das Geschaffte und sein weiteres Vorgehen bis zum nächsten Anruf.

Die Zeiten zwischen den Anrufen werden immer weiter verlängert, so dass der Patient lernt, allein und sich selbst beruhigend immer schwierigere Aufgaben zu bewältigen. Schließlich werden keine Anrufe mehr getätigt.

Lernen, Fortschritte zu würdigen und Erholungspausen einzuplanen

Der Patient wird immer wieder dazu angehalten, sich in Kurzpausen zwischen den Arbeitssitzungen „etwas Gutes für sich zu tun". Er setzt sich z.B. in die Küche und trinkt Tee. Er darf nicht mehr als 5 Stunden am Tag lernen. Die Gesamtarbeitszeit teilt er in zwei Blöcken ein. Pro Stunde arbeitet er 50 Minuten und macht anschließend eine 10-minütige Pause.

4.5 Zusammenfassung der Therapie

Wir geben eine Zusammenfassung der therapeutischen Maßnahmen zum Thema Arbeitsstörungen anhand des Beispiels des Patienten A. Die im Laufe der Therapie gemeinsam erarbeiteten nützlichen Regeln für ihn sind unten aufgeführt.

Einen Gesamtplan über den Lernstoff erstellen. Untereinander aufschreiben, was obligatorisch getan werden muss: Die wichtigsten Bücher oder Buchkapitel untereinander mit Seitenanzahl; rechts daneben, wie viele Tage für die einzelnen Kapitel gebraucht werden. Dies sollte mit großzügigen Pufferzeiten erfolgen. Außerdem sollte für die Wiederholung des gesamten Lernstoffes genügend Zeit eingeplant werden.

Pläne. Am Ende jeder Woche sollte ein Plan für die nächste Woche erstellt werden: Wie viel Seiten pro Tag sind zu lernen? Welche Erholungs- und Freizeitaktivitäten sind vorgesehen, um motiviert und wach zu bleiben? Erholung sollte immer ohne schlechtes Gewissen erfolgen, sonst ist es keine Erholung.

Umplanen ist immer möglich, d.h., Gesamtpläne und Wochenpläne sind jederzeit veränderbar (für „schlechte" Tage, spontanen Besuch oder Krankheit) und sollten dann auch wieder in Ruhe neu aufgestellt werden.

Auswahl der Lernstoffes. Bei der Auswahl des Lernstoffes ist dreierlei zu beachten:

(1) Um sich zu motivieren, sollte man mit dem interessantesten Lernstoff beginnen. Er sollte am Anfang leicht sein, damit Fortschritte sichtbar und Erfolge erlebt werden.
(2) Sehr wichtig ist der „Mut zur Lücke"! In den meisten Fällen schafft man nicht alles. Dann gilt: „Ich lasse es gnadenlos weg und gehe das Risiko ein! Ich mache mir nach jedem Lernabschnitt ein kleines Schema über das Gelernte, um den Überblick zu behalten." Das ist auch eine Hilfe für die Gesamtwiederholung und hat die Funktion eines inneren Halt gebenden Leitfaden für die emotionalen Belastungen der Prüfung.
(3) Fortschritte und Erfolge sollten bewusst wahrgenommen werden, statt nur auf das fehlende Wissen zu schauen. Nach den einzelnen Lernabschnitten erfolgt eine Selbstbelohnung.

Gelerntes wiedergeben. Gelegentlich soll der Patient guten Freunden das Gelernte vortragen. Sie können dazu auch kritische Fragen stellen.

Negative Gedanken wahrnehmen und stoppen. Innere Hindernisse, die sich in Selbstzweifel und Katastrophenphantasien („Das schaffe ich nie, andere sind viel weiter als ich.") und Selbstabwertungen und -vorwürfe („Ich bin doof, es ist sinnlos mit mir.") ausdrücken, soll er wahrnehmen und möglichst früh stoppen („Halt, so nicht weitermachen."). Danach soll er die Aufmerksamkeit wieder nach außen auf die Aufgabe und die Planung der weiteren Vorgehensweise legen („Was genau will ich jetzt tun? Wie gehe ich genau dabei vor?"). Eine solche positive und konstruktive innere Kommentierung des eigenen Verhaltens ist sehr nützlich, wenn es darum geht, bei der Aufgabe zu bleiben und den Überblick zu behalten. So entwickelt sich auch zunehmend das Gefühl, die Arbeit selbst aktiv steuern zu können.

Die Überwindung dieser ständigen negativen inneren Begleitmusik – sie wurde in der Therapie scherzhaft „Psychotinnitus" genannt – spielte bei Herrn A. eine große Rolle. Je besser er sie in die Schranken verweisen konnte, desto erfolgreicher konnte er lernen.

5 Panikstörung und Agoraphobie

> **DEFINITION**
>
> Unter einer Panikstörung versteht man das wiederholte, zu Beginn der Störung unerwartete, später befürchtete Auftreten von Panikattacken. „Eine Panikattacke ist eine abgrenzbare Periode intensiver Angst und starken Unbehagens und besteht aus mehreren, plötzlich und unerwartet („wie aus heiterem Himmel"), scheinbar ohne Ursachen in objektiv ungefährlichen Situationen auftretenden somatischen und kognitiven Symptomen von subjektiv lebensbedrohlichem Charakter." (Morschinsky, 2002, S. 42)

Körperliche Symptome

Die Attacken werden von mindestens vier der folgenden Symptome begleitet: Atemnot, Schwindel oder Mattigkeit, beschleunigter Herzschlag, Zittern oder Beben, Erstickungsgefühle, Schwitzen, Übelkeit oder Magenbeschwerden, Gefühl der Unwirklichkeit, Taubheitsgefühle, Hitzewallungen oder Kälteschauer, Schmerzen oder Beklemmungsgefühle in der Brust, Angst zu sterben, die Beherrschung zu verlieren oder verrückt zu werden.

Vermeidung

Solche Panikattacken treten täglich oder mehrmals in der Woche auf. In der Regel verstärken sich die Symptome mit der Zeit. Die Betroffenen fühlen sich zunehmend bedroht und entwickeln daher ein Sicherheits- und Vermeidungsverhalten. Sie vermeiden bestimmte Orte und Situationen, weil sie es besonders bedrohlich finden würden, wenn gerade dort ein Panikanfall auftreten würde. Wenn sie sich draußen bewegen, so überlegen sie oft, welche Route sie nehmen und suchen sich eine aus, die ihnen als möglichst „sicher" gilt (weil sich dort Arztpraxen, Kliniken, Telefonzellen oder Wohnungen von Bekannten befinden). So entwickeln sie ein kognitives System, in dem jede Situation und jeder Ort nach dem Verhältnis von „Gefahrensignalen" und „Sicherheitssignalen" klassifiziert ist. Je nachdem, was dabei überwiegt, gilt den Betroffenen der Ort als relativ sicher (d.h., ohne große Probleme aufzusuchen) oder als „gefährlich" (d.h., im Rahmen der Möglichkeiten zu vermeiden). Ein solches subjektives Ordnungssystem nennen wir Agoraphobie.

BEISPIEL

Bernd A. berichtet:
„Das Ganze begann so: Ich lag abends in einem scheußlichen Hotelzimmer, war hundemüde und dachte noch einmal über meinen Arbeitstag nach. Da kam mir der Gedanke an das Lob hoch, das ich von dem Abteilungsleiter einer anderen Firma bekommen hatte: ‚Sie sind wirklich sehr gut. Sie bringen ausgezeichnete Leistungen. Warum sind Sie noch in diesem kleinen Betrieb? Dort haben Sie doch letzten Endes keine große Zukunft.' Da überkam mich ein merkwürdiges Gefühl. Ich lag im Hotelzimmerbett und hatte den Eindruck zu schweben. Es kam mir plötzlich alles ganz fremd vor. Ich wusste überhaupt nicht mehr, wer ich bin und welchen Wert ich habe. Plötzlich wurde mir überdeutlich bewusst, in welcher Falle ich saß. Ich saß fest in einem Betrieb, wo ich nur ausgebeutet und benutzt wurde, in der ich nie Anerkennung bekam und im schlimmsten Fall auch noch herumschikaniert wurde von Menschen, die nicht die Hälfte von dem können, was ich kann. Ich hatte plötzlich das Gefühl, jeden Halt zu verlieren und ins Bodenlose zu fallen. Dabei lag ich doch noch immer auf meinem Bett. Es war schrecklich. Alles drehte sich in meinem Kopf, das Wasser lief mir von der Stirn und ich hatte das Gefühl, dass sich ein riesiger Felsbrocken auf meine Brust legte und ich bekam Angst zu ersticken.

Irgendwann ging es wieder weg. Aber leider nicht ganz. Nun ist es so: Immer wenn ich z.B. beruflich in einer Situation bin, die anstrengend ist und in der ich mich richtig konzentrieren muss, dann geht es ja. Aber wenn ich eigentlich nichts Richtiges zu tun habe, entspannt sein könnte, z.B. nach Feierabend mit dem Auto nach Hause fahre, dann wird es schwierig. Oft merke ich, jetzt geht es mit der Angst los. In meinem Hals verkrampft sich alles. Dieser schreckliche Schwebezustand kommt wieder und ich habe Angst ohnmächtig zu werden. Ich muss dann meine Fahrt unterbrechen und versuchen, mich wieder in den Griff zu bekommen. Zu Hause kommt es auch und ganz plötzlich. Ich habe Todesangst und spüre wieder diese schrecklichen Stiche in der Brust. Ich denke dann jedes Mal ‚Oh, Gott, mein Vater ist an Herzinfarkt gestorben. Seine letzten Worte an uns Kinder waren: Lebt vernünftig und nutzt die Zeit. Achtet auf Eure Gesundheit. Sucht eine Arbeit, die Euch Spaß macht.' Mir macht die Arbeit zwar auch manchmal Spaß, dann, wenn ich richtig eigenverantwortlich etwas zu tun habe, aber meist ist das nicht der Fall. Ich habe keine klar umrissenen Aufgaben, und jeder lädt alles auf mich ab, was ihm unangenehm ist. Ich fühle mich nicht für voll genommen und völlig entwertet. Ich stehe zwischen zwei Vorgesetzten, die sich nicht riechen können und die entgegengesetzte Ziele verfolgen. Wo bin ich gelandet? Wie

> komme ich da raus? Meist, wenn ich nach dem Stress des Tages am Abend eigentlich ganz ruhig zu Hause sitzen könnte, überkommt mich ein riesiges Ohnmachtsgefühl und oft kommen dann wieder die Stiche in der Brust.
>
> Meine Beschwerden verstärken sich jetzt schon seit Tagen und Wochen und treten immer häufiger auf. Ich habe so ein ungeheures Gefühl von Alleinsein und denke, dass ich die Angst nie mehr loswerde. Lange halte ich das nicht mehr aus. Ich werde sicher davon verrückt.
>
> Ich versuche das alles vor meiner Familie zu verbergen so gut es geht. Als mich gestern mein Sohn fragte, ob ich eine Pizza vom Italiener holen könnte, hatte ich plötzlich Angst, allein hinzugehen. Meine Frau weiß, dass es mir öfters nicht gut geht. Sie kam spontan mit und seitdem habe ich zusätzlich das Gefühl, so abhängig von anderen geworden zu sein und mir immer weniger allein zuzutrauen."

5.1 Beschreibung der Störung

Das allgemeine Erleben: der „existentielle Blutsturz"

Den Kranken wird ein besonderer Zustand bewusst, ein „Herausgerissensein" aus alten vertrauten Bindungen. Sie kommen in eine neue Situation und müssen sich sammeln, neu orientieren, um sich dann neu positionieren zu können. Das erfordert eine Rückbesinnung auf das eigene Ich, ein „Für-sich-Sein", bevor neue Bindungen eingegangen werden können.

In dem Fall, den wir oben beschriebenen haben, wird der Patient aus seiner sehr tiefen inneren Bindung, nämlich aus seiner Identifikation mit seiner Firma, jäh herausgerissen. Bisher hatte er sich nicht positioniert und keine Klarheit bezüglich seiner Stellung in der Firma geschaffen. Er unterdrückte seinen Unmut, wenn man ihm beispielsweise ein vages Versprechen gemacht hatte und dieses nicht einhielt. In der plötzlichen Krise, die ihn im Hotelzimmer überkommt, bricht sein bisheriges Selbstbild zusammen. Jede Sicherheit, Selbstverständlichkeit und Vertrautheit verlassen ihn innerhalb von Sekunden und er hat dabei das Gefühl, sich aufzulösen. Das ist der Vorgang, den Sartre „existentieller Blutsturz" genannt hat. Nichts Lebendiges ist mehr in einem, und man ist einer feindseligen Welt schutzlos ausgeliefert. Das Ich mit seinen Neigungen, Überzeugungen, Bedürfnissen, Werten und Wünschen ist ausgelöscht; alte Bindungen haben sich aufgelöst und Neues ist nicht in Sicht.

Vom vorausgehenden vegetativen Ungleichgewicht zur absoluten vegetativen Entgleisung

Die Unruhe. Einem solchen Erleben geht meist ein körperliches Unwohlsein voraus. Die Patienten berichten über allgemeine Unruhe oder über eine Erregung wegen eines Streites. Oft geht es auch um ganz Banales: Sie haben zu viel geraucht oder starken Kaffee getrunken. Sie sind müde, erschöpft und gestresst von der Arbeit, stehen endlos in einer Warteschlange oder sind in einem heißen stickigen Zimmer. Es kommt meist Unruhe auf, die schon ein inneres Ungleichgewicht anzeigt. Man ist nicht ganz bei sich und fühlt sich reizbar und empfindlich.

Die Entgleisung. In diesem Zustand kommt dann meist ein Ereignis oder ein Erlebnis hinzu, das zu einer völligen vegetativen Entgleisung führt. Ein Wahrnehmungsinhalt, von innen oder von außen, der wie aus dem Nichts auftaucht, löst eine Reaktion aus, die man als Ergebnis eines plötzlichen dramatischen Abfalls der mentalen Spannkraft interpretieren kann. Es ist eine Entladung, eine Art Urreaktion, die im Erleben des Betroffenen vehement ist, aber keine klaren Bezüge zur äußeren Situation hat.

Die Auslöser. Betrachten wir die Ereignisse, die solche inneren Explosionen auslösen, so finden wir, dass es solche sind, die den Betroffenen mit seinem Selbst, seiner Existenz und seiner Verletzlichkeit konfrontieren. Es ist z.B. der Gedanke an den eigenen Tod oder an den Tod einer nahen Bezugsperson aufgetaucht. Er muss eine Anforderung erfüllen, gegen die sich sein ganzes Selbst sträubt und die er als Demütigung, Ausnutzung und Entwertung erlebt. Er denkt an einen Konflikt, bei dem er unterlegen ist und bei dem sein Selbst verletzt und existentiell in Frage gestellt ist. Dann bricht erst einmal alles zusammen.

Das Selbst und die Beziehung zu den erlebten Symptomen

Die körperlichen Symptome. Die unbewältigbar geistigen und seelisch existentiellen Ängste werden begleitet von massiven körperlichen Symptomen, die besonders lebenserhaltende Organe wie Herz (starkes Klopfen, Stiche) und Lunge („Fels auf der Brust", schlecht atmen können) und Gehirn (Schwindel verbunden mit Ohnmachtsangst) betreffen.

Die Ichlosigkeit. Warum werden die Symptome plötzlich so stark empfunden? Durch die „Ichlosigkeit" kann es keine gefühlsmäßige Beziehung des Selbst zur Außenwelt mehr geben, sie ist abgekappt. Es gibt keine Bedeutung, keine Gefühle mehr. Der Betroffene ist nicht mehr fühlend orientiert, sondern das Fühlen wird ersetzt durch primitives Empfinden. Die Aufmerksamkeit ist sehr diffus auf das ohnmächtige Selbst gerichtet. Auf diese Weise werden die Angstsymptome stärker und körpernäher empfunden als sonst und durchdringen intensiv das ganze Erleben und das ganze Selbst.

Die Aufmerksamkeit richtet sich nun nicht auf die ursächlichen Probleme „Wie ist die alte Firma mit mir umgegangen, und wie kann ich das Problem lösen?"); sondern – um zu überleben – auf die körperlichen Symptome. Sie werden als gefährlich und existenzbedrohend erlebt. Das löst umso mehr Erregung und damit eine Intensivierung der körperlichen Symptomatik aus. In diesem Stadium ist der Betroffene schon einseitig auf das Drama fixiert, das sich in seinem Körper abspielt. Irgendwann erschöpft sich die Angsterregung durch Gegenregulierung zentralnervöser Prozesse und die Panik vergeht.

Ängste treten besonders häufig in Ruhephasen auf

Überall dort, wo die Kranken im wahrsten Sinne des Wortes angebunden sind (z.B. an soziale Kontakte, an Verpflichtungen bei der Arbeit usw.), dort wo ihre Aufmerksamkeit beansprucht wird und sie zielgerichtet handeln müssen, dort wo ihre Energie gebunden ist, tritt die Panik weniger auf. Sie tritt gehäuft im Stillstand, in der Ruhe, im Entbundensein von Verpflichtungen und vor allem häufig in „Übergangssituationen" auf: Man wartet irgendwo, man steht in der Schlange oder steckt im Stau. In solchen Situationen sind die Energien frei und die Aufmerksamkeit wird auf sich selbst und auf die eigene Lebenssituation gerichtet; angstbezogene Gedanken tauchen auf (z.B.: „Meine Stellung in der Firma ist aussichtslos, ich habe keine Zukunft.").

Suche nach Sicherheit, Verlagerung der Probleme auf äußere Symbole

Es wird dadurch Sicherheit gesucht, dass die Patienten versuchen, Schutz um sich herum zu organisieren und sich so wenig wie möglich den Gefahren nicht abgesicherter Situationen auszusetzen. Dadurch entsteht eine neue Orientierung in der Welt, an der sie sich festklammern und durch die sie zumindest überleben können. Aber dadurch engen sie sich mehr und mehr ein mit den Folgen, dass ihr soziales und berufliches Leben Schaden nimmt und es entstehen Verstimmungen bis hin zu klinischen Depressionen.

5.2 Ein Modell der Entstehung von Panikattacken

Im Vorfeld der Entwicklung einer Panikerkrankung lassen sich häufig überdauernde krankheitsfördernde Belastungen aufzeigen.

Äußere Belastungen

Dazu gehören längere Überforderungen (Stress), überdauernde Beziehungsschwierigkeiten, andauernde Nichtanerkennung, Unverstandensein, unlösbare Konflikte, Demütigungen, Herabsetzungen, „Festsitzen" an einer nicht getroffenen Entscheidung und Streitigkeiten im Beruf oder in der Familie. Die Betroffenen sind dann schon lange Zeit „ich-los". Dem Selbst fehlt die „eigene Steuerinstanz" (Ich brauche, ich will, ich will nicht, ich kontrolliere, ich beeinflusse usw.). Sie erleben sich nicht als Subjekte ihrer Situation, sondern als Objekte, als Opfer der Umstände oder als abhängig von anderen. Sie haben sich nicht wirklich mit ihrer Lage auseinandergesetzt, haben nicht oder nur halbherzig gehandelt, um sie zu verändern. Häufig ergibt sich daraus ein Gefühl von Verlassen- und Verlorensein. Die eigene Existenz ist in Frage gestellt, aber eine Neupositionierung und Neuorientierung gelingt nicht.

Innere Belastungen

Hier finden sich häufig länger andauernde physiologische Erregungen (Stress, Angst, Wut, Zweifel usw.). Angstpatienten gehören oft zu den „positiven Ausweichlern", d.h., sie stellen sich diesen Gefühlen nicht, sondern unterdrücken sie und weichen innerlichen und äußerlichen Auseinandersetzungen sofort aus. Negative Affekte (z.B. Angst, Ärger) werden nicht selten schon vor ihrer Bewusstwerdung durch neutrale oder positive Affekte ersetzt. Dadurch bricht bei starken und damit unausweichlichen Auseinandersetzungen und Konfrontationen, bei denen ein „Umdeuten" nicht mehr möglich ist, die Struktur des Selbst in sich zusammen.

Weitere akute Auslöser

Kritische Lebensereignisse wie Scheidung, Streitigkeiten im Beruf und sehr oft der Tod eines nahen Angehörigen oder Bekannten (ca. 23 Prozent) führen zu den genannten existentiellen Krisen und können so die Entstehung einer Panikerkrankung auslösen (Morschinsky, 2002; Rachman, 2000).

Wahrscheinlich handelt es sich in vielen Fällen auch um eine Reaktivierung früherer traumatischer Trennungserlebnisse mit Ängsten von hoher existentieller Bedrohlichkeit. (Die Gedächtnisspuren intensiv erlebter bedrohlicher Trennungssituationen bleiben lebenslang erhalten.) Nicht selten ist dann auch der plötzliche Gedanke an den Tod von Verwandten oder der überraschende Tod oder eine lebensbedrohliche Krankheit jüngerer Bekannter Panik auslösend. Außerdem kann die Bereitschaft zu Panikreaktionen nachweislich durch beunruhigende Informationen über die eigene Gesundheit oder die anderer Menschen erhöht werden.

Auswirkungen der auslösenden Bedingungen auf das Selbstsystem
Die mentale Organisation bricht zusammen und die körperliche Empfindsamkeit erhöht sich schlagartig. Unsere mentalen Funktionen sind normalerweise gut strukturiert und aufeinander abgestimmt. Dazu gehören v.a. die Funktionen der Aufmerksamkeit, der Motivation, der Wahrnehmung, des Denkens, des Gedächtnisses, der Emotionen und der Volition (Wille).

Durch die genannten Auslöser kommt es nun zu einer plötzlichen Konfrontation mit dem eigenen ganzen Selbst. Der Betroffene kann den ausgelösten Affekt (Überraschung, Ärger, Angst, Verlassensein) nicht integrieren. Ein Kontrollverlust bis hin zum „existentiellen Blutsturz" (Wo stehe ich? Was bin ich?) ist die Folge. Die Person hat ihre innere Positionierung verloren, sie ist nicht mehr in der Lage, sich einzuordnen und Stellung zu den einzelnen Ereignissen zu beziehen.

Anstatt sich auf kognitiver, emotionaler und auf der Handlungsebene mit der Wirklichkeit auseinanderzusetzen, wird die Aufmerksamkeit auf physische Phänomene gelenkt, die vermeintlich die eigene Existenz bedrohen. Dadurch wir die Person regelrecht vom denkenden Subjekt zum Empfindungsobjekt. Clark (1988) belegt, dass einem Panikanfall in der Regel die Wahrnehmung einer Veränderung vorausgeht. Dabei werden die körperlichen Empfindungen falsch und katastrophisierend bewertet. Das führt zu einem Teufelskreis, der sich bis hin zur Panik steigert.

Ein kognitives Modell: Der Teufelskreis der Panikentstehung nach Clark
Clark (1987, 1988) geht von einer kausalen Beziehung zwischen körperlichen Empfindungen, Kognitionen und Panik aus:

Panikpatienten neigen im Gegensatz zu anderen Menschen dazu, ihre Aufmerksamkeit auf physische Abläufe zu richten, sie nehmen z.B. ihre Herzfrequenz sensibler wahr. Sie halten darüber hinaus leichte Symptome der Aufgeregtheit und der erhöhten Anspannung wie erhöhte Herzschlagfrequenz, Schwitzen, Engegefühl in der Brust usw. für höchst gefährlich. So wird zum Beispiel die erhöhte Herzfrequenz als Vorbote eines Herzinfarktes gesehen. Ein leichtes Gefühl von Atemlosigkeit kann zu Erstickungsangst führen. Dadurch wird die Angst immer intensiver. Infolgedessen verstärken sich die Angstsymptome (Herzklopfen erhöht sich, Brustenge nimmt zu usw.), außerdem kommen andere Symptome hinzu. Das geschieht umso stärker, je mehr die Aufmerksamkeit auf die körperlichen Symptome fixiert ist (Clark, 1987). Die ursprüngliche Fehlinterpretation, dass die Angstsymptome gefährlich sind, bestätigt sich auf diese Weise. Der Teufelskreis schaukelt sich immer mehr auf.

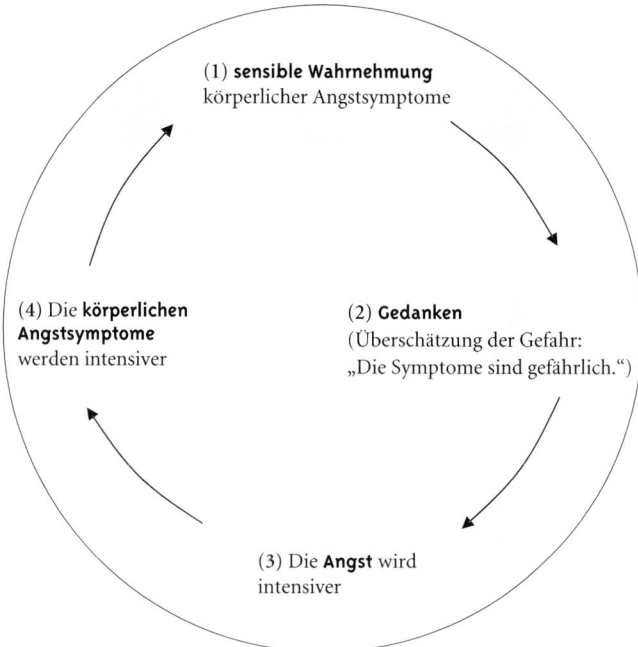

Abbildung 5.1. Der Teufelskreis der Panikentstehung nach Clark (1987)

Kombinationen von Körperempfindungen und Gedanken. Der Teufelskreis entsteht also durch gedankliche Fehlinterpretationen bestimmter körperlicher Empfindungen („Sie sind gefährlich, existenzbedrohlich.").

Dabei gibt es nachweislich bestimmte Kombinationen von körperlichen Empfindungen und Angstkognitionen:

- Bei Panikpatienten geht die Kombination von Herzklopfen, Schwindel und Atemnot in der Verbindung mit dem Gedanken „Ich falle um" in der Regel mit einem Panikanfall einher.
- In fast allen Fällen ist die Kombination von Atemlosigkeit und Schwindelgefühl begleitet von dem Gedanken, umzukippen oder die Beherrschung zu verlieren.

Es kommt aber auch oft ohne Angstkognitionen zu Panikattacken (Rachman, 2000). Dafür gibt es bis heute keine Erklärung.

Unserer Meinung nach können ein existentielles Auf-sich-Geworfensein bei hoher innerer Desorientiertheit und einem Zusammensturz jeglicher kognitiver Strukturen (so genannte „existentielle Blutstürze") direkt Panik auslösen.

Langfristige Folgen für die Betroffenen

Die Erwartungsangst. Durch häufige Panikattacken kommt es zu der Erwartungsangst, wieder neue Panikattacken zu bekommen (Angst vor der Angst). Sie kann das Angstnetzwerk aktivieren und so die Auslösung neuer, spontaner Panikattacken fördern. Außerdem kommt es zur verstärkten Selbstaufmerksamkeit (in sich hineinhorchen). Die Erregung ist generell gesteigert und kleinste Reize können den Panikanfall nun auslösen.

Erhöhte Rückfallgefahr durch besondere Speicherung von Ängsten. Angsterinnerungen werden in der Amygdala gebildet und sind unauslöschlich im Gehirn „eingebrannt". Die unbewussten Angsterinnerungen bleiben ein ganzes Leben lang erhalten. Sie sind besonders durch unangenehme stressvolle Ereignisse, aber auch in Erschöpfungs- und Depressionsphasen leicht reaktivierbar. Diese unbewussten Erinnerungen können zwar nicht gelöscht werden, man kann aber in der Therapie eine gewisse kortikale Kontrolle (durch Stärkung der höheren Zentren) über sie ausüben lernen. Dazu gehören beispielsweise das Erlernen von passenden Bewältigungsstrategien, die Toleranzerhöhung von negativen Affekten und körperlichen Sensationen.

Angst vor Kontrollverlust. Auf Dauer entsteht bei den Betroffenen eine permanente Angst vor Kontrollverlust (Umfallen, Verrücktwerden usw.) in sozialen Situationen. Dadurch entwickelt sich vermehrt soziale Angst und Scham. Die Betroffenen haben die Tendenz, sich zu isolieren. Sie ziehen sich zurück, binden sich stärker an eine vertraute Person, die ihnen als Begleitung und als Sicherheitsfaktor immer unentbehrlicher wird.

5.3 Die Agoraphobie

Nach einigen spontanen Panikattacken entwickelt sich sehr häufig eine Agoraphobie. Die Agoraphobie ist eine mentale Konstruktion, bei der Situationen danach geprüft werden, welche Angstsignale auf der einen und welche Sicherheitssignale auf der anderen Seite sie enthalten. So werden alle Lebenssituationen auf einem gedachten „Kontinuum" zwischen „extrem unsicher und gefährlich" und „völlig sicher" eingeordnet.

Orte als Angstauslöser. Man hat gelegentlich die Ansicht vertreten, dass bei der Agoraphobie bestimmte Orte als konditionierte Stimuli Furchtreaktionen auslösten. Die konditionierte Angst zöge dann Vermeidungsverhalten nach sich, da Menschen lernten, die Orte zu meiden, an denen sie Furcht erlebt haben. Im Gegensatz dazu sind wir der Auffassung, dass die Betroffenen weniger vor bestimmten Orten (Kaufhaus, Aufzug, Menschenmenge usw.) Angst haben, als davor, dass ihnen an diesen Orten etwas passieren könnte (z.B. in Panik zu geraten, umzufallen oder unkontrolliert zu reagieren und damit in eine peinliche Situation zu kommen).

Orte und Situationen werden also danach klassifiziert, wie unangenehm oder gefährlich es sein würde, wenn gerade dort das am meisten gefürchtete Hauptsymptom auftreten würde.

Agoraphobische Konstruktionen. Aus dem bisher Gesagten wird unmittelbar klar, dass die agoraphobischen Systeme der einzelnen Patienten zwangsläufig verschieden sein müssen, je nachdem, welches Symptom sie am meisten befürchten: So orientiert sich das agoraphobische System eines Patienten mit Angst vor Inkontinenz vorwiegend an der Erreichbarkeit von Toiletten, während dieser Umstand einen Panikpatienten nicht oder nicht vordergründig interessiert.

Bei Panikpatienten ist die am häufigsten genannte Angst die vor einer erneuten Panikattacke, eventuell verbunden mit Lebensgefahr oder einer sozialen Bloßstellung (andere typische Katastrophenphantasien betreffen Umfallen, Ersticken, Verrücktwerden oder „Durchdrehen", d.h. die Kontrolle verlieren).

So kommt es dazu, dass es eine sichere und eine existentiell unsichere, bedrohliche Welt gibt, die zu vermeiden ist, um die eigene Existenz zu erhalten. Zu der sicheren Welt gehören das Zuhause, die Nähe von vertraulichen Bezugspersonen, die Nähe von ärztlichen Einrichtungen, Telefone. Nicht selten machen die Patienten riesige Umwege, um sich von der einen sicheren Stelle zur anderen entlangzuhangeln, bis sie am Ziel angelangt sind. Die innere Landkarte hat sich vollkommen verändert. Orte sind nicht mehr nach der Möglichkeit von Bedürfnisbefriedigungen gespeichert (z.B. „In dieser Gaststätte kann man gut essen.", „In dieser Straße gibt es gute Geschäfte." usw.). Die Patienten richten sich kaum noch nach Anreizen, sondern überlegen „Wo ist es besonders sicher, wo kann ich mich aufhalten, wo fängt es an gefährlich zu werden".

5.4 Ein zusammenfassendes Modell der Entstehung der Panikstörung

(1) prädisponierende Bedingungen
phylogenetische und familiäre Erbfaktoren, frühe Lernerfahrungen im Elternhaus
(z.B. Trennungen, Abgrenzen, Selbstbehaupten, Auseinandersetzen nicht gelernt)

(2) anhaltende Belastungen
Überforderungen/Stress, Beziehungsschwierigkeiten, berufliche Schwierigkeiten

(3) aktuelle Auslöser
– Konfrontation mit dem Selbst
– Überraschung; extreme Inkongruenz, die eine Orientierungsreaktion auslöst
– eigener Wert und eigene Existenz in Frage gestellt
– Gefühl von Verloren-, Bedroht-, Abgetrennt- und Alleinsein

(4) Zusammenbruch des Selbstsystems und der mentalen Organisation
– auf die eigene Existenz gerichtete Lageorientiertheit
– Kontrollverlust, Schweben, existentieller Blutsturz (Wo stehe ich?),
– Positionsverlust der gesamten Person (sich nicht kognitiv positionieren/einordnen können, keine Stellung einnehmen können)
– Lageorientiertheit statt Handlungsorientiertheit, dabei festklammernde Orientierung an physischen Phänomenen, die die eigene Existenz betreffen (sich auf primitiver Ebene orientieren)

(5) Ein Teufelskreis setzt sich in Gang (Clark)

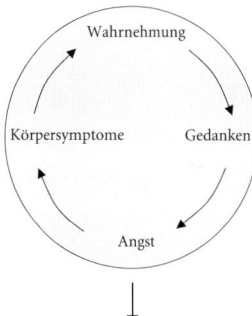

(6) längerfristige Folgen

Allgemein:
– generelle Erregungssteigerung, Angstschwelle senkt sich
– erhöhtes Suchverhalten nach möglichen Bedrohungen
– Erwartungsängste (Angst vor der Angst) entstehen, intensivieren sich

Weitere (primitive) Symbolisierung der Ängste:
– nach einigen Panikattacken häufig phobisches Vermeidungsverhalten, Agoraphobie
– erhöhte Hilflosigkeit, Selbstvertrauen sinkt stark ab
– Dichotomisierung der Welt nach Bedrohungs- und Sicherheitssignalen, weniger nach Bedürfnisbefriedigung
– evtl. Eintreten einer Depression

Abbildung 5.2. Modell der Entstehung der Panikstörung

5.5 Gesamttherapieplan bei Panik und Agoraphobie – Das Modell der Subjektkonstituierung

> **Überblick**
> ▶ Störungsrelevante Diagnostik
> ▶ Das Modell der Subjektkonstituierung
> ▶ (1) Verstehen
>   ▶ Informationen über Angstreaktionen
>   ▶ Informationen über das Zustandekommen von Panikreaktionen: Die Rolle eigener Gedanken und Erwartungen
>   ▶ Informationen über das Zustandekommen von Panikreaktionen: Anwendung des Teufelskreismodells von Clark
>   ▶ Analyse der Genese der Störung
> ▶ (2) Beeinflussen können
>   ▶ Übungen zur Konfrontation mit körperlichen Symptomen
>   ▶ Reaktivierung des Denkens
>   ▶ Methoden des Hinterfragens und der Korrektur von Angstphantasien
>   ▶ Einsatz von angstinkompatiblen Aktivitäten, Emotionen und Gedanken
>   ▶ Erste Copingmaßnahmen im Umgang mit Angst- und Panikreaktionen
> ▶ (3) Sich exponieren und Angst tolerieren
>   ▶ Ziele von Expositionen nach dem Modell der Subjektkonstituierung
>   ▶ Durchführungsmodalitäten von Expositionen nach dem Modell der Subjektkonstituierung
> ▶ (4) Bewältigen

In diesem Teil des Kapitels möchten wir unser therapeutisches Vorgehen nach dem Modell der Subjektkonstituierung, das wir in der Einleitung begründet haben, anhand von verschiedenen Fallbeispielen darstellen. Das Vorgehen beinhaltet die Schritte
(1) Verstehen
(2) Beeinflussen können
(3) Sich exponieren und Angst tolerieren
(4) Bewältigen

Diagnostik. Bevor wir diese Schritte im Einzelnen behandeln, geben wir einen Leitfaden zur Diagnostik wieder. Eine ausführliche störungsrelevante Diagnostik verlangt vor allem Informationen über folgende Punkte:

- Welche einzelnen Angstsymptome erlebt der Patient, und welche erscheinen ihm als besonders störend und bedrohlich? Welche Kognitionen, im Sinne von Katastrophenphantasien, sind für ihn subjektiv damit verknüpft („Bei Herzrasen denke ich, ich könnte einen Infarkt bekommen." usw.)?
- Wie häufig ist das Auftreten von Panikattacken? (Diese und die folgenden Fragen lasen sich am besten mit Hilfe eines Angsttagebuches beantworten.)
- Welche inneren und äußeren Bedingungen gehen den Anfällen voraus?
- Lassen sich Konstellationen aufzeigen, bei denen sie besonders häufig oder besonders selten auftreten?
- Welches sind die Hauptgefahrensignale, und welches sind die Hauptsicherheitssignale?
- Lässt sich vor bestimmten Situationen eine deutliche Erwartungsangst, eventuell gekoppelt mit Phantasien über einen negativen Verlauf (Panikanfälle, Blamage usw.), registrieren?
- Welche Situationen werden vom Patienten immer oder vorwiegend gemieden?
- Lassen sie sich nach dem Grad ihrer Bedrohlichkeit in eine Hierarchie einordnen?
- Unterscheidet der Patient oft „nach der Tagesform", ob er vermeidet oder nicht? Welches sind seine Kriterien dafür?
- Über welche (subtileren) Vermeidungsstrategien verfügt der Patient zusätzlich?
- Über welche Selbstkontroll- oder Bewältigungsstrategien verfügt er? Unter welchen Bedingungen setzt er sie ein? Unter welchen Bedingungen sind sie erfolgreich und unter welchen nicht?
- Sind Personen in das phobische System einbezogen, und welche Funktion haben sie? Steuert der Patient seine Beziehung zu ihnen auch über seine phobische Symptomatik?
- Hat die Panik zusätzlich die Funktion, z.B. intrapsychische Defizite zu kompensieren (Vermeidung des sozialen Vergleichs im Konkurrenzkampf), oder ihm Vorteile einzubringen oder Nachteile zu ersparen (Schonhaltung)?
- Welches ist das Krankheitsmodell des Patienten (biologisch, psychologisch, Opferrolle)?
- Was sind aus seiner Sicht die biografischen Ursachen seiner Erkrankung?
- Wovon verspricht er sich Hilfe (Therapiemodell)?
- Hat er eine Vorstellung vom „hilfreichen Therapeuten"?
- Hat er Vorinformationen, Fehlinformationen, Vorurteile oder Ängste bezüglich therapeutischer Expositionen bei Angsterkrankungen?

5.5.1 Verstehen

Der Patient muss lernen, seine Störung und seine Lebenssituation zu verstehen. Hierfür wird über Angstreaktionen umfassend informiert, und es werden Methoden wie die Sokratische Gesprächsführung, Imaginationsübungen oder bei diagnostischen In-vivo-Expositionen (geleitetes Entdecken) eingesetzt.

Das Verstehen schafft beim Patienten schon eine erste Entlastung; Ansatzpunkte für therapeutische Veränderung werden deutlicher und seine Motivation für Konfrontationsübungen steigt.

Informationen über Angstreaktionen

Viele Patienten haben große Angst davor, dass ihre körperlichen Symptome von einer unerkannten, unkontrollierbaren und vielleicht todbringenden Krankheit herrühren. Andere wiederum befürchten, verrückt zu sein oder es zu werden.

In einem ersten Schritt sollen Patienten lernen, dass ihre Symptome in Wirklichkeit Teile des Gefühls „Angst" sind.

Im Folgenden soll eine Methode zur Information über Angst anhand der Patientin Frau K. geschildert werden.

Die Symptomliste. Die Patientin soll auf einer Liste von Symptomen diejenigen unterstreichen, die sie bei sich feststellt (es wird ihr verschwiegen, dass es Angstsymptome sind). Folgende Symptome sind in der Liste aufgeführt: Schwitzen, Röhrenblick, Druck im Kopf, starkes Herzklopfen oder Herzrasen, Schwindel, Benommenheit, Erstickungsgefühl, Kurzatmigkeit, Taubheitsgefühl, Kälteschauer- oder Hitzewallungen, Zittern, Kribbeln, Beben, Kloß im Hals, Beklemmungsgefühle in der Brust, Übelkeit, Druck im Kopf, Unwirklichkeitsgefühl, Gefühl zu Schweben, Ohnmachtsgefühl.

> **TRANSKRIPT**
>
> P: (unterstreicht) Davon habe ich eine ganze Menge!
> T: Wieviel?
> P: Na, 10. Komisch, dass das hier steht. Das sind meine Symptome.
> T: Ja, über die Hälfte davon haben Sie. Wissen Sie, worum es sich dabei handelt?
> P: Nein.
> T: Das sind normale Symptome der Angst. Wenn man Angst hat, kann man all das spüren, was da aufgelistet ist. Und wissen Sie, warum diese Symptome auftreten?
> P: Nein, ich habe keine Ahnung, ich finde sie einfach schrecklich und bedrohlich.

T: Überlegen Sie mal. Sie haben einen ganz wichtigen Sinn für Lebewesen, Mensch und Tier. Wenn Gefahr droht (z.B. ein Einbrecher steht plötzlich im Zimmer), dann könnten wir einfach in Ruhe sitzen bleiben, aber ich weiß nicht, ob das so gut wäre.
P: Nein, dann renne ich weg.
T: Bleiben Sie innerlich ruhig dabei, oder steigt Ihre Aufregung?
P: Ich wäre aufgeregt.
T: Ja, richtig, aber was heißt das? Das heißt, der Körper stellt Ihnen mit einem Mal viel Energie zur Verfügung. Sie können nicht in Ruhe da sitzen und in die Landschaft schauen, sondern sie müssen sofort reagieren. Und da gibt es zwei Möglichkeiten: Entweder Sie greifen an, oder sie hauen ab. Dafür müssen ihre Muskeln mit viel Blut versorgt werden, und deshalb ist es nötig, dass Ihr Herz schneller schlägt. Ihre Muskeln müssen gekühlt werden, deshalb schwitzen Sie. Auch Ihr Schwindel lässt sich erklären. Sie nehmen viel Sauerstoff auf durch das schnelle Atmen. Aber wenn Sie weder fliehen, noch weglaufen, dann wird der nicht ganz verbraucht. Dadurch entsteht ein zeitweiliges Ungleichgewicht im Gehirn. So empfinden Sie Schwindel oder Benommenheit, aber es ist ganz ungefährlich. Er baut sich mit der Zeit von allein ab, und das Gleichgewicht ist wiederhergestellt. Ist Ihnen bis jetzt alles klar? Dann kommen wir zu weiteren Symptomen.
P: Das heißt, es ist Angst, die zu dem führt, was ich so schrecklich finde. Aber warum treten die Symptome manchmal auch in der Nacht auf, da bin ich doch ganz ruhig!
T: (Nun geht der Therapeut auf die verschiedenen Angstarten ein:) Es gibt verschiedene Arten von Angst. Es gibt Situationen, bei denen wir von vorneherein wissen, dass sie Angst auslösen werden, und solche, die ganz überraschend über uns hereinbrechen. Zu den Ersteren gehört z.B. die Besorgnis über einen Partner, der schwer krank ist. In einem solchen Fall kriegen wir leicht Angst, wenn unsere Aufregung nur noch ein bisschen ansteigt. Bei einer Angst aus dem Schlaf heraus kommt es plötzlicher. Wenn Sie schlafen ist das Gehirn nicht ausgeschaltet, sondern es arbeitet weiter. Dabei gibt es z.B. Sorgenträume oder ausgesprochene Angstträume, die schon im Schlaf zu den körperlichen Veränderungen führen. Wenn Sie merken, dass etwas in Ihnen vorgeht, dann kann es sein, dass Sie dadurch aufwachen. Wenn Sie dann bewusst wahrnehmen, dass sich etwas in Ihrem Körper tut und es auch noch für gefährlich halten, dann sagen Sie sich „Oh, Gott, ich habe ja Herzklopfen." und nun bekommen Sie richtiggehend Angst. Und zwar haben Sie Angst davor, dass es nicht aufhört und immer schlimmer werden könnte.

Weitere logische Erklärungen aus der Physiologie

Beklemmung/Schmerzen im oberen Brustbereich werden vom Patienten interpretiert als: „Ich kriege keine Luft, ich ersticke".

Erklärung: „Durch das zu rasche und oberflächliche Atmen bei Angst (Hyperventilation) sind die Muskeln im oberen Brustbereich immer sehr angespannt. Das kann zu Beklemmungen bis hin zu einer Art Schmerz führen. Das Kloßgefühl kommt auch nur durch die Angst und durch das falsche Atmen. Die Luftröhre ist überhaupt nicht verengt, es ist immer genug Platz für die Atemluft da. Daran ist noch nie jemand erstickt. Wenn Sie anfangen, sich wieder normal zu bewegen, werden Sie merken, dass alles normal funktioniert."

Schmerzen im Brustbereich, Herzklopfen werden vom Patienten interpretiert als: „Das Herz setzt aus, es hält das nicht aus, Herzinfarkt".

Erklärung: „In der Angst klopft das Herz schneller, weil es den Körper auf die Flucht oder auf den Angriff vorbereiten muss. Es muss mehr Sauerstoff transportieren, damit die Muskeln ganz rasch und kräftig arbeiten können. Deshalb klopft es stärker und pumpt das Blut mit den Nährstoffen und dem Sauerstoff mehr in die Muskeln. Das Herz hält das aus, es klopft häufig sogar noch stärker beim Sporttreiben (s. Dialog unten), nur da haben Sie keine Angst, weil Sie wissen, das es beim Sport normal ist – aber bei Angst ist es auch normal. Außerdem haben Sie ein Gegensteuerungssystem, den sog. Parasympathikus: Er steuert gegen zu starke und erschöpfende körperliche Reaktionen und beruhigt den Organismus. Deshalb brauchen Sie auch keine Angst zu haben, dass es durch die Angst zu einem Nervenzusammenbruch kommt oder davor, verrückt zu werden. Durch Ihre Panik brennt keine Sicherung durch im Gehirn. Sie können dadurch nicht verrückt werden. Die Schmerzen entstehen dadurch, dass bei Angst die Muskeln zwischen den Rippen sehr angespannt sind. Bei wirklichen Herzerkrankungen nehmen die Symptome einschließlich des Schmerzes bei körperlichen Anstrengungen zu, im Ruhezustand verschwinden sie im Allgemeinen wieder. Das ist bei Angstpatienten nicht so. Körperliche Anstrengung (z.B. 10 Kniebeugen) führt bei Herzerkrankungen zum sofortigen Schmerz, bei der Angst muss das nicht sein. Das werden wir einmal ausprobieren."

Informationen über das Zustandekommen von Panikreaktionen: Die Rolle eigener Gedanken und Erwartungen

Nach der Erläuterung physiologischer Zusammenhänge, werden nun psychologische Erklärungen herangezogen. Dem Patienten soll klargemacht werden, dass es vor allem seine Gedanken sind, die die Panik auslösen.

Im Folgenden geben wir einen Dialog mit Frau K. wieder.

> **TRANSKRIPT**

T: Wann sind Sie zum letzen Mal U-Bahn gefahren?
P: Vor über einem Jahr.
T: Wie war es denn? Können Sie sich noch erinnern?
P: Ja, es war schrecklich.
T: Schildern Sie es mir genau, was war denn so schrecklich?
P: Ich bekam Panik und bin ausgestiegen.
T: Sie sagen, Sie bekamen Panik. Was war genau?
P: Zuerst wurde ich immer unruhiger, dann fing mein Herz an zu rasen und ich dachte, jetzt musst du sterben. Dann bin ich raus.
T: Was genau ließ Sie denken: Jetzt musst du sterben?
P: Die Angst.
T: Was genau?
P: Vor allem das Herzrasen.
T: Sind Sie überzeugt, dass man sterben muss, wenn das Herz sehr schnell schlägt?
P: Nein, an sich nicht. Aber ich dachte es damals.
T: Denken Sie es auch jetzt?
P: Ich weiß nicht, nein, an sich nicht.
T: Was heißt dieses ‚an sich'. Versuchen Sie doch sich klar auszudrücken.
P: Nein, ich denke nicht, dass man sterben muss.
T: Das ist gut, das halten wir einmal fest. Sehen wir uns die Situation wieder an. Was ist das für ein Gefühl, wenn das Herz schnell schlägt?
P: Unangenehm, sehr unangenehm.
T: Ist es immer unangenehm? Unter allen Umständen?
P: Ich weiß nicht, ich denke ja.
T: Haben Sie schon einmal Sport getrieben?
P: Ja, früher.
T: Schlug Ihr Herz dann auch manchmal schneller?
P: Ja, sicher.
T: Hatten Sie dabei Angst, dass Sie sterben müssen?
P: Nein, selbstverständlich nicht.
T: Hatten Sie überhaupt Angst dabei?
P: Nein.
T: Warum nicht?
P: Ich weiß es nicht, keine Ahnung.
T: Würde es Sie interessieren, soll ich es Ihnen sagen?
P: Ja, bitte.
T: Sie hatten deshalb keine Angst, weil Sie genau wussten, warum Ihr Herz schneller geschlagen hat. Als Sie anfingen Ihr Herz zu spüren, dachten Sie, es

fängt an schneller zu schlagen, weil ich mich sehr schnell bewege. Das ist ein ganz natürlicher Vorgang. Vielleicht dachten Sie sogar, prima, das ist ja auch der Sinn der Übung. Ist das klar für Sie?
P: Ja.
T: Und wie ist es bei der U-Bahn?
P: Ich weiß es nicht.
T: Auch dort gibt es eine ganz natürliche Erklärung dafür, warum Ihr Herz anfängt, schneller zu schlagen. Haben Sie eine Ahnung, wie das funktionieren kann?
P: Nein, nicht so richtig.
T: Dann will ich es Ihnen zeigen. Versuchen Sie sich doch jetzt einmal vorzustellen, dass Sie in die U-Bahn gehen. Sie steigen die Treppe hinunter, sie sehen das Menschengewimmel, und Sie sagen sich, gleich steige ich in einen U-Bahn-Wagen, die Tür geht zu, und ich bin mitten drin. Wie ist Ihnen jetzt zumute?
P: Unbehaglich. Sehr unbehaglich.
T: Versuchen Sie, es mal zu beschreiben.
P: Leicht feuchte Hände, der Atem stockt, und ich habe Herzklopfen.
T: Ist das nicht erstaunlich.
P: Was denn?
T: Sie sitzen hier bequem in einem Sessel, ganz weit weg von einer U-Bahn, aber Sie haben feuchte Hände und Ihr Herz schlägt schneller. Wodurch kann eine solch erstaunliche Reaktion ausgelöst werden?
P: Nur dadurch, dass ich daran gedacht habe, ich müsste U-Bahn fahren.
T: Sehen Sie, allein der Gedanke daran, reicht schon aus, um körperliche Veränderungen bei Ihnen hervorzurufen. Auch das wollen wir einmal festhalten. So, jetzt gehen wir zu unserem Ausgangspunkt zurück. Können Sie sich noch erinnern, auf welche Frage wir gemeinsam eine Antwort gesucht haben?
P: Ja. Wir wollten klären, warum mein Herz in der U-Bahn schneller schlägt.
T: Sie sehen, wir können jetzt die Frage beantworten. Wenn Sie zu Hause weggehen und bloß an die U-Bahn denken, setzt sich Ihr körperliches Geschehen schon in Gang. Die Gedanken allein reichen dafür aus, wie jetzt hier. In der U-Bahn merken Sie dann, dass Ihr vegetatives Nervensystem anfängt, ganz schön in Fahrt zu kommen, das Herzklopfen steigert sich und jetzt taucht der Gedanke auf, vielleicht ist es zu viel, vielleicht hält mein Herz das nicht aus. Dieser Gedanke steigert dann noch einmal alles, bis hin zur Panik. Sie sehen, wir haben es mit einem richtigen Teufelskreis zu tun. Bedrohliche Gedanken beeinflussen den Körper, das wiederum wird wahrgenommen, dadurch entstehen noch bedrohlichere Gedanken. Und so geht das weiter. So verläuft das. Können Sie das bestätigen?
P: Ja, so ist es. Da haben Sie recht. Und was kann man dagegen tun?
T: Das wollen wir nun in aller Ruhe besprechen.

Nach dem Gespräch wird folgende Schlussfolgerung gezogen:

Bei sportlichen Aktivitäten treten die gleichen körperlichen Symptome auf, mit dem Unterschied, dass sie keine Angst machen. Das bedeutet aber auch, dass die körperlichen Symptome nicht gefährlich sind, sondern dass es sehr darauf ankommt, wie sie interpretiert werden und welche Erwartungen wir darüber haben, wie es weitergeht.

Informationen über das Zustandekommen von Panikreaktionen: Anwendung des Teufelskreismodells von Clark

Das Teufelskreismodell kann dem Patienten die Entstehung und Aufrechterhaltung von Panikanfällen durch Fehlinterpretation ihrer normalen körperlichen Empfindungen sehr treffend und plastisch darstellen. Hieran sollen dann auch weitere therapeutische Ansatzpunkte geknüpft werden.

Der Patient soll den Teufelskreis der Angst auf seine individuelle Situation bezogen begreifen und dementsprechend aufmalen. Damit wird das Ganze für ihn überschaubarer und fassbarer. Der Teufelskreis oder die Teufelsspirale kann von verschiedenen Stellen her ausgelöst werden. Man beginnt am besten mit der Stelle, an der die Symptomatik beginnt.

Folgender diagnostischer Dialog mit Frau E. soll die Anwendung des Teufelskreises veranschaulichen.

> **TRANSKRIPT**
>
> T: Nehmen wir mal ein typisches Beispiel aus der letzten Zeit, als Sie einen Panikanfall hatten. Fällt Ihnen da eine Situation ein?
> P: Ja, gestern nach der Arbeit setzte ich mich auf's Sofa. Urplötzlich ging es los, dabei war doch gar nichts los, ich saß doch einfach da und war eigentlich ganz ruhig!
> T: Was haben Sie denn als Erstes wahrgenommen?
> P: Ich habe gemerkt, dass ich so schlecht Luft kriege, das drückte so auf die Brust und den Hals.
> T: Was ist Ihnen da durch den Kopf gegangen?
> P: Oh Gott, ich werde ersticken. Wissen Sie, meine Brust war so zugedrückt, als wenn ein riesiger Stein drauf liegt.
> T: Was haben Sie dann gedacht?
> P: ‚Ich halte das nicht aus, ich komme da nie mehr raus.' Es wurde immer schlimmer.
> T: Schauen wir uns doch einmal an, warum es schlimmer geworden ist, damit Sie diese Abläufe immer besser verstehen.
> P: Ja, wenn es hilft.

T: Gut. Was meinen Sie? Wenn Sie Ihren letzten Satz hören „Ich komme da nie mehr raus", nimmt die Angst dadurch ab oder nimmt sie zu?
P: Sie nimmt zu.
T: Wenn Sie sich mal versuchen zu erinnern, was ich Ihnen zum Wesen der Angst sagte: Was passiert denn bei zunehmender Angst im Körper?
P: Na, diese Stresshormone – wie hießen die doch gleich – nehmen zu. Dadurch werden die Körperveränderungen ausgelöst.
T: Welche?
P: Na, das Herz klopft mehr, der Atem geht schneller.
T: Und wozu ist das gut, wissen Sie das noch?
P: Damit mehr Sauerstoff in die Muskeln kommt und man schnell weglaufen oder angreifen kann, also schnell was gegen die Situation tun kann. Aber ich saß doch nur so da und machte nichts! Und es wurde richtig entsetzlich! Ich wollte schon den Notarzt rufen.
T: Was wurde denn schlimmer?
P: Na, ich bekam noch dazu Herzklopfen, es pochte richtig laut bis hoch in den Hals, und dann kam der Brustschmerz. Ich konnte mich gar nicht mehr bewegen, konnte nicht atmen, mir war so benommen und schwindlig.
T: Was dachten Sie in dem Moment, als Sie merkten, es wird intensiver?
P: Ich bekomme einen Herzinfarkt und werde die Kontrolle verlieren, ohnmächtig werden, ich werde sterben.
T: Sind das Gedanken, die die Angst senken lassen oder erhöhen?
P: Sie erhöhen die Angst.
T: Und was passiert dann körperlich?
P: Ja, das stimmt, es wird schlimmer. Das war auch so. Und ich bin dann mit dem Krankenwagen ins Krankenhaus gefahren.
T: Bleiben Sie mal bei dem Gedanken. Sie sagen, dass Sie Gedanken haben, die die Angst fördern und nicht senken.
P: Ja.
T: Fassen wir das Ganze mal schriftlich zusammen, damit es noch klarer wird. (Mit Hilfe der Therapeutin trägt die Patientin ihre Gedanken und zunehmenden Symptome in den Teufelskreis: Sie schreiben den ersten Gedanken in den Teufelskreis und schreiben in einer Spirale die weiteren Gedanken und körperlichen Symptome bis hin zu der Todesangst auf.)
P: Also, wenn ich das so richtig sehe, haben die Gedanken einen ganz schönen Einfluss auf das Ganze.
T: Ja, sie fehlinterpretieren Ihre Symptome immer mehr als existenzbedrohlich. Und diese Fehlinterpretationen sind sehr zentral für Ihre Panik, die müssen wir in der Therapie auch verändern.

P: Ja, das Komische ist, dass – es ist mir ja so peinlich zu sagen – jedes Mal, wenn ich ins Krankenhaus gekommen bin, die Angst weg war. Also jedes Mal sagte mir der Arzt: „Sie sind gesund. Alles ist normal". Und plötzlich fiel die Angst von mir ab, ich wurde ruhig und alles war wieder gut.
T: Was meinen Sie, was ist da passiert? Sie haben ja keine Spritze bekommen, keine Tabletten eingenommen. Medizinisch ist also nichts passiert. Aber was ist dann geschehen?
P: Der Arzt war so vertrauenserweckend, er sagte das so klar und ruhig: „Sie sind gesund". Er hat mir gutgetan, ich habe ihm geglaubt, Er hat mir beigestanden.
T: Jetzt werden wir das mal als Ziel festhalten, dass Sie lernen, anders mit sich umzugehen, anders mit sich selbst zu reden, an sich zu glauben, sich auch klar hinzustellen und selbst realistisch zu denken und daran zu glauben.
P: Das wäre schön, wenn ich das erreichen könnte.

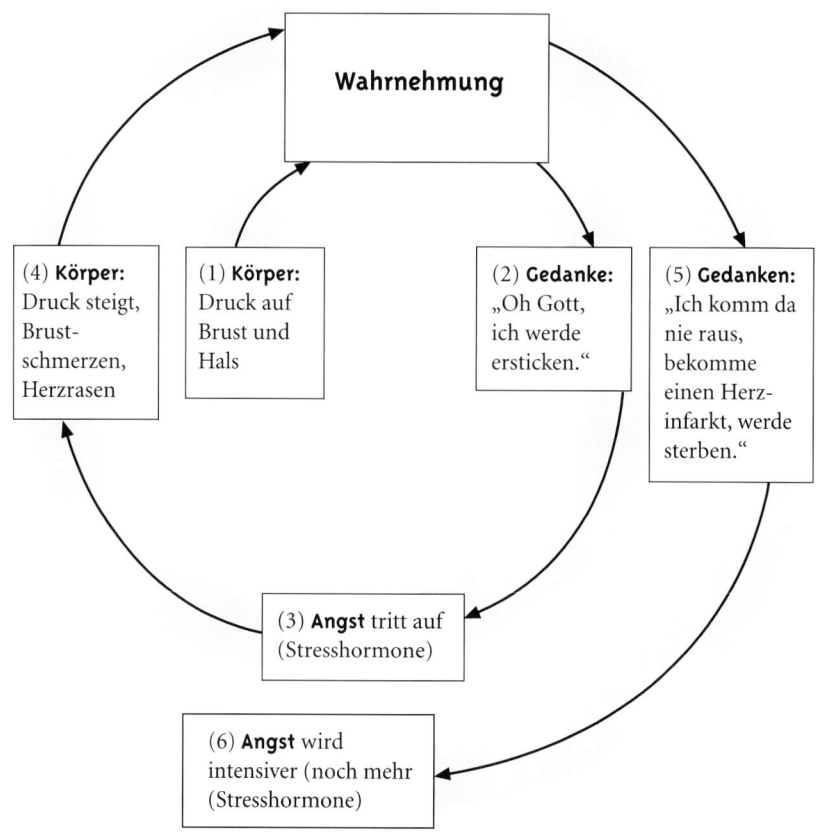

Abbildung 5.3. Teufelsspirale von Frau E. (beginnend mit Punkt 1)

Der Patientin wird an dieser Stelle bewusst, dass ihre Gedanken Ängste beeinflussen und dass daher der Arzt als glaubhafter Mensch mit seiner Aussage „Sie sind gesund" ihre Angst reduzieren konnte.

Therapieziele. Im nachfolgenden Gespräch mit der Patientin werden Therapieziele herausgearbeitet. Sie erkennt, dass es letztlich um zwei Dinge geht, die sie verändern muss: Der gedankliche Umgang mit sich selbst und der Glaube an sich selbst. Sie muss mehr Selbstvertrauen entwickeln und in der Lage sein, Halt in sich zu finden. Die Patientin erhält die Hausaufgabe, bei einem erneuten Panikanfall zu versuchen, den Ablauf anhand des Teufelskreises zu rekonstruieren, um weiteren auslösenden Gedanken auf die Spur zu kommen. Dadurch wird auch die Aufmerksamkeit auf etwas anderes als auf die körperlichen Symptome gelenkt.

Zusammenfassung. Die gemeinsame Analyse von mehreren Panikanfällen nach dem Teufelskreismodell zeigt, wie sich die Angst durch Gedanken, Interpretationen und Erwartungen aufschaukelt. Auf diese Weise verfestigt sich die Symptomatik. Die Patientin richtet ihre Aufmerksamkeit zunehmend auf das eigene Selbst und vor allem auf Körperempfindungen. Sie wird sensibler für ihre Wahrnehmung von „gefährlichen" Körpersensationen. Bald kommt es zu Erwartungsangst oder zur sog. Angst vor der Angst: „Hoffentlich passiert mir heute nichts.", „Hoffentlich verschwindet die Angst endlich mal, sie muss doch endlich aufhören, ich will heute zur Party". Somit etabliert sich eine generelle Ängstlichkeit, und die Ängste vor solchen Situationen, in denen Angstanfälle aufgetreten sind (Autofahren, Party etc.), werden stärker. Der Patientin wird klargemacht, dass der Teufelskreis an verschiedenen Stellen unterbrochen werden kann. Dies wird im Lauf der weiteren Therapie geschehen.

Analyse der Genese der Störung

Wenn es sich bei der Arbeit im vorangegangenen Teil um Aufstellen und gemeinsamen Erörterungen von Mikroanalysen gehandelt hat, so kommen wir nun zur gemeinsamen Bearbeitung der von dem Therapeuten aufgestellten Makroanalyse.

Jeder Patient, an welcher Störung er auch leidet, hat immer dieselben Fragen an seinen Therapeuten: „Was habe ich, warum habe ich das, gibt es Hilfe und wie sieht sie aus, können Sie mir persönlich helfen?"

Alle Patienten, auch Panikpatienten, wollen wissen, warum sie an dieser merkwürdigen Störung erkrankt sind und es ist unsere Aufgabe, ihnen dabei zu helfen.

Wir zeigen ihnen auf, welche Faktoren, die in ihrer Person, in ihrer Lebensgeschichte und in ihren Lebensbedingungen angesiedelt sind, dazu beigetragen haben, dass sie überhaupt krank geworden sind, und dass sie gerade diese Krankheit in Form einer Panikstörung entwickelt haben.

Obwohl diese Arbeit in der Regel von essentieller Bedeutung für eine Therapie ist und den Patienten dadurch entlastet, dass er anfängt, sich besser zu verstehen, sollte sie keinen zu breiten Raum einnehmen. Therapeuten müssen ganz deutlich aufzeigen, dass die weitere Arbeit im Hier und Jetzt stattfindet und dass sie weit über den manchmal erwarteten Rahmen einer „Gesprächspsychotherapie" hinausgehen muss.

5.5.2 Beeinflussen können

Der Patient muss lernen, seinen Zustand und seine Störung aktiv zu beeinflussen bzw. schon vorhandene Beeinflussungsfähigkeiten besser zu erkennen und zu nutzen.

Übungen zur Konfrontation mit körperlichen Symptomen
Die Konfrontationsübungen dienen der Beeinflussung körperlicher Symptome.

Hyperventilationsübungen. Angstpatienten atmen meistens sehr flach und schnell, d.h., sie hyperventilieren. Das führt oft zu Schwindel, Benommenheit und Beklemmungsgefühlen, und das löst Angst aus. Nun werden sie angeleitet, selbst für eine kurze aushaltbare Zeit (30–60 Sekunden) im Therapieraum zu hyperventilieren. Danach sollen sie ihre Symptome aufschreiben. Um die Verknüpfung zwischen diesen normalen körperlichen Symptomen und der Angstsymptomatik zu lösen, können die Patienten zu Hause täglich bewusst hyperventilieren. Mit der Zeit verschwindet die Angst, die Gewöhnung setzt ein und die Angstschwelle senkt sich.

Aufgeben von Schonhaltungen. Manche Patienten trauen sich nicht mehr, schnell zu laufen oder Treppen zu steigen. Sie treiben keinen Sport mehr, weil das beispielsweise das Herz überlasten könnte. Deshalb werden sie zu Übungen im Therapieraum angeleitet (10 Kniebeugen, 10 Liegestützen, …). Danach laufen sie 3 bis 4 Treppen sehr rasch hoch und hinunter. Sie beschreiben ihren körperlichen Zustand und stellen regelmäßig fest, dass sie viele der üblichen Symptome spüren, ohne allerdings das charakteristische Gefühl der Angst dabei. Das ist deshalb der Fall, weil sie eine ganz natürliche Erklärung dafür haben und auf keine Katastrophenphantasien zurückgreifen müssen. Zu Hause werden dann später regelmäßige Sportübungen durchgeführt.

Schwindelübungen. Bei Patienten mit Schwindel und damit stark verbundener Angst können Schwindelübungen helfen, die Angstschwelle zu senken. Solche Übungen sind z.B. den Kopf relativ schnell hin- und herdrehen, sich im Bürostuhl drehen. Das Vorgehen ist den Hyperventilationsübungen ähnlich.

Ein Beispiel soll das Vorgehen der Konfrontationsübung bei Schwindel zeigen.

> **TRANSKRIPT**
>
> T: Wie war denn das früher, wenn Ihnen als Kind auf dem Rummelplatz schwindlig wurde?
> P: Komisch, früher als Kind habe ich den Schwindel direkt gesucht, auf dem Rummelplatz. Das ist jetzt nicht mehr so. Allein, wenn ich ein Karussell bloß sehe, wird mir schlecht.
> T: Das ist jetzt anders als früher. Wie kommt das, was meinen Sie?
> P: Na ja, da hatte ich Freude daran, wenn alles durcheinander war in meinem Kopf. Wenn ich dann torkelte, nicht richtig gehen konnte, das fand ich sehr lustig. Eine leichte Übelkeit hatte mir dabei gar nichts ausgemacht. Das hat alles richtig Spaß gemacht. Jetzt habe ich nur noch Angst. Ich habe manchmal Gleichgewichtsstörungen, einen Linksdrall. Ich denke, ich verliere die Übersicht, die Kontrolle. Ich taumele durch die Gegend, alles ist so unwirklich. Ich denke, es geht nicht weg. Eigentlich denke ich gar nicht. Alles ist nur noch schrecklich und bedrohlich.
> T: Ich hab eine Idee. Wollen wir mal den Schwindel herbeiführen wie früher auf dem Rummelplatz und dann sehen, was Sie machen können?
> P: Ja, aber hoffentlich geht er wieder weg.
> T: Kennen Sie noch Kinderspiele, um Schwindel herbeizuführen?
> P: Na, sich drehen oder den Kopf hin- und herdrehen.
> T: Wollen Sie das mal versuchen?
> P: Ja. (dreht den Kopf schnell hin und her, schaut dann auf die Therapeutin.) Ich fühle mich jetzt total schwindlig, kann nicht mehr aufstehen.
> T: (ermutigend) Versuchen Sie es mal.
> P: (steht steif auf)
> P: Oh Gott, mir wird ganz komisch. (Er steht steif da, atmet kaum.)
> T: Lockern Sie einmal die Anspannung. Beugen Sie die Knie und Beine leicht an. Fühlen Sie den Fußboden unter sich?
> P: Ja, jetzt fühle ich mich nicht mehr so ohne Halt und Boden.
> T: Atmen Sie tief ein, halten Sie den Atem an und lassen Sie die Luft wieder raus.
> P: Mir ist schon ein wenig besser, aber ich habe trotzdem Angst.
> T: Und jetzt bewegen Sie sich, engen Sie sich nicht zu sehr ein in Ihrer Angst, sonst sind Sie darin gefangen. Laufen Sie, bewegen Sie sich, nehmen Sie sich Freiheit in dem Raum. Sind Sie immer so starr, wenn Ihnen schwindlig ist?
> P: Ja, ich halte mich dann am Schreibtisch fest und spanne alle Muskeln ganz stark an.

> T: Nehmen Sie sich die Freiheit nach außen, indem Sie sich bewegen und den Raum sozusagen erobern. Und nehmen sie sich die Freiheit nach innen, indem Sie tief Luft nehmen, sie eine Weile behalten und dann wieder loslassen.
> P: Ja, ich atme immer flach. Das habe ich bisher nicht gemerkt. Es geht mir schon etwas besser.
> T: Und jetzt gehen wir ans Fenster. Und jetzt beschreiben Sie mir, wie ein Landschaftsmaler, was Sie vom Fenster aus sehen. Bilden Sie zuerst ein grobes Raster: Im Hintergrund sehe ich …, in der Mitte sehe ich …, im Vordergrund sehe ich … Und dann beschreiben Sie es detaillierter.
> P: Ich sehe hinten den Himmel, in der Mitte das gelbe Haus und hier vorn Sträucher und einen Baum. Der Himmel hat Wolken, Streifen, er ist blau und weiß. Die Häuser sind gelb, links sehe ich einen Erker …
> T: Was gefällt Ihnen denn hier am besten?
> P: Mir gefällt die Straße mit den Vorgärten, auch die Erker an dem Haus.
> T: Was könnten Sie an dieser Stelle der Stadt machen?
> P: Ich könnte rausgehen. Ich hätte Lust, mir die Vorgärten anzuschauen. Die Blumen sind sehr schön. Ich bin schon öfters hier gewesen und hab sie noch nie gesehen.
> T: Wie geht es Ihnen jetzt?
> P: Es geht mir sehr viel besser. Der Schwindel ist noch ein bisschen da, aber ich fühle mich sehr entspannt und ruhig. Das ging ja sehr schnell.
> T: Sie müssen ja am Montag vor der Klasse stehen. Vielleicht können wir einmal sehen, wie Sie die Situation gut über die Runden bringen und mit der Situation fertig werden können. Und anschließend auf dem Nachhauseweg können Sie sich ja in aller Ruhe die Blumen ansehen.

Nach mehreren solcher Übungen werden kurzfristige Hilfen für problematische Situationen im Alltag auf eine Karteikarte geschrieben, die der „Schwindelpatient" immer mit sich führt.

- Dreimal tief ein- und ausatmen.
- Muskeln im Nacken, in den Armen und Beinen lockern.
- Aufstehen, die Knie leicht beugen, Füße auf dem Erdboden spüren, sich leicht hin- und herbewegen, dabei die Selbstinstruktion: „Ich stehe hier ganz fest auf dem Boden, ich kann machen, was ich will. Ich kann hier auch jederzeit rausgehen. Keiner kann mich eingengen. Ich bin frei."
- In der Schule den Schülern eine kurze Aufgabe geben, ans Fenster gehen und in den Park schauen. Mit dem Gedanken „Ich kann jederzeit rausgehen, ich kann sogar im Park spazierengehen, wenn ich es will, einfach so, keiner hält mich, ich bin kein Sklave." eine Atemübung machen, sich spüren. Weitere

Selbstinstruktion: „Wenn ich Schwindel merke, sage ich mir: ‚Das kriege ich hin, er wird vergehen.'

▶ Umgang mit dem Schwindel: „Ich beobachte den Schwindel nur, aber stemme mich nicht innerlich und mit den Muskeln dagegen, er ist da. Ich versuche, die Lage zu tolerieren, zu akzeptieren, ohne verkrampft kämpfen zu müssen."

Reaktivierung des Denkens

Wie bereits beschrieben, konfrontieren sich Panikpatienten nicht mit der Realität. Sie bleiben in ihrer Wahrnehmung auf das existentiell bedrohte Selbst fixiert. Gutartige körperliche Sensationen wie beschleunigter Herzschlag werden sofort als Zeichen einer drohenden Katastrophe interpretiert.

Unter therapeutischer Hilfe wird der Patient wieder dazu gebracht, sein logisches Denkvermögen zu reaktivieren. Er soll nicht wie sonst angstgetrieben innerlich „untertauchen", denn Angstphantasien haben gerade dann freien Lauf, wenn das analytische Denken abgeschaltet ist. In der Angst ist der Patient Objekt, wenn er denkt, wird er wieder zum steuernden und kontrollierenden Subjekt. Dies sollte dem Patienten deutlich gemacht werden.

Zur Aktivierung des Denkens können verschiedene Verfahren eingesetzt werden. Einige dieser Verfahren sollen exemplarisch angeführt werden.

Methoden des Hinterfragens und der Korrektur von Angstphantasien

> **BEISPIEL**
>
> **Angsttagebuch**
> Günstig ist das Führen von Tagebüchern. Der Patient soll während er sich ängstlich fühlt oder gleich danach alle seine Gefühle und Gedanken aufschreiben. Dabei soll er spontan vorgehen, schreiben, ohne zu überlegen. Wichtig dabei ist, dass er weder ordnen, noch bagatellisieren soll, denn beides führt zu einem Unterdrücken der Angst. Er soll sich auch nicht selbst abwerten durch Selbstvorwürfe, auch soll er nicht selbstmitleidig werden. Auch hier entfernt sich der Patient innerlich von der Angst und wandelt sie vorschnell in andere Gefühle um. Er soll klar bei der Angst bleiben. Wer seine Angst derart ernst nimmt und sich in seiner Schwäche beisteht, gewinnt Sicherheit, und dies führt schließlich zu einer Reduktion der Angst.
>
> Daneben gibt es auch die Möglichkeit, strukturierte Tagebücher zu führen, in denen die Symptomatik und deren Auftretensbedingungen erfragt werden. Auch die dem Panikanfall vorausgegangenen Bedingungen müssen erkundet werden (z.B. Streit, unterdrückter Ärger, gegen den eigenen Willen gehandelt), um die Hintergründe der Störung bearbeiten zu können.

Wie die Auseinandersetzung mit den konkreten Ängsten und ihre Überprüfung im therapeutischen Gespräch aussehen kann, soll folgendes Beispiel zeigen. Zuvor schildern wir den Panikanfall des Patienten, der im Dialog behandelt wird.

Herr K. hatte einen Panikanfall, als er mit seiner Frau auf dem Boot unterwegs war.

Er erzählt: „Gerade als wir wieder umkehren wollten mit dem Boot, überfiel mich plötzlich eine große Angst. Ich dachte, wir könnten den Weg zurück nicht mehr schaffen. Mich überkam wieder der Schwindel, mir wurde ganz schlecht, ich zitterte und die Angst wuchs an. Es wurde immer schlimmer. Erst nach Stunden ging die Angst weg."

Ziel der Übung: Vorbereitung für einen anderen Umgang mit der Angst.

Weg von vagen Ursachen suchen, sich mit den konkreten Inhalten der Ängste auseinandersetzen und sie überprüfen.

> **TRANSKRIPT**
>
> T: Was ging Ihnen denn durch den Kopf während dieser Situation?
> P: Warum kommt die Angst jetzt? Warum gerade hier? Was ist mit mir los? Warum habe ich jetzt den Schwindel?
> T: Das sind ja viele Fragen und Unsicherheiten.
> P: Ja, aber da waren mehr Fragen als Antworten. Die Ängste wurden immer mehr.
> T: Lassen Sie uns mal in Ihre Angstphantasien hineingehen und alle Ängste, die Sie haben, aufschreiben.
> P: Aber wäre es nicht besser nach den Ursachen zu suchen: Warum jetzt, warum hier? Die Ursachen müssen doch ausgemerzt werden, sagt man immer in anderen Therapien!
> T: Sie haben es ja probiert. Wie weit sind Sie mit dieser Strategie gekommen?
> P: Das ist es ja, ich habe immer mehr Angst bekommen, weil ich keine Erklärung fand, nicht wusste, was los ist, und überhaupt waren immer mehr Fragezeichen in meinem Kopf. Ich wusste nicht mehr weiter, war so weg, so richtig verloren. Ich hatte keinen Boden unter meinem Füßen.
> T: Ihre Fragen klingen auch manchmal sehr abstrakt und abgehoben. Es gibt keine allgemeine absolute und umfassende Formel für die Erklärung von Angstursachen, und es ist nicht nur sinnlos sie zu suchen, sondern sogar ausgesprochen schädlich. Das erhöht die Grundangst nur.
> P: Ja, ich bekam noch mehr Angst, das stimmt. Ich war so weg und verloren, es wurde immer schlimmer. Aber was sonst?
> T: Sie müssen versuchen, die Angst bewusst zu spüren und die Angstphantasien bewusst werden zu lassen, um sie zu analysieren. Versuchen Sie sich doch einmal die Situation mit dem Boot genauer vorzustellen. Was sagte Ihnen denn die Angst, als Sie im Boot auf dem See mit Ihrer Frau waren?

> P: Das macht doch höchstens alles noch schlimmer, wenn ich in die Angst hineingehe. Na gut, ich versuche es mal. (Pause) Die Entfernung ist zu groß. Wir schaffen den Weg nicht mehr zurück. Meine Kräfte lassen nach, es könnte ein Gewitter kommen – aber wenn ich mich so höre, das ist doch absurd. Klar schaffen wir es!
> T: Bleiben Sie in der Angst. Wichtig ist, was Ihnen die Angstphantasien sagen, egal, wie absurd sie sind. Vielleicht schreiben wir das mal untereinander auf. Dann sehen wir die einzelnen Phantasien klar vor uns.
> P: (schreibt alles auf)
> T: Fällt Ihnen noch mehr ein. Es ist wichtig, alle Ängste hervorzuholen.
> P: (überlegt) Nein, das ist alles. Aber wissen Sie, das ist doch alles irgendwie Unsinn. Aber das hat mir eben Angst gemacht, das stimmt. Und jetzt?
> T: Jetzt schauen wir uns die einzelnen Angstgedanken an und suchen dazu Gegenargumente. Es ist wichtig, jeden einzelnen Gedanken durchzugehen und ihn zu prüfen. Denn die Angst lässt sich mit abstrakten Argumenten, wie „es ist doch Unsinn oder absurd" nicht betrügen.
> P: Gut. Zu dem Argument der Angst „Die Entfernung ist zu groß" spricht dagegen, dass es eine ganz überschaubare Strecke ist und …

Auf die Art lernt der Patient, sich nicht von seinen Angstphantasien einnebeln zu lassen und dadurch denk- und handlungsunfähig zu werden. Auch im Moment höchster Aufgeregtheit wird er durch Übung immer besser imstande sein, die einzelnen konkreten Aussagen seiner Ängste festzuhalten, sie durch logisches Denken und Erfahrungen, die er in der Vergangenheit gemacht hat, zu widerlegen oder zumindest zu relativieren.

Angst- und Stressbewältigung durch Analysieren, Hinterfragen und Korrigieren von Fehlinterpretationen

Das nachfolgende Vorgehen hat sich zur Korrektur von Fehlinterpretationen gut bewährt. Dem Patienten wird ein DIN-A-4 Blatt vorgelegt, auf dem vier Fragen stehen. Zwischen den Fragen ist Platz für Notizen.

Frau P., die unter plötzlich auftretenden Atembeschwerden leidet, macht auf Ihrem Schema folgende Notizen:

> ▶ Schritt 1: Aufkommendes Gefühl erkennen, benennen und zulassen (anstatt wegzudrängen)
> *Ich habe Angst und das Gefühl, keine Luft mehr zu bekommen.*

> - Schritt 2: Hauptinhalt der Angst festhalten (Was macht Angst/Wovor habe ich Angst?)
>   *a) Ich könnte ersticken.*
>   *b) Ich könnte umfallen, ohnmächtig werden.*
>   *c) Keiner kann mir helfen, ich bin hilflos ausgeliefert.*
> - Schritt 3: Was spricht dafür, dass die Angst berechtigt ist?
>   *zu a) ich ersticke, weil:*
>   *die Luftwege verengen sich*
>   *die Atmung ist so krampfhaft und so tief*
>   *zu b) ich falle um, werde ohnmächtig, weil*
>   *ich so krampfhaft atme und nicht genug Sauerstoff im Gehirn habe*
>   *mir ist schwindelig, so benommen*
>   *ich habe nicht genug Luft im Körper, werde schwach*
>   *vielleicht bekomme ich einen Schlaganfall*
>   *zu c) keiner, der da ist, will mir helfen*
> - Schritt 4: Was spricht dagegen?
>   (…)

Zu Schritt 3: Bereits bei diesem Schritt sagen die Patienten, was sie denken, sei doch Unsinn. Aber hier zu unterbrechen wäre zu früh, weil die Fehlannahmen damit noch nicht korrigiert sind. Es handelt sich vielmehr um Bagatellisieren und um Abwertung der eigenen Person („Was ich wieder komisches Zeug denke."). Deshalb wird dem Patienten mitgeteilt: „Nehmen Sie Ihre Angst und Ihre Phantasien ernst, und fragen Sie sich, was ihnen die Angst genau alles sagt und was dafür spricht". Aus den unscharfen Angstphantasien werden so klare und endliche Angstgedanken gemacht, die sich dann im Einzelnen widerlegen lassen.)

Zu Schritt 4: Wenn es bei häufig auftretenden körperlichen Symptomen und den damit einhergehenden Katastrophenbefürchtungen noch Zweifel über den wirklichen Verlauf gibt, können darüber zusätzliche Informationen in der Therapie beschrieben werden.

Die ersten Analysen dieser Art werden zusammen mit dem Therapeuten erstellt, später machen es die Patienten selbständig und übertragen es in ihren Alltag.

Angstbewältigung „Herzinfarkt". Häufig ist auch die Angst vor einer schweren Herzkrankheit und Herzinfarkt. Deshalb soll hier ein kurzes Beispiel zur Korrektur von Fehlinterpretationen zum Herzinfarkt folgen.

Tabelle 5.1. Schritte der Angstbewältigung: Herzinfarkt

Ich habe Schmerzen in der Brust und Erstickungsgefühle.
Ich habe Angst, einen Herzinfarkt zu bekommen.

Was spricht alles dafür?	Was spricht alles dagegen?
Mir ist schwindlig.	Angstkreislauf löst Schwindel aus, da mehr O_2 im Kopf ist. (Tief ausatmen).
Ich denke, ich kippe um.	Wie oben
Ich habe Schweißausbrüche.	Muskeln werden gekühlt, da durch Angst angespannt, schwitze häufig auch ohne Angst.
Mein Herz rast ganz schnell.	Durch Angstkreislauf ausgelöst.
Ich fühle mich schwach.	Körper hat viel Energie verbraucht.
Ich spüre Schmerzen/Druck am Herzen.	Muskeln zwischen Rippen angespannt; Schmerz bei Herzinfarkt strahlt über Schulterblatt und Arm aus, habe ich nicht; auch wenn ich mich körperlich bewege, habe ich keine Herzschmerzen.

Einsatz von angstinkompatiblen Aktivitäten, Emotionen und Gedanken

Einführung von Entspannungstechniken. Panikpatienten sollten Entspannungstechniken lernen, um ihren ständig erhöhten Erregungspegel mit der Zeit zu senken. Es eignen sich dazu Techniken wie PMR und Autogenes Training, aber auch Atemübungen.

Selbsthilfemaßnahmen gegen Stimmungsschwankungen. Stimmungen bilden so etwas wie den atmosphärischen Hintergrund, auf dem sich unser Leben auf einem bestimmten Zeitpunkt abspielt. Sie informieren uns darüber, wie es um unsere aktuelle Lage bestellt ist. Ist die Stimmung eher negativ getönt, dann werden wir umso reizbarer und auf die Art wird eine Grundspannung erzeugt, die, wenn kritische Faktoren hinzukommen, leicht in Angst bis hin zu Panik umschlagen kann.

Es gibt eine Reihe von einfachen Möglichkeiten, die eigene Stimmung zu regulieren. Die wichtigsten sind: Ablenkung, d.h., die Aufmerksamkeit von Negativem abziehen und auf etwas anderes richten; positive Erwartungen induzieren, d.h., an etwas Schönes denken, das einem in der Zukunft bevorsteht; angenehme Dinge tun, d.h., sich gezielt erfreulicheren Aktivitäten hingeben; sich körperlich und geistig betätigen; in trüben Momenten einen verständnisvollen Gesprächspartner aufsuchen.

Besserer Umgang mit Stress. Die Patienten müssen lernen, sich für erste Anzeichen von Stress zu sensibilisieren, sie nicht zu übergehen, sondern bewusst auf sie zu achten. Hierfür sind folgende Fragen hilfreich:
- Gibt es momentan in meinem Leben chronische Ärgernisse oder akute Spannungsmomente, gegen die ich etwas unternehmen sollte?
- Ist etwas unerledigt geblieben, das mich sozusagen „unter der Oberfläche" irritiert und Kraft kostet?
- Bin ich dabei, an etwas mit einem überhöhten Anspruch heranzugehen und kann ich die Situation nicht dadurch entschärfen, dass ich meine Ambitionen kritisch überprüfe?
- Muss ich das hier überhaupt jetzt machen? Kann ich es nicht auch verschieben, delegieren oder ganz absagen?
- Soll ich mit jemandem über eine bestimmte Sache reden oder ihn sogar um Hilfe bitten?

Erste Copingmaßnahmen im Umgang mit Angst- und Panikreaktionen
- Der Patient sollte möglichst die ersten inneren Signale einer beginnenden Panik wahrnehmen, um darauf schnell reagieren zu können (z.B. Unruhe, Unwillen, inneres Zittern usw.).
- Wenn er die Signale erkannt hat, soll er sie nicht wegdrängen, sondern benennen und so bald wie möglich selbstregulative Techniken einsetzen (Was ist genau los, was fühle ich, welche Gedanken habe ich?) und eventuell die Gedanken nach dem auf Seite 95 ff. beschriebenen Muster korrigieren (ggf. aufschreiben, wie erwähnt).
- So bald wie möglich Erklärungen für den eigenen Zustand suchen (z.B. „Mein Bedürfnis wurde übergangen, ich habe mich wieder unter Druck setzen und einengen lassen, ich habe mich nicht durchgesetzt." usw.). Hierfür müssen kritische äußere Bedingungen rasch erkannt werden, um sich an diese anpassen zu können (z.B. „Morgen habe ich mit einer schwierigen Kindergruppe zu tun: Ich werde ganz ruhig bleiben, öfter mal tief ein- und ausatmen" oder „Übermorgen muss das Projekt fertig sein: Ich werde meinen Anspruch senken, es muss nicht perfekt sein").
- Steigt die Angst dann doch hoch bis hin zur Panik, dann soll der Patient wissen, dass er in dieser Phase wenig machen kann, aber er soll sich sagen (dabei tief einatmen, den Druck im Brustbereich spüren und langsam ausatmen): „Das ist nur eine Phase, es geht wieder vorüber, das kennst du schon."

5.5.3 Sich exponieren und Angst tolerieren

Der Patient muss lernen, die Möglichkeit des Auftretens von Panikreaktionen im weiteren Therapieablauf zu akzeptieren und zu tolerieren, d.h., er muss freiwillig und aus eigenem Entschluss bereit sein, sich für ihn kritische Situationen in vivo zu exponieren. Dazu ist es unentbehrlich, vorher mit ihm – erst ansatzweise und dann ausführlicher – über die Ziele von In-vivo-Expositionen und die Modalitäten ihrer Durchführung zu sprechen.

Wir möchten an dieser Stelle zusammenfassen, welche Vorstellungen wir in unserem Ansatz dazu haben.

Ziele von Expositionen nach dem Modell der Subjektkonstituierung

Innere Entwicklung. Allgemeines Ziel ist es, beim Patienten eine innere Entwicklung zu fördern, bei dem Selbstvertrauen und das Gefühl der Selbstwirksamkeit ausgebaut werden. Das kann bei einer Störung wie der Panikerkrankung nur dadurch geschehen, dass der Patient lernt, seine Selbstregulationsfunktionen gerade im Moment der Angst zu aktivieren und dadurch die Gesamtsituation immer besser zu bewältigen. Zu dieser Entwicklung gehört auch, dass er die jeweilige Situation, mit der er konfrontiert ist, frei gewählt hat, überschaut und mit seiner gesamten Persönlichkeit durchlebt.

Vertrauen auf das Gelernte. Er ist darauf vorbereitet, dass Ansätze zu Angstreaktionen erfolgen werden und er hat den freien Entschluss gefasst, sich ihnen zu stellen. Dieses Risiko kann er eingehen, weil er voll über die Struktur und den Verlauf dieser Reaktionen informiert ist und sich im Vorfeld intensiv damit auseinandergesetzt hat.

Der Blick nach innen und außen. Er wird bei der Exposition aber den Blick nicht nur nach innen werfen und seine Aufmerksamkeit auf eine eventuelle Angstsymptomatik richten, sondern er wird auch den normalen und natürlichen Anreizcharakter der jeweiligen Situation registrieren, persönliche Bedürfnisse aktivieren und sich, so gut es die Situation und seine innere Lage zulassen, damit beschäftigen.

Situationen aktiv aufsuchen. Dadurch, dass der Patient erfährt, dass er seine Symptome beeinflussen kann, wird eine aktivere Einstellung in Bezug auf den Fortgang der Therapie in Gang gesetzt, die im Idealfall in der Haltung gipfelt: „Ich gehe jetzt meine Symptome suchen, ich will das alles hinter mich bringen." In dem Maße wie dies gelingt, wird seine Störung in den Hintergrund treten, und die zu Expositionszwecken ausgewählten exemplarischen Situationen werden wieder zu normalen Bestandteilen seines Lebens.

Durchführungsmodalitäten von Expositionen nach dem Modell der Subjektkonstituierung

Im Sinne der oben genannten Zielsetzungen empfehlen wir eine Vorgehensweise in folgenden Schritten:

(1) Der Patient ist an der Auswahl der Expositionssituationen beteiligt und weiß, worauf es bei der Exposition ankommt. Er ist über seine Störung informiert und weiß, dass er die Exposition, wenn auch mit Hilfe des Therapeuten, eigenverantwortlich durchführen wird.

(2) Vor der Exposition aktiviert er seine persönlichen Erinnerungen und Vorstellungen, die er mit der jeweiligen Expositionssituation (z.B. ein Kaufhausbesuch) verbindet. Er ist bemüht, sich die positiven Aspekte der Situation vor Augen zu führen und möglichst intensiv zu erleben.

(3) Vor dem Beginn der Exposition kommt es zu einer klaren Ziel- und Willensbildung. Der Patient formuliert (dem Therapeuten gegenüber) eine Kurzfassung seiner Ziele und fasst den Entschluss, die Exposition unter den angesprochenen Modalitäten durchzuführen. Er gibt sich ein klares Signal zum Beginn und geht immer soweit in die Situation, wie er es für richtig hält.

(4) Dabei orientiert er sich genau (d.h., er schleicht sich nicht in die Situation ein oder macht sich nicht so klein wie möglich). Er richtet den Blick nach außen, verschafft sich einen Überblick und strukturiert sein Wahrnehmungsfeld („Rechts sehe ich …, dahinten ist …, usw.).

(5) Der Patient entscheidet sich für jeweils das, was er als Nächstes zu tun beabsichtigt, z.B. „Ich werde jetzt ganz allein nach hinten bis zu den Treppen gehen." Wenn er aufkommende Angstsymptome verspürt, so wird er sie – wie abgesprochen – identifizieren („Mein Herz fängt jetzt ganz schnell an zu schlagen und meine Beine werden wacklig."). Dabei wird er sie korrekt benennen (nicht: „Mein Herz fängt jetzt an zu rasen, oh Gott, es kann jeden Moment aussetzen."), sondern mental korrekt einordnen („Das sind Symptome meiner Angsterkrankung."). Er wird nicht versuchen, sie zu bekämpfen, dadurch dass er sich innerlich zurücknimmt und klein macht, sondern er wird versuchen, sie als integraler Bestandteil der Lernerfahrung, der er sich freiwillig gestellt hat, zu akzeptieren.

(6) Wenn eine körperliche Empfindung oder ein dabei auftretender Gedanke für ihn subjektiv ein Stoppsignal („An der Stelle traue ich mich nicht weiterzugehen, ich bleibe stehen.") bedeutet oder ein Signal für den Rückzug („Ich will wieder zurück zum Ausgang."), so soll er das mitteilen. Es ist im Vorfeld besprochen worden, dass er, ohne Sanktionen zu befürchten, sich danach richten kann.

(7) Im nächsten Schritt wird diese Sequenz zusammen mit dem Therapeuten ausführlich analysiert. Was genau war für die Entscheidung des Patienten

ausschlaggebend, worin besteht es genau und wie ist es zu bewerten? Ist es möglich, dem Patienten schon zur Verfügung stehende Ressourcen zu mobilisieren, um es zu überwinden?

(8) An diesem Punkt kann der Patient in einer kurzen spontanen Übung seinen „inneren Probierraum" erweitern und sich z.B. vorstellen, dass er genau an der Stelle weitermacht, an der er vorher aufgehört hat.
Danach soll er entscheiden, ob er wieder an den Stopp-Punkt zurückkehren wird, um weiterzumachen, und wenn es sich dabei nur um einen weiteren Schritt handelt.

(9) Im nächsten Schritt soll der Patient den Ablauf ohne den Therapeuten durchführen. Er fragt sich: „Was genau hat mich gestoppt oder zur Flucht bewogen, was habe ich zur Verfügung, um diesen ‚toten Punkt' zu überwinden; kann ich mir vorstellen, an dieser Stelle doch weiterzumachen; kann ich mich dazu entschließen, diesen Schritt zu machen, oder fühle ich mich dazu noch nicht in der Lage und muss darauf warten, bis ich die Angelegenheit mit meinem Therapeuten besprochen habe?"

(10) Der Patient entscheidet im Lauf der Übungen immer wieder, inwieweit er schon bereit ist, sich seinen subjektiven Gefahrensignalen zu stellen und sie zu bewältigen. Er ist dabei am Anfang im Dialog mit dem Therapeuten, der sich aber, wie es abgesprochen worden ist, immer mehr zurückzieht und die Rolle der beruhigenden Begleitperson aufgibt.

(11) Bei Expositionen nach diesem Modell soll der Patient nicht auf seine Angst warten und darauf warten, dass sie wieder vergeht, sondern er soll sich so normal wie möglich in seiner Umgebung bewegen und dabei so handeln, wie es darin angemessen ist. Das heißt auch, dass er versucht, den „alten" Anreizcharakter der Situation wieder zu reaktivieren. So wird er sich im Kaufhaus für bestimmte Waren interessieren oder mit Verkäufern reden usw.

(12) Die Übungen führen dazu, dass er seinen inneren und äußeren Handlungsspielraum zunehmend erweitert, bis er in der Lage ist, die Situation wieder optimal nach eigenen Wünschen und Bedürfnissen zu durchleben.

(13) Er bleibt dabei in der inneren Haltung einer Person, die die mit dieser Vorgehensweise einhergehenden Risiken kennt und akzeptiert, weil sie das Vertrauen darin hat, dass sie so ihre Störung überwinden kann.

(14) Nach diesem Expositionsmodell ist es kein sinnvolles Ziel, den Patienten möglichst viele und starke Panikanfälle erleben zu lassen, damit er die Erfahrung macht, dass sie vergehen! Wir gehen davon aus, dass eine wirkliche Panik einen zeitweiligen Kontrollverlust bedeutet, woran man sich nicht gewöhnen kann und was keine heilsame Erfahrung ist. Wir legen den Schwerpunkt auf die Vorbereitung des Patienten, und unsere Erfahrung ist die, dass

es bei unseren Patienten in der Regel zu keinem Panikanfall kommt. Geschieht dies, so werden die Auftretensbedingungen ausführlich analysiert, und mit Hilfe dieser Analyse werden die Bewältigungsmöglichkeiten erweitert.

5.5.4 Bewältigen

Schließlich muss der Patient bei nach Schwierigkeitsgrad gestaffelten Expositionen nach dem Modell der Subjektkonstituierung immer wieder lernen, sich auf die oben beschriebene Art zum steuernden Subjekt der kritischen Lebenssituationen zu etablieren, so dass er sie einschließlich eventuell auftretender Ansätze zu Angstreaktionen immer wirkungsvoller bewältigt und wieder in sein normales Leben integriert.

5.6 Umgang mit Rückfällen

Patienten reagieren auf Rückfälle mit starker Enttäuschung und Entmutigung. Deshalb ist es wichtig, ihnen zu sagen, dass Rückfälle in einer Angsttherapie normal sind und dass in dem Fall die Angstsituation mit dem Therapeuten besprochen wird.

> **BEISPIEL**
>
> Herr A. fährt mit seiner Frau im Auto weiter weg, als er es gewohnt ist und in eine für ihn schöne aber unvertraute Gegend. Dort erlebt er trotz der Gegenwart seiner Frau einen Panikanfall. Er macht sich daraufhin starke Vorwürfe: „Ich habe zu wenig überlegt, ich dachte, das geht schon, ich habe mich überschätzt, das wird immer wieder kommen, ich werde das nicht mehr los."
>
> Eine mit dem Therapeuten gemeinsam durchgeführte Analyse der Situation ergibt folgende „Fehler":
> - Seine Frau hatte das Ziel des Ausflugs ausgewählt. Er selbst hat sich von vornehrein als „passives Objekt" gefühlt, nicht so sehr, weil die Gegend mit vielen Angstsignalen belegt gewesen ist, sondern weil er nicht an der Entscheidung mitbeteiligt gewesen ist. So hatte er sich kein bewusstes Ziel gesetzt, sondern unter dem Einfluss der Ehefrau gehandelt.
> - Er war schlecht gelaunt, missmutig und erschöpft von der Arbeitswoche und hätte den Ausflug gern auf den darauffolgenden Tag verlegt. Um jedoch nicht wieder als „Angsthase" zu gelten, hatte er davon Abstand genommen. Wie er im Nachhinein feststellen musste, hatte er ganz deutliche Signale bei sich übergangen.

> Eine Analyse der Bedingungen von Rückfällen ist immer notwendig, um
> - generellen Entmutigungen und Passivität vorzubeugen,
> - den Patienten zu ermutigen, stärker an Entscheidungen mitzuwirken.
>
> Der Patient muss darüber informiert sein, dass Bedingungen wie starke Müdigkeit, Erschöpfung, Gereiztheit, Stress und Depressionen die Entstehung von Angstreaktionen fördern und die Expositionen erschweren.

6 Zwangserkrankungen: Allgemeiner Teil

6.1 Geschichte der Therapie bei Zwangserkrankungen

Die vorwissenschaftliche Zeit

Zwangserkrankungen als Satans Werk. Die ersten Personen, die sich von Berufs wegen mit den Eigenarten zwanghafter Menschen und mit den Symptomen Zwangskranker befassen mussten, waren Seelsorger. In Europa waren es vor allem katholische Beichtväter. So galten z.B. Zwangsgedanken bis ins 19. Jh. hinein als Störungen des religiösen Erlebens. Sie wurden als das Werk Satans angesehen, der Seelen auch dadurch ins Verderben zu stürzen versuchte, dass er sie durch übergroße Gewissenhaftigkeit und Skrupel verwirrt. Das Ergebnis war, dass die Betroffenen eine Art religiöse Melancholie entwickelten, die sie nicht selten an den Rand der Verzweiflung brachte.

Die „Geistlichen Übungen". Wodurch solche Selbstzweifel genährt werden konnten und heute noch genährt werden können, zeigt ein kurzer Auszug aus den „Geistlichen Übungen" des Ignazius von Loyola, des Begründers des Jesuitenordens. Bei der Gewissenserforschung, um besser zu beichten, heißt es in Bezug auf Gedanken: „Man sündigt, wenn der Gedanke schwer zu sündigen kommt, und der Mensch ihm Gehör schenkt, indem er ein wenig dabei verweilt oder einiges sinnliche Wohlgefallen hinnimmt, oder wenn einige Nachlässigkeit beim Verwerfen eines solchen Gedankens vorhanden ist." (1967, S. 26). Was heißt „ein wenig dabei verweilen", wo fängt „einiges Wohlgefallen" an, wann ist „einige Nachlässigkeit am Werk"? Man ahnt die antizipatorischen Höllenqualen, die ängstliche Gemüter beim Versuch, diese Frage zu beantworten, durchlitten haben müssen.

„Therapie" gegen Zwangsgedanken. Dennoch muss man den Initiatoren, die somit Epidemien an Zwangsgrübeleien auslösten, zugute halten, dass sie die Therapie dagegen gleich mitgeliefert haben. So gab es für Beichtväter ab dem 17. Jh., besonders in Frankreich, eine umfangreiche Fachliteratur. Sie behandelte den Umgang mit notorischen Skrupulanten, mit Ewig-Beichtzettel-Kontrollierern sowie mit Gläubigen, denen die Absolution gleich 20-mal hintereinander erteilt werden musste, weil sich das Gefühl der Reinheit im Anschluss daran erst gar nicht einstellen wollte. Ziel war, dieses Klientel von einer permanenten Okkupierung der Beichtstühle abzuhalten. Wenn die zu dem Zweck eingesetzten Lockungen der „philosophischen Umkonditionierung", der Veränderung des inneren Monologs oder des Disputs irrationaler Annahmen nicht so recht fruchten wollten, so wurde in allen führenden Manualen ein anderes Verfahren empfohlen. Eines der Verfahren war, dass die suspekte Person kurzerhand und, wenn nötig, brachial, aus dem Beichtstuhl hinausbefördert wurde, – eine „Reaktionsverhinderung" im großen Stil.

Die Zeit der Psychiatrie

Zwänge – eine Form des Wahns? Als sich im 19. Jh. die Psychiatrie mit den Phänomenen des Zwanges zu beschäftigen begann, wurden sie als Sonderformen des Wahnes aufgefasst. Die erste klinische Falldarstellung wurde von dem Franzosen Esquirol 1839 geliefert. Er berichtete über eine Patientin mit Zwangsvorstellungen, wobei er ausdrücklich darauf hinwies, dass die Frau, die über eine intakte Intelligenz verfügte, durchaus von der Unsinnigkeit ihrer Vorstellungen überzeugt sei. Damit wurde erstmals eine wichtige Unterscheidung zum eigentlichen Wahn getroffen, die bis heute eine große Bedeutung beibehalten hat: Als wahnhaft gilt eine Überzeugung erst dann, wenn sie nach den Kriterien der soziokulturellen Gemeinschaft inhaltlich falsch ist, aber der Betroffene trotzdem mit unerschütterlicher Gewissheit daran festhält, sodass sie den Charakter der Unkorrigierbarkeit erhält. Ein anderer französischer Psychiater, Morel, wies auf ein weiteres zentrales Moment der Störung hin. Der Kranke, dessen geistige Leistungsfähigkeit voll erhalten war, versuchte vergeblich mit seiner Vernunft gegen eine gesteigerte gemüthafte Erregbarkeit und Ängstlichkeit anzukämpfen.

Die Unterscheidung: zwanghaftes Denken und zwanghaftes Handeln. Diese frühe Beschäftigung mit Zwängen fand eine erste Synthese im Werk von Le Grand du Saulle. Schließlich legte Pierre Janet – einer der großen, heute viel zu wenig berücksichtigten Pioniere der Psychologie und der Psychotherapie – eine erste umfassende Darstellung der Zwangsmanifestationen vor (Janet, 1903). Er unterschied zwischen den „Ideés obsédantes" (Zwangsgedanken) und den „Agitations forcées" (Zwangshandlungen). Er bezeichnete ein Verhalten dann als zwanghaft, wenn es auf Grund von Zwangsgedanken erfolgte und einen Versuch darstellte, eine Gefahr abzuwenden.

„Psychastenische Befindlichkeit". Janet vertrat darüber hinaus, sehr vereinfacht dargestellt, die Ansicht, dass die allen Zwangserscheinungen zugrunde liegende Kondition die „psychasthenische Befindlichkeit" sei. Neben Merkmalen wie Konzentrationsschwierigkeiten, Unentschlossenheit und schneller Erschöpfbarkeit äußert sie sich nach Janet in einer abnormen Verminderung der psychischen Spannkraft, die im Umgang mit konkreten Lebenssituationen zu einem gewissen Ausmaß an Realitätsverlust führt. Zwanghafte Reaktionen seien demnach stereotype, „übertriebene" Verhaltensweisen, die auf einem geringeren mentalen Niveau erfolgen, um dennoch eine einigermaßen sichere Bewältigung der Situation zu gewährleisten. Die Annahme einer „Basisstörung" als Grundlage vieler Zwangserkrankungen wird auch heute, z.B. von Süllwold et al. (2001), vertreten.

Die Kontroverse: Denkstörung versus Affektstörung. Um die Jahrhundertwende intensivierte sich die Beschäftigung mit Zwangsstörungen (De Boor, 1949, S. 50–52). Es entstand eine heftige Kontroverse darüber, ob der Zwangserkrankung eine „primäre Denkstörung" zugrunde liege, oder ob sie in erster Linie emotional begründet sei.

Die Verfechter der primären Denkstörung, etwa Westphal, Bumke und Cramer, vertraten die Ansicht, sie sei auf eine „Schwäche des Assoziierens" zurückzuführen. Diese äußere sich darin, dass mitten im gesunden Vorstellungsleben, Worte, Sätze oder Satzreihen auftreten, mit oder ohne Antrieb zur Tat, die sich dadurch auszeichnen, dass sie ihrem Inhalt nach abstrus oder vollständig fremdartig sind, sodass sie von den Patienten als krankhafte Produkte ihrer Vorstellungstätigkeit sofort erkannt werden.

Dieser Zustand, der oft mit einem vollständigen Fehlen jeder emotionalen Grundlage einhergeht, beruhe auf einer angeborenen Disposition (Degeneration), lasse sich oft bis in die Pubertät zurückverfolgen und könne durch äußere Belastung später wieder ausgelöst werden.

Die Anhänger der primären Affektstörung (Aschaffenburg, Bleuler und Schneider) betonten die zentrale Rolle der Angst für das Zustandekommen des zwanghaften Denkens. Es sei primär affektiv bedingt, denn nur so könne erklärt werden, dass Vorstellungen, denen der Kranke in Ruhe jederzeit mit voll erhaltener Kritik gegenüberstehe, ihn immer wieder von Neuem quälen könnten, wenn Angst in ihm aufkomme. Sie suchten dann ihre Angst sozusagen durch die Vorstellungen zu erklären, und die immer wieder auftretende Angst rufe immer wieder die Zwangsvorstellungen wach.

Neben den bisher genannten Autoren sei an dieser Stelle Freud erwähnt, der sich ebenfalls intensiv mit Zwängen beschäftigte. Seine Theorien und der darauf aufgebaute Therapieansatz sind jedoch nicht unser Thema.

Die Verhaltenstherapie

Die Verhaltenstherapie schließlich hat in wenigen Jahrzehnten ein therapeutisches Instrumentarium entwickelt, das in der heutigen Praxis verlässlich und, wenn auch nur bedingt, Erfolg versprechend einsetzbar ist. Wir wollen diesen Weg kurz nachzeichnen.

Die Systematische Desensibilisierung. 1958 erschien Wolpes Buch über „Psychotherapie durch Reziproke Hemmung". Es ist die erste Arbeit, in der ein neues Verfahren vorgestellt wird, das die zentrale Rolle in der frühen Verhaltenstherapie spielt: die „Systematische Desensibilisierung in der Vorstellung". Wolpe berichtete, dass er sie neben seinen Angstpatienten auch bei 19 Zwangskranken angewandt habe. Als zentrales Element der Zwangserkrankung sieht er eine unangepasste emotionale Erregung, vornehmlich Angst, an. Sie soll durch die von ihm beschriebene, besondere therapeutische Prozedur immer wieder gehemmt und schließlich dadurch ganz zum Verschwinden gebracht werden. Daneben schlägt er zur Ergänzung einige andere Verfahren wie Selbstsicherheitstraining oder Gedankenstopp vor. Die von Wolpe und einigen anderen Autoren vorgestellten Arbeiten zeugten von einer recht aufwendigen Vorgehensweise, die nicht selten hunderte von Desensibilisierungssitzungen erforderlich machten. Daneben erwies sich der Transfer auf die natürlichen kritischen Lebenssituationen als unsicher, in vielen Fällen fand er überhaupt nicht statt.

Zwanghafte Rituale unterbinden. Ein Durchbruch erfolgte mit einer anderen Strategie, die hauptsächlich von Victor Meyer et al. (1979) erprobt wurde. Statt wie Wolpe den Schwerpunkt auf eine Dekonditionierung neurotischer Ängste zu legen, setzte er am anderen Ende der Störung an. Der wichtigste Therapieschritt sollte es sein, die zwanghaften Rituale, wie etwa exzessives Waschen, über einen längeren Zeitraum hinweg zu unterbinden, während der Patient in den Situationen bleiben musste, die sein Unbehagen auslösten. Davon versprach man sich eine Art „Löschung" des emotionalen Unbehagens. Dadurch sollte auch das zwanghafte Verhalten, wie Kontrollieren und Waschen, mit der Zeit überflüssig werden.

„Löschung" – Standardvorgehensweise bei Meyer (1979)

Die Vorbereitung. Die Patienten wurden auf eine psychiatrische Station überwiesen. In den ersten zwei Wochen wurde die Krankengeschichte erhoben und das Verhalten beobachtet und aufgezeichnet. Dann wurde eine Verhaltensanalyse erstellt, um herauszufinden, welche Variablen aus Vergangenheit und Gegenwart das gestörte Verhalten aufrechterhielten.

Die Behandlung. Der Patient wurde in seinen wachen Stunden vom Pflegepersonal beobachtet. Das Pflegepersonal hatte die Anweisung, jede Art von zwanghaftem Verhalten zu verhindern. Das geschah dadurch, dass er in andere Aktivitäten verwickelt wurde und durch Diskussionen und Überredung an der

> Ausführung seiner Rituale gehindert wurde. Vorher wurde schriftlich genau festgelegt, was als „normal" zu gelten hatte, und somit erlaubt war, und was als „abnorm" und deshalb als verboten anzusehen war. Der Therapeut sah Patienten und Mitarbeiterstab täglich bei gemeinsamen Sitzungen von ca. 30 Minuten.
>
> Sobald die Rituale unter Überwachung im normalen Alltag weitgehend verschwunden waren, erhöhte der Therapeut die Belastung, indem er den Patienten systematisch mit typischen Situationen konfrontierte, die normalerweise Zwangsverhalten auslösten, wie z.B. das Anfassen stark abgegriffener Geldscheine. Der Therapeut machte das in der belastenden Situation angemessene Verhalten häufig vor und ermutigte dann den Patienten, ihn zu imitieren. In dem Maße, wie der Patient Fortschritte machte, wurde die Überwachung allmählich eingeschränkt. Zum Schluss kam es nur noch zu gelegentlichen Beobachtungen.
>
> **Abschluss der Therapie.** Nach einer Woche ohne Überwachung und ohne Anzeichen von Zwangsverhalten wurde der Patient für immer längere Intervalle nach Hause geschickt. Die Angehörigen wurden vorher unterrichtet, wie sie am besten mit ihm umgehen sollten.

Diese Vorgehensweise von Meyer beinhaltet schon wesentliche Elemente, die bis zum heutigen Tag die zentralen Anteile eines verhaltenstherapeutischen Ansatzes bilden. Wir wollen sie kurz benennen:

Wesentliche Elemente des verhaltenstherapeutischen Ansatzes

Das Moment der Exposition. Es besteht darin, dass der Patient mit Reizen konfrontiert wird, die sein zwanghaftes Verhalten üblicherweise auslösen. Eine solche Exposition kann in der Wirklichkeit stattfinden, oder in der Vorstellung; sie kann schrittweise vonstatten gehen, oder der Patient wird mit den kritischen Reizen „überflutet". Entweder exponiert er sich zusammen mit dem Therapeuten, oder er ist allein.

Das Moment der Reaktionsverhinderung. Nach Absprache mit dem Therapeuten soll der Patient seine üblichen Reaktionen teils unterdrücken, teils verändern. Wenn wir von „Verhinderung" sprechen, so wird allerdings nicht die gesamte zwanghafte Reaktion verhindert, sondern vor allem das motorische Meideverhalten. Meyer versuchte eine Verhinderung dadurch zu erreichen, dass dem Patienten ein Mitglied des Teams an die Seite gestellt wurde, das ihn im wirklichen Extremfall daran hindern sollte, exzessive Rituale auszuführen.

Hilfen zur Reaktionsveränderung. In dem Moment, in dem der Patient auf seine motorischen Meidetendenzen erfolgreich verzichtet, ist er den anderen Anteilen seiner zwanghaften Reaktion auf kognitiver und emotionaler Ebene voll ausgesetzt. So hat er vielleicht Phantasien von Menschen, die ansteckend krank sind, und die mit Geld hantieren. Das löst in der Regel starke Affekte wie Ekel und Angst aus. Dabei kann auch seine körperliche Anspannung sehr stark ansteigen. Er soll also in der Situation „spontan" oder auf Grund der Hilfen, die der Therapeut ihm gibt, einen neuen Umgang damit erlernen. Wenn ihm das gelingt, kommt es in vielen Fällen zu einer beträchtlichen Spannungsreduktion. Vor allem aber lernt der Patient, sich selbst unter den kritischen Bedingungen anders zu erleben und dadurch die Situation immer besser zu meistern.

Die therapeutische Vorbereitung, Begleitung und Nachbereitung. Vor jeder Exposition hat die gemeinsame Erarbeitung eines individuellen Störungsmodells zu erfolgen. Es werden dabei Fragen besprochen wie: Wie ist die Struktur von Zwangserkrankungen, wodurch entstehen sie, welche individuellen Bedingungen im Leben des Patienten haben ihre Entstehung begünstigt? In vielen Fällen ist es auch unerlässlich, dass der Therapeut bei den ersten Expositionen präsent ist, den Patienten begleitet und instruiert. Nach der Exposition werden die wichtigsten Erlebnisse des Patienten, seine Einsichten, Lernerfolge und Schlussfolgerungen noch einmal zusammengefasst und bekräftigt. Die kann er dann auf aktuelle weitere Situationen ausdehnen und für die Zukunft nutzen. Eine wichtige Rolle bei der Vorbereitung, Begleitung und Aufarbeitung von Expositionen spielen „kognitive Therapiemaßnahmen".

Das Moment der Führung. Es besteht darin, dass der Patient im Therapeuten einen Partner findet, der ihn kompetent und entschlossen, aber nie ohne Anteilnahme durch die Therapie begleitet. Auf die Art machen sich Therapeut und Patient zusammen auf den Weg zu vielen Situationen, die für den Patienten höchst bedrohlich sind. Ein erstes Ziel ist es, den Zwang noch besser zu beobachten und kennen zu lernen. Dann gelingt es dem Patienten, sich allmählich davon zu distanzieren, und schließlich traut er sich sogar zu, ihn herauszufordern. In dem Maße, in dem er Mut fasst, Zugang zu sich und zu seiner Umwelt zu entwickeln und risikofreudiger wird, kann der Therapeut seine Führung lockern.

Damit ist das Gerüst einer verhaltenstherapeutischen Intervention kurz skizziert. Bevor wir die einzelnen Expositonsmodelle bei den Unterformen der Zwangsstörung ausführlich beschreiben, wollen wir noch einmal kurz auf die typische Struktur von Zwangserkrankungen eingehen und die Rolle aufzeigen, die sie im Leben der Betroffenen spielen.

6.2 Struktur von Zwangserkrankungen

Die Bedrohung und die „Hilfsmittel"
Jedes Zwangssystem besteht aus zwei Anteilen.

Bedrohung. Auf der einen Seite treten neben Fragen, Gedanken und Erwartungen auch Gefühle auf, deren Gemeinsamkeit darin besteht, dass der Betroffene sich bedroht fühlt.

Abwehr. Auf der anderen Seite liefert ihm die Erkrankung aber auch gleich die „Mittel" mit, die angewandt werden „müssen", damit das Bedrohliche erst gar nicht eintritt oder zumindest in seinen Auswirkungen neutralisiert werden kann. Sie bestehen einerseits aus passiven Vermeidungsmaßnahmen, die wir auch bei Angsterkrankungen finden: Bestimmte Situationen und Anlässe werden vermieden, weil angenommen wird, dass dort die befürchteten Momente mit hoher Wahrscheinlichkeit auftreten könnten.

Andererseits verfügt der Zwangskranke aber zusätzlich über zahlreiche Maßnahmen, die eine aktive Abwehr, d.h., Bannung oder Eliminierung der Bedrohung versprechen. Sie können sowohl auf der motorischen als auch auf der kognitiven Ebene ablaufen. Sie haben für den Betroffenen in Bezug auf ihre Auswirkungen eine hohe Evidenz und werden von ihm in der Regel nicht hinterfragt. Sie bestehen aus Reaktionen, die auf einer symbolischen Ebene zu der Bedrohung „passen". So wird z.B. Unreines abgewaschen oder die negativen Auswirkungen von „bösen" Gedanken werden durch „positive" Gegengedanken neutralisiert.

Je nach der Kombination von einzelnen Bedrohungselementen und ihren Gegenstücken, d.h. den als „wirksam" angenommenen Gegenmaßnahmen, lassen sich die einzelnen Zwangssysteme unterscheiden, unter denen die Kranken leiden. Wir werden sie bei der Erläuterung der einzelnen Störungen ausführlicher beschreiben. An dieser Stelle bringen wir eine Übersicht über die wichtigsten und häufigsten Einzelelemente.

Tabelle 6.1. Zwei Seiten der Zwangserkrankung

Bedrohungsseite	Abwehrseite
Kognitiv: ▶ bedrohliche Gedanken und Erwartungen bezüglich Verunreinigung, Schmutz, Krankheiten, Unheil, selbstverschuldete Ge-	**Passive Vermeidung:** ▶ Situationen vermeiden, bei denen Bedrohungen auftreten könnten

Tabelle 6.1. Fortsetzung

Bedrohungsseite	Abwehrseite
fahren für andere, moralisches Versagen, negative Fernwirkung eigener Gedanken (magisches Denken) usw. ▶ kognitive Defizite in der Realitätsauffassung, Konzentration, Entscheidungsfähigkeit usw. **Affektiv:** Angst, Ekel, Wut, Schuldgefühle, Scham, Trauer, Unruhe, „Unvollständigkeitsgefühl", Depersonalisation, Derealisation, „Auflösungsgefühle" oder schwer differenzierbare Gefühlsklumpen, die sich als Unruhe, Leere usw. äußern	**Aktive Vermeidung:** **Motorisch:** waschen, abwischen, „richten", kontrollieren, rückgängig machen, sich vergewissern, sich bei anderen absichern, wiederholen, zählen, Bewegungen fragmentieren, ritualisierte Bewegungen bis hin zu Übersprunghandlungen und der Aktivierung atavistischer biologischer Programme **Kognitiv:** grübeln, annullieren, in Gedanken „zurückspulen und nachspielen", Gegengedanken, Gegenbilder, Funktionen prüfen usw.

6.3 Auswirkungen von Zwangserkrankungen auf das Leben Betroffener

Trotz der Verschiedenheit der einzelnen Symptombilder (Kontrollzwänge, Waschzwänge usw.) weisen Zwangserkrankungen Gemeinsamkeiten auf, die das Leben der Betroffenen in entscheidender Weise prägen.

6.3.1 Veränderung der Welt und des In-der-Welt-Seins

Die Welt, in der Zwangskranke leben, hat jede Harmlosigkeit verloren
Signale, wie beispielsweise ein mikroskopisch kleiner roter Fleck, die von anderen Menschen nicht zur Kenntnis genommen werden, werden in der Wirklichkeit Zwangskranker nicht mehr absorbiert und treten als lebensbedrohliche, entsetzliche Signale in den Vordergrund.

Angst einflößendes, Widerwärtiges, Gefährliches und Unheimliches kann in jeder Lebenssituation plötzlich auftauchen und das Bewusstsein überschwemmen. Bei jeder anfänglich noch so harmlos scheinenden Gelegenheit kann es plötzlich hervorschießen und damit schlagartig die Qualität der Situation verändern. An jeder Straßenecke kann ein Mensch auftauchen, der so starke Assoziationen an Ekliges und Todbringendes weckt, dass es bereits ein unzumutbares Übel bedeutet, auch nur seine Schritte gekreuzt zu haben. Jede Sekunde kann ein kaum hörbares Geräusch den Gedanken hervorbringen, dass man gerade eben eine schreckliche Tat vollbracht haben könnte, und damit eine Schuld auf sich geladen hätte. Diese Schuld nagt dann so lange, bis sie bei der nächsten Gelegenheit durch eine noch entsetzlichere Verdächtigung gegen sich selbst abgelöst wird.

Permanente Alarmbereitschaft
Dadurch verändert sich auch radikal das In-der-Welt-Sein. Es gibt kaum noch längere Momente der Ruhe oder der friedvollen Gelassenheit. Zwangskranke sind in einem permanenten Zustand der Alarmbereitschaft, immer auf das Schlimmste gefasst. Es gibt keine Gewöhnung an diesen ständigen Alarmzustand, der immer wieder als ganz neu erlebt wird, und der sich bis zur Panik steigern kann. Nur eine ständige Wiederholung der in Zwangssystemen dafür vorgesehenen Abwehrmaßnahmen vermag, für kurze Zeit bloß, diese dauernde Anspannung zu vermindern.

Die Abwehrmaßnahmen nutzen sich ab
Aber auch sie werden in ihrer erlebten Wirksamkeit immer labiler, und die Abwehrsysteme müssen deshalb immer umfangreicher gestaltet werden. Langsam überwuchern sie auf mentaler wie auf Verhaltensebene alles andere. Die Zwangskranken wissen: Alle Arbeit von heute, und war sie auch noch so mühsam, vermag nichts an dem zu ändern, was morgen auf sie zukommt. Morgen beginnt alles von neuem. Die wahren Nachkommen des Sisyphos sind die Zwangskranken.

6.3.2 Qualitative Unterschiede zwischen dem Erleben von Gesunden und Zwangskranken

Wer versucht, sich in die Welt Zwangskranker einfühlen zu wollen und sich dabei an dem orientiert, was er aus dem eigenen Erleben kennt, muss scheitern. Unser Erleben und das der Zwangskranken liegt nicht einfach auf einem gedachten Kontinuum, auf dem unsere „Zwänge" leichter und deren in übertriebener und gesteigerter Form wären, sondern es besteht ein qualitativer Unterschied.

Wir betonen diesen Aspekt, da sich diese Fehlkonzeption in gravierenden therapeutischen Fehlern niederschlägt. Dies werden wir in den folgenden Kapiteln aufzeigen. Doch zuvor wollen wir die qualitativen Unterschiede anhand einiger Beispiele näher erläutern.

Kontrollzwänge

„Kontrollieren – das kenne ich auch." Wer ist nicht schon einmal nach Hause zurückgekehrt, weil ihm der Gedanke gekommen ist: „Hast du den Herd abgestellt, das Fenster geschlossen, die Kaffeemaschine abgeschaltet?" Man hat kurz nachgesehen und war beruhigt. Kontrolliert wird im Normalfall dann, wenn eine realistische Unheilserwartung auftaucht: „Wenn ich den Herd nicht abgeschaltet habe, könnte es (trotz Sicherungen, denn vielleicht versagen sie) zu einem Wohnungsbrand kommen. Also, besser nachsehen." Bei dieser Art von Kontrolle handelt es sich um vielleicht überspitzte Varianten normaler Vorsichtsmaßnahmen.

Angleichung an normale Verhältnisse. Nun finden wir auch in der Literatur über Zwangserkrankungen Aussagen wie die Folgende: „Patienten mit Kontrollzwang streben an, ganz sicher zu gehen, nicht für einen Schaden für sich oder andere verantwortlich zu sein." (Salkovskis et al., 2000, S. 63). Eine solche Definition stellt den Versuch dar, die Störung an normale Verhältnisse anzugleichen, trifft aber in keiner Weise den Kern von Zwangserkrankungen, bei denen Kontrollen als Abwehrmaßnahmen im Vordergrund stehen.

Angst. Neben solchen Befürchtungen, die von uns noch nachvollzogen werden können, treten bei Zwangskranken Ängste auf, die den Rahmen dessen, was wir uns vorstellen können, eindeutig sprengen.

BEISPIEL 1

Die Kippen

Eine Patientin ist nicht in der Lage, die Wohnung zu verlassen und Zigarettenstummel, selbst die vom Vortag, im Aschenbecher zurückzulassen. Auch wenn sie Wasser darüber gegossen hat, könnten sie noch immer nicht ganz gelöscht sein und die Wohnung entzünden. Sie traut sich auch nicht, die Stummel in die Mülltonne zu werfen. Auch dadurch könnte eine Katastrophe entstehen. Die Kippen werden in einem kleinen Metallbehälter im Vorgarten zwei bis drei Tage aufbewahrt und dann erst, in zugestöpselten Flaschen, entsorgt. Wenn sie sich besonders unsicher fühlt, kann sie auch die Kippen nicht im Garten aufbewahren, sondern nimmt sie mit ins Büro, um sie permanent unter Kontrolle halten zu können.

> **BEISPIEL 2**
>
> **Der Papierkorb**
> „Dr. Morton kennt die Unruhe, die ihn gegen elf Uhr auf Konferenzen beschleicht, sehr gut. Er weiß, dass sie sich ständig steigert, und dass er dadurch in zunehmendem Maße nervöser wird. Doch er hat gelernt, damit umzugehen, und keiner merkt ihm etwas an. Dann steht er mitten in der Besprechung auf und geht auf und ab. In seiner führenden Position steht ihm das zu. Doch sein Blick verfolgt nicht die Kurven, die ein Zuarbeiter an die Wand projiziert. Er nähert sich wie zufällig dem Papierkorb, der am Kopfende des Konferenztisches steht. Die Angst presst ihm den Magen zusammen. Er schaut in den Papierkorb, dann an die Wand, dann wieder in den Korb. Es ist so ein Gefühl, man kann nichts richtig erkennen. Dr. Morton sagt wie beiläufig: ‚Ist das nicht …' und greift hastig in den Korb. Unklare Eindrücke, keine Sicherheit, keine Beruhigung. Er setzt sich wieder an seinen Platz, es ist kurz vor elf Uhr. Wie immer um die Zeit erscheint ein technischer Mitarbeiter der Firma, der den Papierkorb leert. Dr. Mortons Angst steigt noch einmal sprunghaft. Seit einem Jahr immer derselbe absurde Gedanke, es könne etwas wertvolles, nein, kein Dokument, sondern ein Lebewesen oder so etwas im Papierkorb sein und unwiederbringlich im Müll vernichtet werden. In einem solchen Fall hätte er die ganze Schuld auf sich geladen, weil er es nicht verhindert hätte."
> (Hoffmann, 1999, S. 82–83)

Permanente Gefahr. Wie wir an solchen sehr schwer erkrankten (allerdings nicht psychotischen) Menschen erkennen können, sind die Unheilserwartungen viel umfangreicher und weiter gestreut als dies bei „normalen Kontrollierern" der Fall ist. Solche Kranken haben geradezu das Gefühl, es ginge eine permanente Gefahr von ihnen aus, die sich an allen Ecken und Enden katastrophal auswirken könnte. Die ständig ins Bewusstsein einschießenden bedrohlichen Gedanken machen sich mal an dieser, mal an jener „Gefahrenquelle" fest. Wie ferngesteuert durch das eigene Gehirn, eilt dann der Zwangskranke zum jeweiligen Ort der möglichen Bedrohung, um dann gegebenenfalls noch das Schlimmste abwenden zu können.

Das Unvollständigkeitsgefühl. Zwangskranke sind unfähig, rasche und klare Urteile zu fällen und daraus Entscheidungen für ihr Verhalten zu treffen; sie fühlen sich wie in einem sumpfigen Gelände, in das sie immer tiefer versinken. Wenn sie versuchen, etwas gegen das erwartete Unheil zu unternehmen, so sind sie nicht in der Lage, zu beurteilen, ob sie das entsprechende Verhalten beenden können oder immer noch weitermachen müssen. Warum all diese Schwierigkeiten? Die Kranken haben die Empfindung, dass ihre Gedanken, Gefühle und ihr Verhalten „unvollständig" sind. Über dieses subjektive Gefühl hinaus, gibt es objektiv feststellbare Defizite, die das „Unvollständigkeitsgefühl" partiell rechtfertigen (Hoffmann, 1998; Ecker; 2001). Patienten klagen oft darüber, dass sie in kritischen Situationen kaum etwas, das sie tun, denken oder fühlen, als „ganz und vollständig und von daher als vertrauenswürdig" empfinden. Besonders beim Handeln fehlt ihnen die Sicherheit darüber, dass der entsprechende Akt als „vollendet" gelten kann. Das quält sie permanent und kann als Hauptmotor für die Übertreibungen und Entgleisungen angesehen werden, wie wir sie immer wieder bei Zwangserkrankungen finden.

Berührungsvermeidungszwänge

Alles ist unrein. Auch bei dieser Gruppe von Erkrankungen wird die Unterscheidung zwischen krank und gesund an der Ausprägung der Symptomatik deutlich sichtbar. Patienten mit Berührungsvermeidungszwängen leben in einer Welt, die hauptsächlich durch Unreines oder Widerwärtiges gekennzeichnet ist. Angst, Abscheu und Ekel sind die dominierenden Gefühle im Kontakt mit der Welt, auch der eigene Körper wird zur Gefahrenquelle und zum Objekt des Widerwillens, muss er doch zwangsläufig mit der Welt in Berührung kommen. Das Widerwärtige konkretisiert sich für diese Kranken meist in einer bestimmten Gestalt, die zum Inbegriff von Ekel, Grauen und Entsetzen wird. Für den einen ist es Schimmelpilz, für den anderen sind es Tuberkulosebazillen. Es kann auch etwas sein, was der unbeliebte Vater berührt hat, aber auch ein Gegenstand aus dem Besitz einer Krebskranken oder der rote Sand vom Sportplatz, auf dem man als Kind so oft gequält und gedemütigt wurde. Immer sind es Dinge, die schwer wahrnehmbar und kontrollierbar sind: Todesmaterie ist ein angenommenes materielles Substrat, das von einer Person in Trauerkleidung überall verbreitet wird und an Objekten haftet. Bakterien und Viren sind potentiell dort, wo Menschen hingelangen. Wenn man damit in Berührung kommt, kann man sie auf alles übertragen, es sei denn, man hat sie nach den Regeln des Zwanges entfernt.

Einzige Abhilfe. Die inneren Bilder dieser subjektiven Horrorsymbole und das ständige Absuchen der Außenwelt nach ihnen prägen das Erleben. Das Verhalten aber wird von der Abwehr beherrscht: Einwandfrei ist nur das, was nach den zwangseigenen Regeln gereinigt wurde. Waschen und wischen sind damit die Mittel der Wahl; sie können ein wahrlich tragisch zu nennendes Ausmaß annehmen. Doch ihre reinigende Wirkung ist nur kurzfristig. Die nächste Berührung droht, es wird ihr so lange wie möglich aus dem Weg gegangen, und schließlich erfolgt sie doch.

Dabei sind die einzelnen Gegenstände oder Stoffe, die Angst oder Ekel auslösen, oft durch mehr zufällige Umstände zu den Symbolen des Widerwärtigen geworden.

> **BEISPIEL**
>
> **Die Silberfische**
> Eine damals 18-jährige Patientin verbrachte drei Tage allein mit ihrem Vater in einem fremden, nicht fertiggestellten Haus auf dem Lande. In der ersten Nacht wachte sie aus dem Schlaf auf und bemerkte, dass der Vater sich zu ihr ins Bett gelegt hatte. Hatte er versucht, sich ihr sexuell zu nähern? Sie war nicht ganz sicher. Sie traute sich auch nicht, in den nächsten Tagen mit ihm darüber zu sprechen und durchzusetzen, dass der Aufenthalt abgebrochen werde. Am anderen Morgen der betreffenden Nacht glaubte sie im halbfertigen Haus ein paar „Silberfische" in der Badewanne bemerkt zu haben. Diese wurden ab dem Moment zur Chiffre für „Unreines". Seitdem suchte sie alle Räume, die sie betrat, danach ab und absolvierte umfangreiche Körperwaschungen, wenn ihr etwas „suspekt" vorgekommen war. Sie berichtet:
>
> „Mein ganzes Leben vorher habe ich so etwas wie Silberfische nie bewusst wahrgenommen. Sie wären mir auch völlig gleichgültig gewesen. Jetzt denke ich, sie könnten fast überall sein, sicherlich an einigen Orten mehr als an anderen. Es hat sich vieles verändert. Das höchste Gut sozusagen – ich weiß, es klingt komisch, aber ich empfinde es so –, das höchste Gut also ist die Reinheit(!) meines Bettes, meines Wäscheschrankes oder überhaupt meines Schlafzimmers. Draußen stören mich potentielle Silberfische nur insofern, als es das Risiko gibt, sie nach Hause einzuschleppen. Im Laufe der Zeit hat sich ein Riesensystem an Vorsichtsmaßnahmen entwickelt, um so etwas unter allen Umständen zu verhindern. Wenn es mir gelungen ist, sie strikt einzuhalten, dann gehe ich völlig ruhig in mein Bett und bin entspannt. Für den Moment jedenfalls." (Hoffmann, 1998, S. 6)

Zwänge beruhen nicht auf überhöhten Sauberkeitsanspruch. Die manchmal vertretene Auffassung, solche Zwänge beruhten auf überhöhten und perfektionistischen Sauberkeitsstandards, entspricht in keiner Weise der inneren Dynamik der Störung. Allerdings dienen solche gesellschaftlich hoch angesehenen Werte den Kranken oft als Rechtfertigung ihres Tuns nach außen, um nicht als völlig „verrückt" zu gelten.

Eine große Gruppe von Zwangsvorstellungen beziehen sich auf Stoffe, die tatsächlich gesundheitsgefährdend sein können, wie Viren, Bakterien oder chemische Substanzen jeglicher Art. Wenn dies der Fall ist, könnte man meinen, es doch mit einer Exazerbation normaler Ängste um die eigene Gesundheit oder die anderer Menschen zu tun zu haben. Aber auch hier gibt es Merkmale der Zwangserkrankung, die sich qualitativ von normalen Sorgen und Befürchtungen abheben. So kann es ausreichen, an einem giftigen Pilz im Wald vorbeigegangen zu sein, um sich verseucht und aufs Höchste gefährdet zu fühlen. In einem anderen Fall hat das Nennen des Namens einer gefürchteten Substanz im Radio dieselbe Auswirkung. Vor allem aber gibt es zwei „Gesetzmäßigkeiten" im Umgang mit Angst oder Ekel einflößenden Substanzen, die nur bei Zwangskranken vorkommen.

(1) Die endlose Übertragbarkeit der Substanz. Es wird angenommen, dass eine Substanz durch Berührung endlos übertragbar ist. So entstehen angenommene Ketten der Verseuchung, die über zwanzig und mehr Stationen gehen, wobei alle im Gedächtnis des Kranken deutlich sind. So konnte eine Entwicklungshelferin, die – ausgehend von einem suspekten Fleck auf dem Fußboden ihrer Wohnung – vor ihrer Reise nach Togo nach kurzer Zeit sich nicht mehr unbeschwert an irgendeiner Stelle dieses Landes aufhalten, weil durch eine unglückselige Verkettung von Ereignissen die ganze Landschaft dort als verseucht zu gelten hatte.

(2) Die Substanzen bleiben immer wirksam. Das zweite Gesetz besagt, dass diese Substanzen auch sozusagen in „endloser Verdünnung" nicht ihre Gefahr bringende oder Ekel erregende Wirkung einbüßen. So ist die Konfrontation mit ihnen immer gleich schlimm, egal wie alt die vermeintlichen Spuren der Substanz sind, und egal wie weit entfernt von ihrem Ausgangspunkt sie verbreitet wurden.

Zwangsgedanken
Auch bei Zwangsgedanken hat sich durchgängig die Annahme eines Kontinuums gesund – krank etabliert.

„Normale" Intrusionen. So stellt Salkovskis (1985) fest, dass Zwangsgedanken zunächst Übertreibungen normaler kognitiver Prozesse darstellten. Er beruft sich dabei auf das Konzept der „Intrusionen", d.h. willkürlich auftretender „aufdringlicher" Gedanken. Auch der normale Gedankenstrom von Menschen ohne Zwangsstörung enthielten solche Intrusionen. Bei Margraf (1998, S. 20–21) heißt es: „Erst die Auswahl und Bewertung dieser Gedanken als negativ oder bedrohlich macht sie aversiv und erzeugt Angst bzw. Unbehagen. Belastende Bedingungen erhöhen … in der Allgemeinbevölkerung und bei Zwangskranken die Auftretungsrate von Intrusionen … Ausschlaggebend für die Entwicklung von Zwängen ist jedoch weniger die Thematik als die Beurteilung dieser Gedanken und der weitere Umgang mit ihnen. Zwangspatientinnen bewerten ihre Intrusionen als unakzeptabel und reagieren auf sie mit negativen automatischen Gedanken." Das impliziert, dass Menschen, die kein großes Aufheben von ihren Intrusionen machen würden, sehr gut mit ihnen leben könnten, und in keiner Weise als krank zu bezeichnen sind.

Die Auffassung, dass normale Intrusionen ausgewählt und bewertet würden und dass dies die Intrusionen gefährlich erscheinen ließe, hilft uns nicht, uns in das Innenleben einer wirklichen Zwangskranken einzufühlen.

Zwangsgedanken sind Angst vor Schuld. Wenn in der Literatur Zwangsgedanken wiedergegeben werden, so finden wir sie immer in Form von Affirmationen, so z.B. bei Salkovskis et al. (2000, S. 64): „Ich werde meinem Baby etwas antun.", „Ich werde gleich etwas obszönes rufen.", „Ich werde jemanden vergewaltigen." usw. Das entspricht nicht der Art, wie Zwangskranke das entsprechende Material erleben. Zwangsgedanken treten vielmehr in Form von Fragen, und zwar in Form von Fragen in Bezug auf ihre eigene Person auf. Sie betreffen die möglichen negativen Auswirkungen eigener Handlungen oder Einstellungen.

Nicht ein Wohnungsbrand bildet den Inhalt eines Zwangsgedankens, sondern ein mögliches Feuer als die Folge meines vielleicht unverantwortlichen Umgangs mit Haushaltsgeräten oder Zigaretten. Nicht die HI-Viren stehen im Zentrum, sondern ihre Übertragung, die durch eigenes Verschulden geschieht. Jeder Zwangsgedanke beinhaltet somit die Angst vor Schuld: „Könnte es sein, dass ich aus irgendeinem Versagen heraus in der Vergangenheit etwas Schreckliches getan habe, oder könnte es sein, dass ich aus denselben Gründen in der Zukunft etwas Schreckliches tun könnte?" Nach unserer Einschätzung ist der von Salkovskis (2000, S. 64) zitierte „Zwangsgedanke": „Mein Partner könnte tot sein." gar kein Zwangsgedanke. Das, was den Gedanken zum Zwangsgedanken macht, sind vielmehr die Fragen: „Könnte es sein, dass mein Partner bei einem Autounfall ums Leben gekommen ist, weil ich, ohne es bemerkt zu haben, oder aus einer unbewussten bösen Absicht heraus, an den Bremsen seines Autos manipuliert habe?"

> **BEISPIEL**
>
> **Die Mutter**
> Anna B. verbringt fast den ganzen Tag mit der „Arbeit" an ihren Gedanken, d.h., mit ihrer Neutralisierung. Der Grund dafür ist, dass sie mit der ständigen Angst leben muss, ob nicht durch ihren Einfluss der Mutter etwas zustoßen könne oder deren Leben verkürzt werden könnte. Sobald sie etwas empfindet oder macht, das ihr angenehm ist und ihre Eigenständigkeit betont, stellt sich ihr die bange Frage: „Könnte es sein, dass dadurch das Leben meiner Mutter bedroht ist?" Sich nach eigenen Bedürfnissen zu verhalten, könnte die Mutter

vernichten oder zumindest schädigen. Und das geschähe durch ihre Selbstsucht, ihr Versagen, ihre eventuellen unbewussten bösen Absichten oder ihre mangelnde Kontrolle über sich selber. Nun muss sie etwas unternehmen, um diese möglichen Konsequenzen abzuwenden. Sie muss

- sich die Mutter immer wieder klar und deutlich über einen bestimmten Zeitraum vorstellen, wenn sie riskiert, deren Bild aus dem Auge zu verlieren;
- den Kontakt zu anderen Menschen so kurz wir möglich halten, weil die Zeit dieser Kontakte von der Lebenszeit ihrer Mutter abgezogen wird;
- nicht ein Stück Papier oder etwas anderes aus der Hand geben, das sie an die Mutter erinnert, da dadurch ein Teil ihrer Mutter droht, vernichtet zu werden;
- so weit wie möglich auf Essen verzichten, da ein angenehmes Gefühl dabei die Mutter drastisch schädigen könnte;
- so wenig wie möglich Gewicht haben (sprich: Raum und Platz in der Welt einnehmen), denn: je mehr sie sich ausdehnt, desto mehr gefährdet sie dadurch die Mutter;
- sich keine eigenen Wünsche erfüllen oder eigene Pläne verfolgen, denn dadurch bringt sie die Mutter nach einem komplizierten System aufs höchste in Gefahr;
- sich selber Schmerzen zufügen.

Symbiose. Hier offenbart sich ein Mensch, dessen symbiotische Beziehung zu der Mutter so total ist, dass ihr selber keinerlei „Ausdehnung", d.h., vor allem keinerlei Abgrenzung gestattet ist. Als seien sie und die Mutter wie siamesische Zwillinge miteinander verbunden, wird alles, was ihrem Teil des symbiotischen Wesens zugute kommen könnte, vom anderen Teil „abgezogen", unter Umständen bis zu dessen totaler Vernichtung. Dadurch entsteht ein Zwang zur Anpassung und zum Verzicht bis hin zur Selbstaufgabe. Sie darf unter keinen Umständen eine selbständige Steuerinstanz in sich aufbauen. Jeder Versuch für sich selber einzustehen und das eigene Leben zu bestimmen, jede eigene emotionale Erregung, die ihrer Abgrenzung dienen könnte, ist mit der schlimmsten denkbaren Konsequenz verbunden, die Mutter aus eigener Schuld zu gefährden.

Betrachten wir ein solches inneres System, so wird die Vorstellung, das alles sei „durch die Auswahl und die negative Bewertung von ‚normalen' Gedankenintrusionen" entstanden, nicht haltbar. Die Zwangserkrankung der Anna B. liegt sicherlich nicht auf einem Kontinuum mit Sorgen, Ängsten und Gefühlen, wie wir sie alle kennen, sondern stellt etwas qualitativ anderes dar.

6.3.3 Innere Haltung zu den Zwangsinhalten und „Denkverbot"

Keine einheitliche Haltung

Die Haltung der Kranken zu den Inhalten ihrer Zwangsgedanken und -vorstellungen ist keineswegs so eindeutig wie oft angenommen wird. Der Satz, der ihnen zugeschrieben wird, lautet in etwa: „Ich weiß ja, dass das, was ich im Zwang denke oder befürchte, Unsinn ist, aber ich fühle mich dazu gezwungen, so zu handeln, als würde ich fest daran glauben."

In Wirklichkeit ist ihre Auffassung dazu uneinheitlich, widersprüchlich, inkonsequent und fluktuierend. Versucht man durch hartnäckiges Befragen Patienten dazu zu zwingen, sich auf eine bestimmte Position festzulegen, so stößt man unweigerlich zuerst auf Ausweichmanöver, dann zunehmend auf Ablehnung und Ärger und schließlich sogar auf Abbruch der Beziehung. „Ich brauche mich nicht von Ihnen in die Enge treiben zu lassen, Sie brauchen mich nicht darüber zu belehren, wie übertrieben vieles von dem ist, was mir durch den Kopf geht, Sie haben offenbar kein Verständnis für meine Lage." und ähnlich lauten dann die Vorwürfe der Patienten.

Der Versuch, Dissonanz zu reduzieren. So ist auch ihre Haltung in der Therapie von Anfang an durch eine tiefgreifende Ambivalenz gekennzeichnet. Durch die Ambivalenz sind sie bis zu einem gewissen Grade dissoziiert und leiden darunter. Dann versuchen sie die Dissonanz durch Rationalisieren („Vor hundert Jahren wusste man gar nichts über Viren, wer weiß, was darüber noch alles zum Vorschein kommt.") oder Sublimieren („Es gibt mehr Dinge zwischen Himmel und Erde. Platter Rationalismus kann nicht die Lösung sein.") zu reduzieren.

Diese für Außenstehende kaum nachvollziehbare Haltung ist der „Widerspruch zwischen der vertrauten Nähe mitmenschlicher Gegenwart und der fremdartigen Entlegenheit eines völlig von der unseren verschiedenen Daseinsweise." (von Gebsattel, 1972). Doch wir müssen vermuten, dass die Kranken ihre Gründe haben, an dieser oft so bizarren und sie quälenden Sicht der Dinge festzuhalten. So scheinen sie eine Ahnung davon zu haben, dass die Zwänge in ihrer momentanen psychischen Verfassung in ihrer Funktion durch nichts Verfügbares zu ersetzen sind. Hinzu kommt die oft krampfhafte „Pseudorationalität", die sie den Zwangsinhalten verleihen, um sich vor sich selber und vor anderen zu rechtfertigen.

Denkverbot bei voll erhaltener Intelligenz

Der Zwang verbietet es dem Betroffenen, über die Sinnhaftigkeit der im Zwang enthaltenen Vorstellungen nachzudenken. Der Betroffene fügt sich dem, obgleich seine Intelligenz sonst voll intakt sein kann. So sagt eine Patientin: „Mit dem Zwang diskutiert man nicht." Und so sind merkwürdige menschliche Begegnungen möglich, wie die mit einer außerordentlich kompetenten und geschätzten Chefärztin, die sich nicht auf einen fremden Stuhl setzt – aus dem Gedanken heraus, dadurch schwanger werden zu können.

Zeichenlernen im Sinne Mowrers (1969), d.h. ein Prüfen der Bedeutung von Stimuli, findet in einem solch außergewöhnlichen Fall nicht mehr statt. Auf der einen Seite ist die Intelligenz des betroffenen Menschen voll erhalten, und er agiert z.B. tadellos in seinem Beruf. Auf der anderen Seite gibt es diese „Festung des Irrsinns" mitten in seinem Leben. Und jeder gut meinende Außenstehende, der versucht, sie zu stürmen und zu schleifen, wird bald bemerken, wie schwierig dies ist und wie wenig er am Anfang auf die uneingeschränkte Kooperation der Betroffenen zählen kann.

Lösungslernen. Zu beobachten ist im Alltag ein totales Ausweichen auf Lösungslernen: „Wie gehe ich bei nicht hinterfragter Bedeutung des Zeichens damit um im Sinne einer Minimierung der Bedrohung, die es signalisiert?" Das Agieren innerhalb des Zwangssystems tritt völlig in den Vordergrund des Bewusstseins. Das Manipulieren auf dieser Ebene, das erfolgreiche Befolgen der Regeln des Zwanges, gewährleistet immer wieder kurzfristig ein relatives Maß an Sicherheit. Nach dem Sinn der Handlungsabläufe wird nicht mehr gefragt. Stattdessen werden sie ständig auf der niedrigsten Ebene, auf der der Bewegungen, nach ganz primitiven Kriterien perfektioniert und dadurch „todsicher" gemacht.

6.3.4 Leben wie in zwei Welten

Die neue Dimension im Leben Zwangskranker

> **BEISPIEL**
>
> **Das Katzenstreu**
> Ein Patient berichtet: „Früher war das Leben auch schon kompliziert genug. Ich hatte Schwierigkeiten bei der Arbeit, es gab viele Streitereien mit meiner Freundin, daneben die vielen Ängste, die ich mir seit eh und je um meine Gesundheit mache. Schließlich die täglichen Sorgen um die Finanzen, das ewige Suchen nach einer bezahlbaren Wohnung usw. Aber da kam zu all dem etwas ganz Neues hinzu, das mich insgesamt mehr quält, als alles andere zusammen.

> Sie wissen, wie absurd es klingt: Katzenstreu, das, mit dem die Katze meiner damaligen Freundin versorgt wurde. Seit über zwei Jahren sind wir getrennt. Ich habe sie seitdem nicht mehr gesehen. Die Katze ist längst tot und war nie in meiner Wohnung. Aber ganze Teile meiner Wohnung sind damit verseucht, für mich jedenfalls, und ich kann sie nicht betreten und einzelne Dinge nicht berühren. Ich kann mich an jede einzelne Episode erinnern, die dazu geführt haben muss, dass Streu oft über viele Stationen an diesen oder jenen Gegenstand gekommen ist. An einem ganz bestimmten Tag habe ich es mit Sicherheit in meine Stammkneipe eingeschleppt. Seitdem gibt es nur eine kleine Ecke, in der ich einigermaßen mit gutem Gefühl mein Bier trinken kann und auch das nur, weil ich sozusagen ein Auge zudrücke. Denn auch dieser Teil könnte verseucht sein. So geht es endlos weiter. Sie kennen ja die Geschichte. Es ist die Hölle." (Hoffmann, 1998b, S. 7)

Jede Lebenssituation des Kranken unterliegt einer zweifachen Definition.

Die bisherige Dimension. Einmal ist sie definiert durch den Stellenwert, den sie in den bisherigen Erfahrungs- und Wertsystemen einnimmt: Er geht in seine Kneipe und sieht einen guten Freund an dem runden Tisch vor dem Fenster. Das ist schön. Er unterhält sich gerne mit ihm, und er weiß, dass gute Gespräche für ihn sehr wichtig sind.

Die zwangsbedingte Dimension. Parallel dazu erfährt die Situation eine völlig neue, zwangsbedingte Definition: „Diese Tischplatte ist mit Sicherheit nicht einwandfrei. Ich habe vor einem dreiviertel Jahr meine Tasche kurz darauf gestellt, als ich den Zeitungsausschnitt suchte, den ich Karl zeigen wollte. Nachher ist mir eingefallen, dass ich die Tasche in meiner Wohnung neben der Kommode deponiert hatte, die total mit Katzenstreu verseucht ist. Sicher hat die Tasche sie gestreift, als ich sie hochnahm. Ich kann zumindest nicht ganz sicher sein, dass es nicht so war. Die Tischplatte ist seitdem oft abgewischt worden, aber man weiß ja nie, wie ordentlich das Reinigungspersonal arbeitet. Was soll ich nun tun? Ihn an einen anderen Tisch bitten? Mit welcher Begründung? So tun, als hätte ich etwas vergessen und einfach weggehen?"

Die Definition ist fluktuierend. Die Situationsdefinition des Zwangskranken ist insofern fluktuierend, als einmal mehr das normale, ein anderes Mal mehr das krankhafte Erfahrungs- und Bewertungssystem im Vordergrund steht. Neben den normalen Sorgen und Anforderungen des täglichen Lebens ist eine allgegenwärtige Bedrohung hinzugekommen. Entgegen dem Verständnis der anderen Menschen hat sich ein Thema etabliert, das sich nicht in Frage stellen lässt und sein Recht fordert. Ein früher indifferenter, sogar freundlicher Tisch wird ganz davon beherrscht.

Es sei an dieser Stelle erwähnt, dass diese Dimension nicht mit dem Erleben eines psychotischen Patienten zu verwechseln ist: Während ein Patient mit Wahn immer wieder sagt: „Es ist etwas nicht in Ordnung, aber ich weiß nicht, was es ist.", weiß der Zwangskranke ganz genau, was es ist, aber er kann es den anderen so schwer mitteilen, sie würden ihn doch nicht verstehen.

Doppelte Belastung. Mit dieser doppelten Dimension umzugehen, bedeutet für den Patienten, dass er auf der einen Seite mit den komplexen Aufgaben des Lebens konfrontiert ist, auf der anderen Seite hält er geradezu mit Hypervigilanz Ausschau nach den Symbolen seiner neuen „Privatreligion", die Maßnahmen diktieren, die oft im krassen Gegensatz zu denen stehen, die das konventionelle Leben fordert. So ist seine Aufmerksamkeit doppelt ausgerichtet und seine Situationsdefinition fluktuiert, oft buchstäblich von einer Sekunde zur anderen.

6.3.5 Die ursprünglichen Werte, Bedürfnisse und Gefühle werden zurückgedrängt

Zwänge breiten sich aus. Stößt der Zwang auf wenig Widerstand, so entwickelt er eine starke Tendenz, sich auszubreiten und die anderen Teile des Erlebens und des Verhaltens zu überwuchern. Das äußert sich für Betroffene darin, dass seine Diktate unerbittlicher werden und ihre Freiheitsgrade zunehmend schrumpfen. Das Gehirn funktioniert dann wie eine „Assoziationsmaschine" (Ecker, 2001). Es werden immer mehr Verbindungen zwischen bestimmten Reizen und den zentralen Themen, wie eigenes Versagen, Krankheit, Tod, Unglück usw. geknüpft. Damit werden mehr Symbole „entdeckt" und diese den Regeln des Zwanges unterworfen. Reines, Einwandfreies, Nichts-Böses-Verheißendes oder bloß Neutrales wird seltener.

Die Gegenmaßnahmen werden aufwendiger. Auf der Abwehrseite müssen immer aufwendigere Maßnahmen eingesetzt werden, um die Plage noch unter Kontrolle zu halten. Ab einem gewissen Punkt kann das Ausufern des zwanghaften Abwehrverhaltens nur noch durch „Gegenmaßnahmen" zumindest etwas eingeschränkt werden. Es wird dann gezählt, nummeriert, oder ganz einfach eine Regel hinzugefügt, die allen anderen Regeln übergeordnet ist. So berichtet Ellen Weiß (Hoffmann & Weiß, 1983): „Offensichtlich um die Einhaltung sämtlicher Regeln durchzuhalten und um aus Zweifeln an ihrer ordnungsgemäßen Durchführung entstehenden Wiederholungen begegnen zu können, wurde dem Grundzwang ein weiterer Zwang aufgepfropft, nach dem etwas Unangenehmes zu erwarten sei, wenn die Beachtung der entstandenen Normen nicht als einwandfrei akzeptiert werde."

Die Blockierung der Gefühle. Die Zunahme der Zwangssymptomatik geht einher mit einer zunehmenden Blockierung der Gefühle und einer Hemmung des Fühl-Wissens. Patienten nehmen ihre Gefühle nun anders wahr. Sie sind „verklumpt", gedämpft und teilweise gemischt mit Selbstmitleid. In einem von Weiß (Hoffmann & Weiß, 1983) spontan durchgeführten Satzergänzungstest zeigte sich auch Folgendes: Alle Betroffenen waren bei dem Versuch, Kontrolle über sich auszuüben, sehr bestrebt, Gefühlen so weit wie möglich aus dem Weg zu gehen und sie unter keinen Umständen zu äußern.

Verschiebung des Wertesystems. Auch im Wertesystem erfolgen Verschiebungen, die für Außenstehende grotesk sein können: Ein Patient empfindet Angst und Ekel bei allem „Leichenhaften" und dessen gedachten „Spuren". Eines Tages erleidet seine Frau während seiner Abwesenheit einen Herzinfarkt und wird in ein Krankenhaus gebracht. Er kommt nach Hause, erfährt davon, und fährt nicht gleich ins Krankenhaus, wo sie auf der Intensivstation mit dem Tode ringt, sondern muss erst die Wohnung wieder in Ordnung bringen. Es quält ihn die Frage, was sie nach dem Infarkt, also als Quasi-Leiche, noch alles angefasst hat? Was musste er mit lauwarmem Wasser abwaschen und wie oft? Welche Stellen des Fußbodens durfte er dabei nicht betreten?

6.3.6 „Problemlösen" auf symbolischer, magischer Ebene und das Zwei-Bühnen-Modell

Rückfall auf eine externale Regulationsform
Patienten im Zwangsbereich scheinen auf eine sehr niedrige Regulationsebene zurückzufallen. Die innere Regulation (wie Denken als Probehandeln am inneren Modell, einsichtiges Denken usw.) fällt weitgehend aus. Die niedrigste Regulationsstufe, die bis zum Entwickeln metakognitiver Funktionen (ca. 4. Lebensjahr) Vorrang hat und von offensichtlichen Merkmalen der Außenwelt abhängig ist, gewinnt an Bedeutung. Es ist dies die so genannte externale Regulationsform. Rückmeldungen werden aus den sichtbaren Effekten abgeleitet, die das Selbst in der Außenwelt hergestellt hat. Es scheint ein Rückfall auf eine frühe kognitive Entwicklungsstufe stattzufinden. Dabei ist die Manipulation an äußeren Gegebenheiten so ausgerichtet, dass sie einen eminent symbolischen Charakter gewinnt (Hofmann & Hoffmann, 1998).

Wie wir am Beispiel der jungen Frau und den Silberfischen (vgl. 6.3.2) gesehen haben, können sehr starke, nicht bewältigte Traumata zu solchen Regressionen führen. Ein an sich harmloses Objekt ist zur Chiffre für Demütigung, Krankheit, Leid und Tod geworden und steht nun für innere Situationen, die nicht bewältigbar sind. Dafür kann nach außen hin Ordnung geschaffen werden, in dem die Symbole des Bösen, wie Silberfische, mit allen Mitteln ferngehalten werden, so dass keine Berührung mit ihnen stattfinden kann.

Das Zwei-Bühnen-Modell
So findet die Auseinandersetzung mit den großen, tragischen Themen immer weniger auf der Hauptbühne des Lebens statt. Stattdessen wird eine Nebenbühne eröffnet, eine Art Kasperletheater. Dort werden die großen Dramen nachgespielt, allerdings verzerrt, übertrieben und klamottenhaft. Da wird der Tod von den Schuhsohlen abgewischt; durch Nicht-Anfassen von Türklinken wird an der eigenen Unsterblichkeit gebastelt, und das, was Menschen sich gegenseitig an Leid zufügen können, wird durch die Flucht vor roten Haaren aus der Welt geschafft. Die eigenen dunklen Seiten werden in Szenen nachgespielt, in Szenen, in denen man sich ständig davor hüten muss, im Vorbeigehen Menschen zu erwürgen, kleine Kinder zu erdolchen. Fast die ganze Zeit wird damit verbracht, sich zu vergewissern, ob man es gerade noch verhindern konnte.

6.3.7 Zwänge können eine Funktion erhalten

Vor allem Hand (2002) hat darauf hingewiesen, dass Zwänge oft eine intraindividuelle (z.B. motorisch-kognitive Ablenkung von negativer Befindlichkeit) oder eine interaktionelle (etwa latent-aggressive Kontrolle des sozialen Umfeldes) erlangen können. Das hat wichtige Implikationen für die Therapie.

6.4 Allgemeine Ziele in der Therapie von Zwangserkrankungen

Trotz der Verschiedenheit der einzelnen Zwangssyndrome weisen Zwangserkrankungen Gemeinsamkeiten auf, sodass wir einige sehr allgemeine Zielsetzungen für eine Therapie formulieren können.

Eine erfolgreiche Therapie erfordert folgende Veränderungen:

Die chaotische Erlebniswelt Zwangskranker muss neu geordnet werden. Das bedeutet im Einzelnen:

- ▶ Zunehmende Distanzierung von den Inhalten der Zwangssymptomatik, Ausgrenzung des introjizierten Fremdsteuerungssystems.
- ▶ Stärkung der Ich-Funktionen, Etablierung des eigenen Ichs als zentrale Steuerungsinstanz.
- ▶ Lenkung der Aufmerksamkeit auf die normalen zentralen Bereiche des persönlichen Lebens.
- ▶ Das verwaschene oder zwanghaft pseudostrukturierte Verhalten wird ersetzt durch fundierte, organisch ablaufende und zum Ziel führende Handlungsabläufe.
- ▶ Wieder-Inkraftsetzen zentraler Gesetzmäßigkeiten des zwischenmenschlichen Zusammenlebens in einer Welt, die primär durch die eigenen Gefühle, Bedürfnisse und Werte gegliedert ist.
- ▶ Problemlösen findet nicht mehr auf der symbolischen, magischen Ebene der Zwangssymptomatik statt, sondern in der Realität. Die Gefühle werden „entklumpt", differenziert und wieder auf die Sachverhalte bezogen, zu denen sie gehören.

Im Rahmen welcher Therapiepläne wir diese Ziele anstreben können, und welche Rolle Expositionen dabei spielen, werden wir nun im speziellen Teil bei verschiedenen Störungsbildern aufzeigen.

7 Kontrollzwänge

Bevor wir unseren Ansatz zur Therapie von Zwangsstörungen erläutern, bei denen Kontrollen als Abwehrmaßnahmen im Vordergrund stehen, wollen wir mit einem Beispiel beginnen. Dann vergleichen wir noch einmal die Besonderheiten dieser Störung mit normalen Kontrollen.

> **BEISPIEL**
>
> **Sebastian B., 55 Jahre**
>
> **Der Anfang.** „Meine ersten Zwangsgedanken hatte ich mit ca. 19 Jahren. Im Rahmen meiner Ausbildung habe ich Werkstücke herstellen müssen. Sobald es abgegeben war, war es nicht mehr möglich, Korrekturen anzubringen. Deshalb habe ich die Abgabe immer wieder auf den nächsten Arbeitstag verschoben. Während des Feierabends und der Nacht habe ich mir dann das Werkstück immer wieder vorstellen müssen, um die Richtigkeit der Arbeit zu kontrollieren. Ich hatte die Hoffnung, irgendwann von der Richtigkeit überzeugt zu sein und Ruhe zu finden. Das Gegenteil war jedoch der Fall. An Schlaf war nicht zu denken.
>
> Ich hatte einmal meine Oma um zwei Briefmarken gebeten, und sie hatte mir erlaubt, sie aus ihrem Schrank zu holen. Jahre danach plagte mich die Vorstellung, ich hätte aus mangelnder Achtsamkeit oder aus bewusster Bösartigkeit statt der erlaubten zwei Briefmarken drei Briefmarken dem Heftchen entnommen. Ich versuchte wochenlang immer wieder zu rekonstruieren, wie der Vorgang ganz genau abgelaufen war, um sicherzugehen, dass ich nur zwei genommen hatte. Es beschäftigte mich auch, dass wenn ich wirklich drei genommen habe, meine Oma mich jetzt noch anzeigen könnte und dadurch mein Leben völlig ruiniert wäre.
>
> Mit etwa zwanzig Jahren, als ich noch bei meinen Eltern wohnte, habe ich allein eine Ferienreise unternommen. Als ich vor Reiseantritt die Wohnung verließ, waren meine Eltern ebenfalls verreist. Den Urlaub konnte ich in keiner Weise genießen, da ich befürchtete, die Balkontür offen gelassen zu haben. Wie sich später herausstellte, war sie jedoch geschlossen."
>
> **Das Kontrollieren gerät außer Kontrolle.** „Vor nunmehr zwanzig Jahren begannen die Angst- und Zwangsgedanken, die jetzt mein Leben total beherrschen.

Ich empfinde niemals Ruhe, weil eine permanente Angst in mir vorhanden ist. Durch die Kontrollen versuche ich der Angst zu begegnen. Das Entscheidende dabei ist: Wenn ich angefangen habe, sind die Kontrollen nicht mehr meinem Willen unterworfen. Ich führe sie in einer Art und Weise aus, wie ich sie vom Verstand her für völlig übertrieben halte. Auch die Länge eines Kontrollvorgangs kann ich nicht bewusst steuern. Wenn ich für kurze Zeit glaube, einen Kontrollvorgang abgeschlossen zu haben, so setzt sich dieser Gedanke nicht durch, und ich muss mich umgehend wieder diesem Gegenstand zuwenden und die rituellen Handlungen und Gedanken weiterführen. Irgendwann werde ich dann ‚freigelassen'. Doch wenn ich dann ins Bett gegangen bin, geht alles wieder los. Ich bin meist total aufgewühlt: Mein Herz schlägt bis zum Hals, meine Muskeln zucken, ich schwitze stark und habe Kopfschmerzen. Obwohl ich versuche, das Angstgefühl zu verdrängen, kommen noch mehrmals Gedanken an bereits kontrollierte Gegenstände oder Räume auf. Ich bin dann gezwungen, nochmals aufzustehen und zu kontrollieren. Meist habe ich bis ca. vier Uhr mit allem, einschließlich der beschriebenen ‚Nachkontrollen', zu tun. Gegen fünf Uhr morgens schlafe ich erst ein.

Ich bin im Lauf der Jahre auf immer mehr Tricks gekommen, um überleben zu können. Zeitweise legte ich abends die Glühbirnen aus fast sämtlichen Räumen in meinem Schlafzimmer auf den Boden. Auch alle tragbaren elektrischen Geräte (Stehlampe, Heizlüfter, Videoprojektor, Videorekorder, Kochplatte usw.) sowie alle Mehrfachsteckdosenleisten von nicht tragbaren Geräten liegen bzw. stehen in meinem Schlafzimmer, möglichst so dicht an meinem Bett, dass ich sie im Angstfall berühren kann."

Beispiel für einen Kontrollablauf. „Dazu, wie ich bei den Kontrollen vorgehe, möchte ich nur ein Beispiel geben.

In meinem Haus befinden sich viele Steckdosen. Obwohl alle elektrischen Geräte, die ich über Nacht nicht in mein Schlafzimmer transportieren kann, aus den Steckdosen herausgezogen sind, muss ich auch die leeren Steckdosen kontrollieren. Dazu hocke ich mich mit einer Taschenlampe vor die jeweilige Steckdose. Mit den Augen ‚rolle' ich zunächst um die Dose herum, um sicherzustellen, dass ich kein Kabel von der Dose ausgehen sehe. Dann berühre ich mit einem Finger die Metallstreifen der Dose. Anschließend drücke ich einen Finger in jedes der beiden Löcher, um sicherzustellen, dass kein Stecker darin steckt. Das tue ich mehrmals. Bevor ich mich von der Dose lösen kann, konzentriere ich mich stark, ertaste mit den Augen noch einmal jedes der beiden Löcher und den Metallstreifen. Dabei spreche ich innerlich

> die Worte ‚Metall, Loch, Loch'. Wenn ein Stecker auf dem Boden liegt, kontrolliere ich auch diesen. Ich fahre mit den Fingern über das Kabel. Den Stecker „ertaste" ich (obwohl ich ihn anleuchte), dann fahre ich mehrmals mit den Fingern an den beiden Metallstreifen entlang. Anschließend richte ich mich auf und wiederhole alles noch einmal nur mit den Augen. Mit der erwähnten Unsicherheit kann ich mich dann meist entfernen. Allerdings erfordert es viel Kraft, in dieser Situation keinen Zwangsgedanken aufkommen zu lassen."

7.1 Beschreibung der Störung

7.1.1 Kontrollen bei Nichtzwangskranken

An sich stellen Kontrollen eine unabdingbare Komponente jeder Handlung dar. Man kann generell folgende Handlungsphasen unterscheiden:

Schaffen einer Regulationsgrundlage. In der ersten Phase wird eine vorläufige Vorstellung von der Aufgabe (d.h. davon, was das Ziel ist) und vom dazu notwendigen Handlungsablauf gewonnen. Es werden die Merkzeichen bzw. Bewertungsmaßstäbe ermittelt, nach denen sich die gegebene Handlung richtig vollziehen lässt. Ein Beispiel: 3 Platten eines Elektroherds sollen abgestellt werden. Man dreht jeweils an den korrespondierenden Knöpfen, bis die schwarzen Punkte parallel zur Null stehen. Wir gehen von der Arbeitshypothese aus, dass, wenn dies geschehen ist, der Herd ausgeschaltet ist, und denken nicht weiter darüber nach.

Eine solche Orientierungsgrundlage kann mehr oder weniger vollständig sein, sie kann planmäßig oder spontan und mehr oder weniger bewusst ausgebildet werden.

Die Ausführung. Nach dem Erstellen des oben genannten handlungsleitenden inneren Modells erfolgt die Ausführung mit den dazu erforderlichen Blicken, Handgriffen und Bewegungen.

Kontrolle und ggf. Korrektur. Nach dem Vollzug wird geprüft, ob der Zielzustand nach den gesetzten Bewertungskriterien (z.B. schwarze Punkte sind parallel zur Null) erreicht ist. Dann löst man sich von der Handlung ab und ist offen für andere Tätigkeiten. Ist der Zielzustand nicht erreicht, wird die Ausführung wiederholt bzw. korrigiert.

7.1.2 Kontrollen als Abwehrmaßnahmen bei Zwangserkrankungen

Unser Kontrollieren entspricht nicht immer den oben geschilderten Abläufen. Es gibt Zeiten oder wichtige Gelegenheiten, bei denen wir besonders genau sind. Dann werden unsere Kontrollen präziser und ausgedehnter, aber sie bleiben im Rahmen der Norm. Wir behalten die Situation dabei noch immer voll im Griff. Es gibt auch Menschen, die aus ihrem Wertesystem heraus bestrebt sind, alles durch „perfekte" Handlungsabläufe abzusichern, um damit jedes Risiko zu verringern. Auch eine solche Genauigkeit, wie wir sie z.B. bei so genannten zwanghaft akzentuierten Persönlichkeiten vorfinden, haben noch einen Anpassungswert.

Das zwanghafte Kontrollieren. Anders ist es bei Menschen, die an einer Zwangserkrankung im engeren Sinne leiden. Sie erweisen sich als unfähig, nach einer Kontrolle Halt zu machen, sie zu beenden und sich davon abzulösen. Sie fühlen sich gezwungen, jeweils noch „etwas" hinzuzufügen. Meist fehlt eine angemessene Orientierungsgrundlage und verbindliche Merkzeichen, oder diese wechseln ständig. Die Handlungen sind diffus und unorganisiert oder aber starr unflexibel. Vor allem mangelt es an Beendigungskriterien. Ihr psychisches Erleben beschreiben sie als „unvollständig", oder, als Kompensationsversuch dagegen, sind sie äußerst angespannt. Die Aufmerksamkeit ist dann überaktiviert und als Motiv für das Kontrollieren wird ein diffuses Gefühl genannt, dass alles noch nicht „richtig" sei.

Dann steigern sich die Wiederholungen der Kontrollen und es werden zur Sicherheit weitere vermeintliche Wahrnehmungskanäle (blicken aus verschiedenen Winkeln, horchen, tasten usw.) eingeschaltet. Die Handlungen werden fragmentiert und immer ungeordneter. Schließlich erfolgt der Versuch, sie durch Maßnahmen wie Zählen zu kanalisieren; d.h., die Kontrollen zu kontrollieren. Aber auch dann stellt sich kein Gefühl der Sicherheit ein.

Wir müssen uns das so vorstellen, dass das, was die Patienten wahrnehmen, „nicht in ihrem Kopf ankommt". Wenn sie z. B. einen Schlüssel im Schloss herumdrehen, wird die propriozeptive Rückmeldung nicht deutlich. Das Gefühl „zu" bleibt aus. Nichts wird als ganz oder als abgeschlossen erlebt. Dies ist das meistbeklagte „Unvollständigkeitsgefühl".

Betroffene haben keinen Überblick über die Situation. Sie starren abwechselnd auf kleine Ausschnitte, die Aufmerksamkeit erscheint wie „eingefroren", die Wahrnehmungen bleiben blass. Dieses Erleben führt dazu, dass der Kranke unter einem permanenten Alarmsignal steht.

> **!** Das Unvollständigkeitsgefühl und die permanente Alarmbereitschaft sind die primären Symptome der Zwangserkrankung. Die pathologischen Kontrollen sind der Hilflosigkeit entspringende Strategien, um mit diesen quälenden Zuständen fertig zu werden.

7.2 Kritische Anmerkungen zu Therapien bei Kontrollzwängen

Wir halten es für legitim, dass wir, bevor wir unseren Ansatz darstellen, die vorliegende Literatur zum Thema sichten und kritisch bewerten. Das gilt für dieses Kapitel, wie auch für die nächsten Kapitel Waschzwänge und Zwangsgedanken.

7.2.1 Die Annahme übersteigerter „positiver" Eigenschaften als Ursachen der Störung

Störung als übersteigerte Vorsicht. Von einer unserer Meinung nach problematischen Interpretation dieser Störungen zeugt die oft anzutreffende Annahme, Zwangserkrankungen seien essentiell auf eine besondere charakterlich verankerte Vorsicht und auf eine übersteigerte Verantwortungseinstellung zurückzuführen. So schreiben z.B. Lakatos und Reinecker (1999, S. 92–93): „Letztlich steht dahinter also die unerfüllbare Forderung danach, perfekt sein zu wollen ... Zwangsklientinnen handeln nach dem Motto, man darf kein Risiko eingehen. Alle potentiellen Gefahren müssen, sofern man Einfluss darauf hat, ausgeschlossen werden. Dieser Wunsch nach absoluter Sicherheit ist dysfunktional insofern, als das Leben *immer* auch mit Risiken verbunden ist, es sei denn, man lebt unter einem Sauerstoffzelt (und selbst dort kann einem etwas passieren). Es ist schlichtweg unmöglich, sich vor allen potentiellen Gefahren zu schützen, wer dies versucht, verfolgt eben ein unerreichbares Ziel."

Rationalisierung. Solche Motive sind in keiner Weise die entscheidenden Determinanten der Störung. Sie dienen den Kranken vielmehr als sekundäre Rationalisierungen. Sie können ihr zwanghaftes Denken und Handeln vor sich selbst und vor anderen durch Werte rechtfertigen, die gesellschaftlich akzeptabel und sogar hoch angesiedelt sind. Diese Operation hat letztlich zum Ziel, die Kluft zwischen den konventionellen Lebensregeln und den idiosynkratischen des Zwanges zu überbrücken. Sie wird dadurch begünstigt, dass das Verhalten, das in der Zwangserkrankung auftaucht, von vornherein einen Hauch von Plausibilität hat. Auf die Art gelingt es dem Kranken – zumindest am Anfang der Störung – seine pathologischen Kognitionen und Emotionen und die dagegen gerichteten Absicherungsmaßnahmen auszugeben als Ergebnis einer übersteigerten Hingabe an Werte, wie Verantwortungsgefühl, Vorsicht und Ernsthaftigkeit im Umgang mit den Dingen des Lebens.

Doch eine solche innere Haltung ist bei den Betroffenen in der Regel nicht anzutreffen. Sie leiden eben nicht an den Auswüchsen einer zwanghaften Persönlichkeit, die alle Bereiche des Lebens ihrer „Philosophie" unterjocht. Im Gegenteil: Viele Personen, die sich in einigen Abschnitten ihres Lebens als pathologische Kontrolleure erweisen, verhalten sich in anderen normal oder sogar leichtfertig und „schlampig".

Aus der Annahme solcher positiver übersteigerter Eigenschaften als Ursache der Störung werden dann nach den „Regeln der kognitiven Therapie" fragwürdige Interventionen abgeleitet:

So wird beispielsweise ein Patient, der Angst davor hat, die Wohnung im unkontrollierten Zustand zu verlassen, zu Folgendem angeleitet: Er soll einfach nichts tun und sich dabei sagen:

„Wer wird denn perfekt sein, wir machen alle mal einen Fehler."

„Es muss ja nicht gleich das ganze Haus abbrennen, wenn ich etwas übersehen habe."

„Sollte etwas passieren, für den Notfall bin ich ja auch noch versichert."

„Sogar für den Fall, dass etwas Schlimmes passiert, geht das Leben ja weiter."

Solche Ansätze bei der Behandlung ergeben sich unserer Ansicht nach aus ungenauen Beobachtungen und aus der Tendenz, die älteste Fehleinschätzung der Psychopathologie zu wiederholen: Bei den Patienten spielen sich die wichtigsten Vorgänge in etwa so ab, wie bei mir oder – in diesem Fall – wie bei meiner etwas ängstlichen Großmutter. Wir sind der Ansicht, dass solche Interventionen für die Oma hilfreich wären, ob sie es für Zwangskranke immer sind, wagen wir zu bezweifeln.

7.2.2 In-sensu-Konfrontation mit „befürchteten Konsequenzen"

Als ein weiteres Beispiel einer verfehlten Therapiestrategie sei eine Vorgehensweise skizziert, die u.a. von Foa und ihren Mitarbeitern (s. z.B. Hiss und Foa, 1993) angewandt wird.

Sie gehen von der Idee aus, dass das Kontrollieren durch die Vorstellung von Katastrophen aufrechterhalten wird. Dies stimmt nur zum Teil, denn es gibt endlose Kontrollen ohne jede Vorstellung von Katastrophen oder gar nur von Schäden. Aber das ist nicht der entscheidende Irrtum. Dieser besteht vielmehr in der Annahme, dass es möglich sein müsste, die Kontrollen dadurch „überflüssig" zu machen, dass die angstbesetzten Vorstellungen „gelöscht" würden, oder dadurch, dass eine Art Gewöhnung „an die entsprechenden Inhalte" erreicht werden soll.

So schreiben Hiss und Foa (1993, S. 58–59): „Wie schon erwähnt, versuchte John (einer ihrer Patienten), katastrophale Konsequenzen zu verhindern, die sich aus einer Unachtsamkeit ergeben könnten. Im Zentrum seiner Besorgnis stand der Schaden, den er anrichten könnte. Da solche Katastrophen nicht in der Wirklichkeit dargestellt werden können … ist die Reizkonfrontation in der Vorstellung besonders wichtig bei Patienten mit zwanghaftem Kontrollieren."

Dann beschreiben sie das Vorgehen: „In der ersten Therapiesitzung wurde John aufgefordert, sich das folgende Szenario vorzustellen. Er lässt irrtümlich die Werkstatttür offen und sein kleiner Sohn kommt in den Raum und verletzt sich erheblich an herumliegendem Werkzeug. John hat starke Schuldgefühle, weil er weiß, dass er diesen Unfall hätte verhindern können. Seine Frau klagt ihn an und nennt ihn einen unverantwortlichen Vater." Dann geht es weiter: „Er vergaß während eines Gewitters die Stecker des Fernsehers und der Stereoanlage aus der Steckdose zu ziehen – beide Geräte wurden durch Blitzeinschlag schwer beschädigt. Da sie nicht versichert waren, musste er seine Ersparnisse angreifen, um die Reparaturen bezahlen zu können. Ihm fehlte nun das Geld, seinem Sohn ein Fahrrad zum Geburtstag zu schenken." In einer anderen Szene vergaß er, den Herd zu kontrollieren, bevor er zu Bett ging; der Herd war jedoch noch in Betrieb, und während der Nacht entwickelte sich ein Feuer in der Küche und zerstörte rasch das ganze Haus. Die Familie konnte nur wenig Habseligkeiten retten. In einer weiteren Szene ließ er die Haustür unverschlossen und Einbrecher verwüsteten das Haus während seiner Abwesenheit.

John stellt sich diese Szenen jeweils 10 bis 15 Minuten lang vor und wiederholt die Prozedur während der 45-minütigen Sitzung dreimal. Dabei soll er sich auf seine Gefühle, z.B. Schuldgefühle, konzentrieren.

Neben diesem Vorgehen werden weitere „flankierende Maßnahmen" eingesetzt. Hiss und Foa (S. 59): „Johns Angst ‚dumm' aufzufallen, wenn er etwas falsch macht, wurde ebenfalls im Rahmen der Therapie behandelt. Es wurden ihm Situationen vorgeschlagen, in denen er sich ‚unnormal' verhält; z. B. indem er einer Kassiererin in einem Supermarkt ein Trinkgeld gibt oder darauf besteht, für einen 50-Cent-Kaugummi mit einem 100-Dollar-Schein zu bezahlen."

Solche Therapiestrategien sind völlig verfehlt. Sie basieren auf einer mangelhaften Kenntnis der Störung und auf einer schematischen, unreflektierten Anwendung von „Lerngesetzen" (Löschung, Habituation usw.). Unsere Auffassung ist:

Für John ist es nicht heilsam, sich an das Bild seines schwer verletzten Sohnes zu gewöhnen, sondern es ist heilsam, wenn er lernt: „Wenn ich eine Tür abgeschlossen habe, ist sie verschlossen, und ich kann mich anderen Dingen zuwenden."

7.3 Gesamttherapieplan bei Kontrollzwängen

Überblick
- Analyse des Zwangssystems
- In-vivo-Beobachtung
- Analyse der prädisponierenden, auslösenden und aufrechterhaltenden Bedingungen
- Erörterung von Perspektiven „nach dem Zwang" und Aktualisierung von Wünschen, Bedürfnissen und Zielen
- Vermittlung von Erklärungsmodellen für die Struktur und erste Informationen über den Therapieverlauf
- Schaffung einer neuen Regulationsgrundlage
  - Festlegung dessen, was normal kontrolliert werden soll
  - Festlegen der neuen Kriterien zur Beurteilung des Zustandes der Gegenstände
  - Festlegen der normalen Bewegungsabläufe bei den Kontrollen
- Übung des normalen Kontrollierens und Überwindung des Unvollständigkeitsgefühls
- Zeitweilige Hilfen durch Quasi-Therapeutenpräsenz
- Maßnahmen zur Tolerierung und Überwindung von Restspannung
- In-sensu-Übungen der normalen Kontrollabläufe
- Umgang mit unrealistischen negativen Gedanken und Ängsten
- Allmähliche Zurücknahme von Hilfen
- Arbeit mit Angehörigen
- Bearbeitung intrapsychischer und interpersoneller Funktionalitäten

Ziel der Therapie. In unserem Therapieansatz steht nicht die Arbeit an der Angst vor Katastrophen und das Verhindern der Kontrollen im Vordergrund. Das vorrangige Ziel besteht vielmehr darin, das „normale" Kontrollieren wieder zu etablieren. So soll der Patient wieder lernen, beispielsweise vor dem Verlassen des Hauses, durchaus zu prüfen, ob sie in einem ordnungsgemäßen Zustand ist. Die Kontrolle soll aber nicht wiederholt werden. „Ein Mal und normal kontrollieren zu wollen, gehört zu den Menschenrechten", sagen wir den Patienten. Dabei liegt die Betonung auf „ein Mal" und „normal".

Im Folgenden geben wir einen Überblick über unseren Therapieplan, dann erläutern wir die einzelnen Schritte.

7.3.1 Analyse des Zwangssystems

Neben der konventionellen Diagnostik zur Person, zur Lebensgeschichte, zum aktuellen psychopathologischen Befund und zur Therapiemotivation ist es unentbehrlich, möglichst früh eine erschöpfende Kenntnis der zwanghaften Symptomatik zu erlangen.

Die bei Kontrollzwängen besonders wichtigen Punkte haben wir in einem Fragenkatalog zusammengefasst (Hoffmann, 2000c):

- Welche Gedanken oder Befürchtungen lösen das Bedürfnis nach Kontrollen aus?
- Welche äußeren Situationen oder Objekte führen zum Auftreten der Zwangsgedanken?
- Kann der Patient das Unbehagen näher beschreiben (emotionale, kognitive, motorische Aspekte)?
- Wie oft führt der Patient das Zwangsverhalten aus? Wie lange dauert es? Spielen magische Zahlen eine Rolle? Nimmt das Zwangsverhalten die Form von Ritualen (Reihenfolge, symbolische Bewegungen usw.) an?
- In welcher seelischen und körperlichen Verfassung befindet sich der Patient beim Zwangsverhalten? Gibt es Unsicherheiten über die eigene Wahrnehmung und über den Vollzug der Handlungen? Nimmt der Patient neben der normalen Art zu kontrollieren, zusätzliche Manipulationen vor?
- Benutzt der Patient Hilfsmittel? Äußere (Markierungen bei Kontrollverhalten usw.)? Innere (Zählen, innere Monologe)? Sind andere Personen mit einbezogen? Welche ist ihre Rolle?
- Nach welchen Kriterien beurteilt er den Erfolg der Kontrollen?
- Wie gut kann er die Kontrollen beenden? Beendet er das Zwangsverhalten erst, wenn psychische oder physische Erschöpfung auftritt?
- Verändert sich sein psychischer Zustand durch die Kontrolle?
- Kommt es nach der Entfernung aus der Situation zu einem Wiederauftreten der Spannung? Veranlasst ihn das zu erneutem Zwangsverhalten?
- Schwanken das Ausmaß und die zeitliche Ausdehnung des Zwangsverhaltens mit vorangehenden Stimmungen, körperlicher Verfassung usw.?
- Vermeidet der Patient bestimmte Situationen, um dem Zwangsverhalten zu entgehen? Organisiert er deswegen sein Leben um? Werden seine sozialen Beziehungen dadurch beeinflusst?
- Wie weit kann der Zwang in die Vergangenheit zurückverfolgt werden?
- Wie können seine äußere und innere Lebenssituation zum Zeitpunkt des Ausbruchs beschrieben werden?
- Wie verlief die Störung? Gab es Fluktuationen in der Stärke (besondere Ereignisse zu der Zeit) oder Remissionsperioden?

7.3.2 In-vivo-Beobachtung

Bei einer In-vivo-Beobachtung soll der Patient die einzelnen Bewegungsabläufe bei den Kontrollen möglichst so ausführen, wie im „Ernstfall" (d.h. zu kritischen Zeitpunkten und allein). Dadurch lassen sich u.a. auch versteckte, vom Patienten automatisch ausgeführte zwanghafte Anteile identifizieren, die ihm bewusst gemacht werden sollen. Der Therapeut befragt ihn dabei nach der inneren Verfassung und den Gedanken, die für die realistische Kontrollsituation typisch sind. Neben ihrem diagnostischen Wert hat eine solche Maßnahme aber auch schon therapeutische Aspekte. Dennoch werden in dieser Phase keine Verhaltensveränderungen angestrebt. Es geht vielmehr darum, automatisch ablaufende Bewegungen und Rituale bewusst zu machen und damit zu beginnen, die innere Haltung des Patienten zum Zwang zu verändern. Dadurch soll u.a. bewirkt werden, dass das „Denkverbot" über Sinn und Unsinn ihres Tuns, das die meisten Patienten über sich verhängt haben (Hofmann und Hoffmann, 1998), aufzuheben. Dazu dienen Fragen, wie sie im folgenden Transkript enthalten sind.

> **TRANSKRIPT**
>
> T: Sie haben mir jetzt vorgemacht, wie Sie jeden Abend bei den Wasserhähnen vorgehen. Ich fand es sehr eindrucksvoll. Man kann geradezu vom täglichen Kampf mit den Wasserhähnen sprechen. Habe ich recht?
> P: Ja, manchmal habe ich das Gefühl, es ist ein Kampf auf Leben und Tod.
> T: Ein allabendliches Drama. Ein Showdown an den Wasserhähnen. Was ist das für ein Gefühl, wenn Sie jetzt daran denken?
> P: Es macht mich traurig. Allein der Gedanke daran, dass es diesen Abend wieder los geht, macht mich traurig. Ich fühle mich dann immer so einsam, so allein.
> T: Sind Sie allein im Leben?
> P: Nein, an sich nicht. Aber wenn der Zwang da ist, fühle ich mich so klein, so machtlos, so hilflos und verlassen.
> T: Warum?
> P: Weil mein Selbstbewusstsein dann auf den Nullpunkt sinkt. Ich bin dann hilflos und verzagt wie ein kleines Kind.
> T: Warum genau fühlen Sie sich so hilflos?
> P: Weil ich die Situation nicht in den Griff bekomme. Ich habe kein Vertrauen in mich. Alles stürzt in mir zusammen. Ich bin wie ausgelaugt. Die Wasserhähne und all diese verdammten Maschinen machen mit mir, was sie wollen.
> T: War das ihr ganzes Leben lang so?
> P: Nein, selbstverständlich nicht. Aber jetzt ist es so.

> T: Wie ist es denn, wenn Sie andere Sachen machen? Wenn Sie basteln, wenn Sie Auto fahren und Ähnliches?
> P: Ich kann das alles. Das geht alles ganz normal.
> T: Was können wir daraus schließen?
> P: Dass ich nicht ganz verrückt bin.
> T: Ja. Sie sind überhaupt nicht verrückt. Ihr Verstand ist voll intakt. Ihr Gehirn ist ganz und funktioniert gut, aber da, wo der Zwang sitzt, müssen wir Ihr Gehirn wieder etwas trainieren. Dann wird es auch da wieder normal funktionieren.
> P: Ja, aber ist das denn wirklich möglich? Man hat mir immer gesagt, ich muss damit leben.
> T: Wissen Sie, ich bin etwas zu alt, um eine Karriere als Scharlatan zu starten.
> P: Entschuldigen Sie, ich wollte nicht …
> T: Das wird ein hartes Stück Arbeit werden, aber am Ende sind Sie wieder der Boss und nicht die Wasserhähne. Und jetzt sehen Sie sich die Dinger doch einmal richtig an. Was sehen Sie?
> P: Wie?
> T: Was sehen Sie vor sich?
> P: Blöde Dinger aus Metall, die ich auf- und zudrehen kann. Dann sind sie ganz nützlich.
> T: Das ist richtig. Sehen Sie darüber hinaus irgendetwas, das so mächtig wäre, dass ihr Leben daran scheitern könnte?
> P: Nein, es wäre lächerlich, wenn es nicht so traurig wäre. Es spielt sich alles in meinem Kopf ab.
> T: Das ist richtig. Dann setzen wir uns doch mal hin und machen uns an die Arbeit.

7.3.3 Analyse der prädisponierenden, auslösenden und aufrechterhaltenden Bedingungen

Die vergangenen und gegenwärtigen externalen und internalen Faktoren, die anhand adäquater psychologischer Modelle die Entstehung und Aufrechterhaltung eines Kontrollzwangs erklären, haben wir an anderen Stellen behandelt (Hoffmann, 1998a; Hofmann und Hoffmann, 1998).

Da ein verhaltenstherapeutischer Ansatz unserer Ansicht nach nicht in einer schematisch ablaufenden, reinen „Symptomtherapie" bestehen darf, ist es unentbehrlich, zu Beginn ein Modell der individuellen Entstehungsgeschichte zu bilden, um verstehen zu können, wie der Zwang entstanden ist. Dasselbe gilt für die Analyse und Bearbeitung eventueller intrapsychischer und interpersoneller Funktionalitäten, die die Zwangserkrankung aufrechterhalten können (Ecker, 2001).

7.3.4 Erörterung von Perspektiven „nach dem Zwang" und Aktualisierung von Wünschen, Bedürfnissen und Zielen

Es geht bei der Therapie nicht nur um eine Reduktion von Angst, Unsicherheit und mangelnder Ich-Stärke, sondern auch um die aktive Herstellung eines neuen Wirklichkeitsbezuges. Das eigene gesunde Ich mit seinen Überzeugungen, Werten, Bedürfnissen, Gefühlen und Kognitionen soll gegenüber dem bisher steuernden diktatorischen Fremdsystem des Zwangs wieder zunehmend in den Vordergrund treten.

Vorteile eines Lebens ohne Zwang. Es stellt eine große Hilfe bei der Überwindung des Zwanges dar, wenn der Patient in der Lage ist, sich ein möglichst genaues Bild von den Vorteilen eines Lebens ohne die Störung zu bilden: „Wenn ich den Zwang nicht hätte, die Wasserhähne zu kontrollieren, könnte ich mir endlich wieder in Ruhe einen Film im Fernsehen anschauen." Zu solchen Vorstellungen motivieren wir unsere Patienten schon von Beginn der Therapie an.

Auch im weiteren Verlauf der Therapie, also parallel zu den noch zu erläuternden Maßnahmen, werden diese vom Zwang verschütteten Wünsche und Bedürfnisse immer wieder aktualisiert. Dazu ist der Einsatz gezielter hedonistischer Übungen geeignet, z.B. im Rahmen eines Genusstrainings. Wichtig dabei ist, dass die Patienten in den Situationen ihres Lebens diesen Teil ihres Daseins wieder neu entdecken und entwickeln können.

7.3.5 Vermittlung von Erklärungsmodellen für die Struktur des Zwanges und erste Informationen über den Therapieverlauf

Folgende Themen werden dabei näher betrachtet und gemeinsam besprochen:
- Struktur von Zwangserkrankungen
- Unterschiede zwischen normalen und pathologischen Kontrollen
- Normale und pathologische Bewusstseinszustände, insbesondere Erläuterung des Unvollständigkeitsgefühls und seiner Auswirkungen
- Brauchbare und nicht brauchbare Kriterien zur Beendigung von Handlungen
- Erste Erläuterungen des Therapieverlaufs
- Möglichkeiten einer eventuellen medikamentösen Unterstützung

7.3.6 Schaffung einer neuen Regulationsgrundlage für Kontrollen

(1) Festlegung dessen, was normal kontrolliert werden soll

Es wird eine Liste der Gegenstände aufgestellt, bei denen zu bestimmten Zeitpunkten, etwa vor dem Verlassen der Wohnung oder vor dem Zubettgehen, überprüft werden soll, ob sie in einem ordnungsgemäßen Zustand sind. Es soll dabei nicht mit Patienten darüber gestritten werden, ob es sinnvoll oder notwendig ist, einen bestimmten Gegenstand auf die Liste aufzunehmen oder nicht. Für die späteren Übungen ist es nicht so sehr wichtig, was er kontrolliert, sondern wie er kontrolliert.

So wurden z.B. von Herrn B. in Bezug auf seine Küche folgende Gegenstände aufgelistet:

Herd (4 Platten)
Wasserhahn 1, Wasserhahn 2
4 elektrische Küchengeräte (Toaster, Eierkocher, Wasserkocher, Einzelkochplatte)
Küchenlampe
Küchenradio
Gargerät
Kühlschrank
Fensterrolladen
Wasserzulauf für Geschirrspüler

Zusätzlich wird die Reihenfolge festgelegt, in der die einzelnen Geräte in Augenschein genommen werden sollen.

(2) Festlegen der neuen Kriterien zur Beurteilung des Zustandes der Gegenstände

Beurteilung von Gesunden und Kranken. Die absolute Notwendigkeit dieses vorbereitenden Schrittes ergibt sich aus der Tatsache, dass Patienten Sachverhalte, die vom Zwang betroffen sind, anders beurteilen als Gesunde. Gesunde entscheiden z.B., dass ein Wasserhahn zugedreht (und damit unschädlich ist), wenn sie kein Wasser laufen oder tropfen sehen.

Kranke hingegen befassen sich immer wieder damit, um ein Gefühl der Sicherheit herzustellen. In dem Maße, in dem dies nicht zufriedenstellend oder gar nicht funktioniert (vgl. 7.3.7), versuchen sie dieses Gefühl durch weitere Kontrollen herzustellen. Sie blicken z.B. aus verschiedenen Winkeln, halten die Hand darunter, um festzustellen, ob sie etwas spüren oder nicht, drehen die Hähne auf und zu.

Gültiges Kriterium festlegen. Als Voraussetzung für ein normales Herangehen müssen wir nun für jeden zu kontrollierenden Gegenstand ein für allemal die Kriterien festlegen, nach denen später zu beurteilen sein wird, ob er in Ordnung ist, und ob man damit von ihm ablassen kann. Wenn das Kriterium erfüllt ist, wird der Vorgang beendet, und man wendet sich anderen Dingen zu. Ist das Kriterium nicht erfüllt, bedarf es einer weiteren Manipulation, um das Gerät auszuschalten. Die Kriterien, die aufgestellt werden, sollen sich am Common Sense orientieren, d.h. daran, wie normale Menschen vorgehen. So ist z.B. Herdplatte 1 dann in Ordnung, wenn der entsprechende Drehregler auf Null steht, der Wasserhahn dann, wenn er kein Wasser freigibt usw.

Nicht diskutieren. Auch an der Stelle ist es sinnlos, mit Patienten endlose Debatten z.B. darüber zu führen, ob man als Kriterium herausgezogene Stecker wählen soll, oder ob eine gut sichtbare Ausschaltung ausreichend ist. Wenn sie dazu Vorschläge machen, die in etwa der Norm entsprechen, so werden diese akzeptiert. Auf die Art und Weise wird für jeden kritischen Gegenstand eine ein für allemal geltende Orientierungsmarke festgelegt.

(3) Festlegen der normalen Bewegungsabläufe bei den Kontrollen

Statt wie üblich zaudernd und ängstlich an die kritische Situation heranzugehen, lernt der Patient, aktiv und energisch zu handeln. Er stellt sich vor einen bestimmten Gegenstand. Er nimmt wahr („Zeiger des Herdes steht auf 0"), trifft eine Entscheidung („Der Herd ist in Ordnung") und verlässt die Situation („Ich drehe mich um, die Sache ist erledigt"). Besonders das typische „Klebenbleiben" an Situationen wird durch diesen Trainingsschritt (auf der kognitiven und der motorischen Ebene) abgebaut und durch einen organischen Verhaltensfluss ersetzt.

Differenzierte Verhaltensabläufe. In vielen Fällen hat sich das Verhalten Zwanghafter (z.B. bei Kontrollen oder beim Waschen) abnorm differenziert. So kann das Kontrollieren eines Gasherdes aus 25 Verhaltenseinheiten bestehen, so dass der Handlungsablauf für einen Außenstehenden absurd fragmentiert und unübersichtlich erscheint. Für den Kranken ist das Gegenteil der Fall. Aus seiner Sicht sind die Einzelschritte extra so klein gewählt, weil er glaubt, sie gerade noch kognitiv überblicken und energetisch bewältigen zu können. Dann ist es gerade wichtig, den Patienten dazu zu veranlassen, die Verhaltenseinheiten für die Ausführung einer Tätigkeit auf ein Normalmaß zu reduzieren und das zum Ziel besonderer Übungen zu machen.

Auf die Art wird ganz konkret – zuerst auf der Ebene der Bewegungen – der Umgang mit den Situationen festgelegt. Überflüssige Einschübe wie Zählen haben dabei zu unterbleiben. Der Therapeut kann bei diesem Schritt durchaus ein adäquates Modell für die Handhabung der entsprechenden Situation geben.

7.3.7 Übung des „normalen" Kontrollierens und Überwindung des Unvollständigkeitsgefühls

Unvollständigkeitsgefühl. Wir zitieren wieder aus dem Bericht des Patienten Herrn B.: „Nach allen Kontrollen betrete ich vor dem erstmaligen ‚Ansteuern' des Schlafzimmers noch einmal alle bereits kontrollierten Räume, um mich endgültig zu vergewissern, ob das Licht aus ist (obwohl in einigen Räumen gar keine Glühbirnen mehr vorhanden sind). Wenn ich nun in einem dunklen Raum stehe, bin ich mir nicht sicher, wo ich überhaupt stehe, oder ob ich eventuell vor einer geschlossenen Tür stehe und deshalb nichts sehe. Ich bin insofern gezwungen, mit meiner Taschenlampe Gegenstände des Raumes anzuleuchten, um mich zu überzeugen, dass ich mitten im Zimmer stehe."

Damit ist das „Unvollständigkeitsgefühl" (Hoffmann, 1998a; Ecker, 2001) angesprochen, das fast alle Patienten so sehr behindert und verunsichert.

Hohe mentale Spannkraft. So besteht auch die Hauptschwierigkeit der Therapie darin, ihnen beizubringen, vor und während der kritischen Situationen sich in einen Zustand hoher mentaler Spannkraft zu versetzten. Dieser Zustand ist wichtig, da er ihnen erlaubt, die Ergebnisse ihrer Wahrnehmung verlässlich und für sie glaubhaft auszuwerten, woraus sie dann einen Handlungsablauf ableiten und ihn so ausführen, dass sie eigenverantwortlich für die Ergebnisse einstehen können.

Um zu diesem Ziel zu gelangen, schlagen wir die unten aufgeführten Schritte vor.

Schritte zur Erreichung des Zustandes einer hohen mentalen Spannkraft

(1) Innere Mobilisierung. Vor dem Beginn der Kontrollen stellt sich der Patient in lockerer, aber gerader und aufgerichteter Körperhaltung an seinen Ausgangspunkt. Er wird ermutigt, laut zu verbalisieren, um sich zu aktivieren, und um ein Wirklichkeitsgefühl herzustellen: „So, ich bin jetzt vor der Wohnzimmertür. Ich stehe mit den eigenen Beinen fest auf dem Boden. Ich werde jetzt die Gegenstände der Reihe nach ansehen und …" Er soll im Folgenden das Wort „Ich" möglichst häufig verwenden, um sich aus einer passiven, erleidenden Rolle zu lösen, und um sich als handelndes Subjekt in der Situation zu erleben. „Ich spüre den Druck an den Fußsohlen. Ich verstärke noch einmal meine innere Spannkraft, balle die Faust und fühle mich voll da. Der Zwang wird mich nicht herumkommandieren." Die Wahrnehmung wird nun nach außen gerichtet: „Ich sehe die geschlossene Tür des Wohnzimmers vor mir. Worum geht es jetzt?"

(2) Absichtserklärung. Als nächstes verbalisiert der Patient seine Absicht: „Ich werde jetzt die Tür öffnen und ins Wohnzimmer gehen. Dann gehe ich strikt nach meinem Plan vor, werde bei jedem Gegenstand nach meinen Kriterien beurteilen, in welchem Zustand er sich befindet. Ein Blick genügt, ich werde nicht stieren. Wenn er in Ordnung ist, lasse ich ihn, wenn nicht, bringe ich ihn in Ordnung. So, ich bin bereit."

(3) Entschluss. Nun folgt der energetisierende Entschluss, der die Absicht in eine Handlung umsetzen soll. Er gibt sich ein klares Signal und fängt an. Er wird dazu angehalten, in klaren, energischen und organischen Bewegungsabläufen vorzugehen.

(4) Ausführung. Wichtig ist, dass der Patient nach jeder Teilkontrolle immer wieder klar und deutlich feststellt: „Der Gegenstand ist in Ordnung." In diesem Augenblick trifft er eine eindeutige Entscheidung, für die er später einstehen muss.

(5) „Stopp". Merkt der Patient im Lauf seiner normalen Kontrollen, dass seine Konzentration nachlässt und dass er an einer Stelle „klebenbleibt" („Ist das jetzt richtig oder nicht, ich bin plötzlich nicht mehr sicher, soll ich ..."), so soll er den Ablauf unterbrechen. Er sagt sich dann halblaut „Stopp, was ist jetzt los? Ich bin aus dem Takt gekommen. Ich werde mich jetzt sammeln ..." Es geht dann weiter wie unter Punkt (1) beschrieben. Er sagt sich: „Wo ich schon nachgesehen habe, wird nicht mehr in Frage gestellt. Es geht jetzt weiter, ich bin bereit."

(6) Abschluss. Nach der ganzen Sequenz folgt eine abschließende Stellungnahme: „Ich habe jetzt meine Kontrolle ordnungsgemäß absolviert. Es ist in Ordnung."

Bewusste Ausführung von Alltagsverhalten zu Übungszwecken

Der Patient kann von Zeit zu Zeit bestimmte alltägliche Abläufe, wie Verrichtungen im Haushalt, die nicht durch Kontrollzwang belastet sind, genauso bewusst ausführen wie er es für die kritischen Situationen gelernt hat. Dadurch wird ihm der Unterschied zwischen Abläufen auf einer niedrigeren (quasi automatisierten und mit hoher mentaler Spannkraft ausgeführten) Regulationsebene besonders deutlich. Darüber hinaus übt er den bewussten Übergang auf die höhere Stufe.

7.3.8 Zeitweilige Hilfen durch Quasi-Therapeutenpräsenz

Bei schwer gestörten Patienten wie Herrn B. ist es nicht zu erwarten, dass sie die eben geschilderten Abläufe von Anfang an unter den Bedingungen einer ausschließlichen Selbststeuerung meistern. Darum ist es notwendig, Zwischenschritte einzubauen, bei denen der Therapeut Hilfestellung durch Anwesenheit bzw. Ansprechbarkeit leistet.

Abstufung der Therapeutenpräsenz

Therapeut ist beim Patienten. Der Therapeut ist zum kritischen Zeitpunkt (etwa vor dem Verlassen der Wohnung) präsent und hat die Situation, z.B. die Gashähne, im Blick.

Dies ist die einfachste Übungssituation, da sich der Patient durch die Gegenwart des Therapeuten entlastet fühlt. Dennoch kann ein solcher Probedurchgang nützlich sein, weil er noch einmal eine Generalprobe für den späteren Ablauf bietet.

Therapeut ist in Rufnähe. Ein nächster Schritt kann darin bestehen, dass der Therapeut präsent ist, sich aber so im Hintergrund hält, dass er die jeweilige Situation nicht „überblicken" kann. So befindet er sich z.B. jeweils in einem anderen Zimmer, vor der Wohnungstür oder vor dem Haus.

Telefonischer Kontakt. Die ökonomischste und von uns mit größtem Erfolg erprobte Herangehensweise ist die mittels telefonischer Kontakte. Dabei sind Varianten mit verschiedenen Schwierigkeitsgraden möglich. Vor dem Beginn der Kontrollen ruft der Patient den Therapeuten zu verabredeten Zeitpunkten an.

- Eine maximale Erleichterung für den Patient besteht in Folgendem: Mittels eines tragbaren Telefons verbalisiert er laut seine Handlungen: „So, jetzt stehe ich vor der Tür des Wohnzimmers …" Der Therapeut greift nicht ein, er gibt z.B. keine Empfehlungen, sondern bemüht sich lediglich, durch minimale neutrale Äußerungen seine Präsenz zu zeigen. Bleibt der Patient stecken, so erinnert er ihn daran, zu stoppen, sich wieder zu sammeln und dann weiterzumachen. Nach dem Ablauf der Kontrollen folgt eine ganz knappe Sequenz, bei der der Patient sein aktuelles Befinden kurz schildert. Dann wird der Kontakt beendet. Die eigentliche therapeutische Arbeit bei eventuellen Schwierigkeiten wird auf die reguläre Therapiezeit vertagt. Wenn der Ablauf ohne große Schwierigkeiten funktioniert, kann man zum nächsten Schritt übergehen.
- Der Patient kontaktiert den Therapeuten zum verabredeten Zeitpunkt, lässt aber dann den Hörer an der Basis liegen. Er macht dann seinen Rundgang allein, kommentiert seine Handlungen wie üblich und kehrt dann zum Telefon zurück. Es folgt ein kurzes abschließendes Gespräch, und der Patient übt in seinem Alltag weiter. Er verlässt z.B. das Haus, geht zu Bett, usw.
- Schließlich wird die Anzahl der telefonischen Kontakte reduziert, bis sie nicht mehr erforderlich sind.

Bei fast allen Patienten erweist sich die Arbeit am Telefon in bestimmten Abschnitten als unentbehrliches und äußerst nützliches Hilfsmittel. Auf die Art gelingt es sukzessive, dem Patienten dabei zu helfen, kritische Situationen wieder so zu überblicken, dass er sich dabei zunehmend zwangsfrei verhält.

Bei einigen wenigen Patienten ist die eigenständige Verhaltenssteuerung so defizitär und ihre Überlagerung durch Depersonalisations- und Derealisationsphänomene so massiv, dass sich ein direktes Arbeiten an den Kontrollsituationen als zu schwierig und dadurch als nicht Erfolg versprechend erweist. Es ist dann notwendig, mit einfachen und überschaubaren Situationen zu beginnen, wie wir an anderer Stelle (Hoffmann, 1998a, S. 203–270) beschrieben haben.

7.3.9 Maßnahmen zur Tolerierung und Überwindung von Restspannung

Kontrollen führen im Normalfall zu einer Verminderung von Spannung, dies tritt bei Zwangskranken in dem Maße nicht ein. Bei ihnen verbleibt immer eine so genannte Restspannung.

Restspannung
Es handelt sich dabei um eine diffuse, als unangenehm erlebte und körperlich empfundene Erregung, die mit Gedanken einhergeht wie „Vielleicht hast du doch etwas übersehen, bei der Sache bist du nicht ganz sicher, da hast du vielleicht nicht genug aufgepasst." Sie wird vom Patienten dadurch zu bekämpfen versucht, dass die vergangenen Situationen im Kopf möglichst genau rekonstruiert werden, um ein Gefühl der Sicherheit zu erlangen: „Wie war das genau beim Herd, wo hast du gestanden, was hast du gesehen, hast du scharf genug gesehen, …?" Das führt dazu, wieder neu zu kontrollieren.

Maßnahmen zum Umgang mit Restspannung

Tolerierung. Restspannung wird dem Patienten als integraler Bestandteil der Zwangssymptomatik dargestellt. Der Patient soll sie geradezu erwarten und nicht überrascht oder enttäuscht sein, wenn sie auftritt. Wichtig dabei ist, wie er sie versteht und einordnet. Im zwanghaften Erleben interpretiert er sie als Anzeichen dafür, dass etwas in der Wohnung nicht in Ordnung ist. Deshalb erfolgen Grübeln und weiteres Kontrollieren.

Umlernen. An dieser Stelle muss er umlernen: Restspannung ist kein Anzeichen dafür, dass etwas in der Wohnung nicht in Ordnung ist, sondern sie ist ein Symptom der Zwangsstörung. Er muss lernen, über die Spannung hinwegzusehen und mit den Übungen fortzufahren: Gegen das Gefühl geht er so vor, indem er wieder einen erhöhten Grad an Spannkraft in sich herstellt, etwa dadurch, dass er seine Haltung verändert, sich aufrichtet usw. Aus gedanklichen Grübeleien versucht er auszusteigen, indem er sich darüber erhebt: „Der Zwang erzählt mir immer wieder denselben Unsinn, aber ich weiß, was Sache ist." Er beendet sein einmaliges Kontrollieren und richtet seine Aufmerksamkeit ganz fest auf eine andere Situation oder auf einen anderen Gedankengang.

Ein Gespräch wie das Folgende dient der Vorbereitung einer solchen Vorgehensweise:

> **TRANSKRIPT**
>
> T: Wie war es gestern bei den Wasserhähnen? Wie war es, als Sie davor standen?
> P: Es ging so.
> T: Hatten Sie das Gefühl, klar und deutlich die Situation zu überblicken?
> P: Ja.
> T: Hatten Sie das Gefühl, voll da zu sein, und die Situation im Griff zu haben? Haben Sie festgestellt, dass die Hähne in Ordnung waren?
> P: Ja, aber leider ging es später dann doch schief.
> T: Was war denn los?
> P: Im Bett bekam ich dann doch das Gefühl, dass etwas an den Hähnen nicht in Ordnung sein könnte.
> T: Wie ging es weiter?
> P: Ich war dann doch sehr verunsichert.
> T: Und dann?
> P: Dann bin ich doch noch einmal aufgestanden.
> T: Das finde ich bemerkenswert. Schauen wir uns das noch einmal genauer an. Als Sie wirklich vor den Hähnen standen, wie war das?
> P: Ich wusste, dass sie in Ordnung sind.
> T: Gut. Und als Sie im Bett lagen? Was war da los?
> P: Ich dachte, vielleicht sind sie doch nicht in Ordnung.
> T: Und dann sind Sie aufgestanden?
> P: Ja.
> T: Stellen wir uns doch einmal eine einfache Frage. Wem würden Sie mehr trauen, um ein endgültiges Urteil über die Hähne zu fällen: Jemandem, der vor ihnen steht, oder jemandem, der im Schlafzimmer im Bett liegt?
> P: Selbstverständlich dem, der die Hähne sieht.
> T: Das ist nicht unvernünftig, aber trotzdem haben Sie gestern dem mehr getraut, der im Bett liegt. Ist das nicht erstaunlich?
> P: Ich verstehe, was Sie meinen.

7.3.10 In-sensu-Übungen der normalen Kontrollabläufe

Das subjektive Einnehmen der hilfreichen inneren Haltung, die wir „Subjektkonstituierung" nennen, und die Kontrollabläufe, wie sie auf der Basis der neu geschaffenen Regulationsgrundlage stattfinden sollen, können in In-sensu-Übungen nach dem Modell der „Kognitiven Probe" (Hoffmann, 2000b) geübt und verbessert werden. Wichtig ist dabei, dass der Patient stets bemüht ist, auch bei der Übung ein größtmögliches Maß an innerer Klarheit und an Entschlossenheit zu erreichen, wenn er sich die Abläufe vorstellt.

7.3.11 Umgang mit unrealistischen negativen Gedanken und Ängsten

Probieren. Manchmal treten bei den Übungen in sensu wie in vivo recht ausgefallene Störgedanken auf, wie z.B.: „Ich könnte beim Verlassen der Situation den Herd ungewollt wieder anstellen, etwa dadurch, dass ich ihn mit meinen Hüften streife." In einem solchen Fall wird der Patient dazu angeleitet, diese Möglichkeit auszuprobieren: Er stellt sich eine Viertelstunde vor den Herd, dreht sich immer wieder um, und versucht ihn durch seinen Körper in Gang zu bringen. Ein andere Patientin muss versuchen, einen Stecker „ohne es zu wollen" in die Steckdose zu befördern. Die erfahrene Unmöglichkeit eines solchen Vorhabens wirkt oft sehr befreiend.

Zwangsgedanken. Andere Kontrollzwänge beruhen vordergründig auf Zwangsgedanken: „Ich muss genau kontrollieren, ob mein Teppich nicht brennt oder ob kein Feuer in meinem Wäscheschrank ausgebrochen ist, weil ich gestern abend eine Zigarette geraucht habe." Bei solchen Kontrollen ist die von uns hier beschriebene Vorgehensweise nicht indiziert. Darauf gehen wir in dem Kapitel „Zwangsgedanken" ein.

7.3.12 Allmähliche Zurücknahme von Hilfen

Dem Patienten wird schon zu Beginn der Therapie mitgeteilt, dass er nicht ein Leben lang eine so komplizierte Prozedur, wie sie am Anfang für seine neue Art des Kontrollierens notwendig ist, wird durchführen müssen. So werden dann auch Hilfen wie Telefonkontakte, das laute Verbalisieren der Handlungen usw. nur so lange durchgeführt, wie sie notwendig sind. In dem Maße, wie der Patient seine Zwangsgewohnheiten und seine Unsicherheiten überwindet, kann sich auch sein Verhalten in kritischen Situationen weiter normalisieren, d.h. sich angleichen an die Art, wie andere Menschen schon immer vorgegangen sind.

Vorbereitung auf Rückfälle. Die Patienten sollten unbedingt auf etwaige Rückfälle vorbereitet werden, die in Stress-, Erschöpfungs- oder Depressionsphasen häufig vorkommen: „Rückfälle treten fast immer auf, weil das neu Gelernte sich erst verfestigen muss, das ist ganz normal. Lassen Sie sich dadurch nicht entmutigen. Die gelernten Strategien sind trotzdem noch da im Gedächtnis, sie sind nur häufig in Phasen von Stress, Deprimiertheit oder Erschöpfung nicht zugänglich. Seien Sie geduldig und bleiben Sie weiter dran". Dadurch bleibt die generelle Erfolgsorientiertheit aufrechterhalten. (Die innere Haltung soll nicht Furcht vor Misserfolg sein, weil dies den Zwang aktiviert, sondern Hoffnung auf Erfolg.)

7.3.13 Arbeit mit Angehörigen

Nahe Kontaktpersonen von Betroffenen leiden unter einer Zwangssymptomatik nicht selten so stark wie diese, in einigen Fällen sogar stärker.

Rolle der Angehörigen im Zwangssystem. Das ist vor allem dann der Fall, wenn sie in den Zwang mit einbezogen sind, z.B. wenn sie für den Patienten Kontrollen übernehmen müssen oder ihn dabei zu begleiten haben. In fast allen Fällen müssen dann Partner oder Angehörige Rückversicherungen abgeben, da die Betroffenen kaum in der Lage sind, sich selbst innerlich so zu organisieren und zu steuern, dass sie Situationen ohne Selbstzweifel abschließen können. So werden Angehörige zu einem ihnen sinnlos erscheinenden oder gar abstrusen Verhalten verleitet, oft geradezu gezwungen. Diese leiden dann unter Einschränkungen in ihrem eigenen Leben, die mit zunehmender Ausbreitung der Zwänge immer schwerer zu ertragen sind.

Anleitung der Angehörigen. In dem Maße wie mit den Patienten therapeutisch gearbeitet wird, müssen parallel dazu Partner genau instruiert werden, wie sie sich verhalten sollen. Ihre bisherige „Mitarbeit" ist ja als eine Form der zwanghaften Absicherung anzusehen, und deshalb muss sie stufenweise und synchron zu den Fortschritten des Patienten abgebaut werden.

7.3.14 Bearbeitung intrapsychischer und interpersoneller Funktionalitäten

Wie wir kurz zusammengefasst haben (vgl. 6.3.7), können in vielen Fällen gut fundierte Hypothesen darüber aufgestellt werden, welche Funktionen ein Zwang im Lauf der Zeit erhalten hat. In dem Maße, wie Fortschritte in der Therapie erzielt werden, ist es notwendig, Patienten dabei zu helfen, die Vorteile oder die

Vermeidung von Nachteilen, die bislang durch den Zwang erreicht wurden, durch andere, nicht pathologische und akzeptable Mittel zu ersetzen. Für diese Arbeit, die eine exakte und fundierte Analyse der Zusammenhänge voraussetzt, steht uns das gesamte Instrumentarium verhaltenstherapeutischer Maßnahmen zur Verfügung.

7.4 Schwierigkeiten und mögliche Fehler bei der Therapie

Es lassen sich eine Anzahl von Faktoren identifizieren, die sich als Hemmnisse bei der Durchführung einer solchen Therapie auswirken.

Überforderung des Patienten

Es gibt Ausnahmesituationen, bei denen Übungen, wie wir sie beschrieben haben, nicht angefangen oder weitergeführt werden sollten. Es handelt sich dabei vor allem um depressive Zustände, extreme Müdigkeit und Erschöpfung, oder aber Stress- und Überlastungsreaktionen auf Grund von persönlicher oder beruflicher Beanspruchung. In solchen Fällen kann vorausgesagt werden, dass die Patienten nicht über die Kräfte und über die Ausdauer verfügen werden, die für die konsequente Ausführungen der Übungen und damit für deren Erfolg erforderlich sind. Wenn Expositionen forciert werden, etwa aus der falschen Therapieideologie heraus, dass jede Vermeidung verhindert werden müsse, so ist das Ergebnis oft Frustration, Enttäuschung oder vermehrte Selbstvorwürfe.

Überhöhter Anspruch des Patienten

Überhaupt erweist sich eine Tendenz des Patienten, mit einem zu hohen Anspruch an die Therapie heranzugehen, eher als schädlich denn als förderlich. Alle Anstrengungen, die unternommen werden, erscheinen dann zu verkrampft und überzogen. Auf ganz normale Schwierigkeiten und eventuelle Anfangsstagnationen wird dann zu harsch und unflexibel mit Selbstvorwürfen reagiert. Solche Patienten fühlen sich in der Therapie als Objekte. Sie fühlen sich verpflichtet, ohne Diskussion Normen zu übernehmen und zu erfüllen, die ihnen von außen, d.h. von Therapeuten vorgegeben werden. Das ist vor allem dann der Fall, wenn der Druck, der auf sie ausgeübt wird, zu groß ist. Eine solche Befindlichkeit von Patienten und die daraus resultierende, bloß auf Erfolg fixierte innere Haltung ist das Gegenteil von dem, was wir aufbauen wollen, wenn wir von „Subjektkonstituierung" sprechen.

Übersteigerte Anspruchshaltung nicht verstärken. Ausgehend von der Erfahrung, dass bei jeder Therapie Misserfolge und Rückschläge auftreten können, sollten Therapeuten eine solche schädliche Anspruchshaltung nicht verstärken, in dem Glauben, daran die „Motivation" des Patienten messen zu können. Der Druck, der dann aufgebaut wird, gipfelt in solchen falschen Maximen wie: „Wir sind die ganze Zeit gehalten, am Symptom zu arbeiten und dürfen über nichts anderes reden.", „Da müssen Sie jetzt unter allen Umständen durch, sonst ist alles umsonst.", oder „Jede auch noch so kleine Vermeidung schadet Ihnen und wirft Sie zurück". Wenn als Ergebnis einer solchen Ideologie ein Eingehen auf die Befindlichkeit und die Besorgnisse der Patienten auch noch als „mangelnde Therapiecompliance" diffamiert wird, dann ist der Höhepunkt eines falschen Verständnisses der Therapiesituation erreicht.

Probierhaltung fördern. Stattdessen sollten Therapeuten bei einer sichtbaren, zu Selbstüberforderung führenden unreflektierten Anspruchshaltung der Patienten deutlich dagegen steuern. Der Patient sollte eher dazu angeleitet werden, sein Befinden sensibel wahrzunehmen und daraus realistische Ansprüche an sich selbst abzuleiten. Statt einer „Nur-durch-Haltung" sollte eine „Probierhaltung" gefördert werden, bei der der Patient immer wieder auslotet, was er sich schon zutraut.

Generelle Toleranz. Überhaupt plädieren wir für eine gewisse Toleranz im Gegensatz zu einer strikten und unbedingten Normierung dessen, wie gearbeitet und was erreicht werden soll. Wenn unser Patient zur Sicherheit unbedingt Stecker herausziehen will, so soll er das tun. Hauptsache, er macht daraus eine runde organische Handlung, die nicht äußerlich wie innerlich mit Zwanghaftem überladen ist. Vielleicht verzichtet er später von selber darauf und begnügt sich damit, den Apparat bloß auszuschalten. Macht er es aber ein Leben lang so, dann ist das auch in Ordnung.

> Ausschlaggebend ist, dass das Kontrollieren für den Patienten kein Problem mehr darstellt und dass er sich anderen Dingen zuwenden kann.

Zum täglichen Arbeiten bereit sein. Oft kommen Therapien nicht richtig in Gang oder stagnieren, weil der therapeutische Impakt im kritischen Zeitraum zu gering ist. Es ist sinnlos nach unserem Muster vorzugehen, wenn dafür nur ein oder zwei Stunden in der Woche zur Verfügung stehen. Der Therapeut muss bei schwirigen Fällen schon darauf eingestellt sein, mehrere Wochen am Stück zu arbeiten, mit fast täglichen Treffen, die dann eventuell kürzer gehalten werden können (z.B. 20 Minuten). Unentbehrlich sind, wie wir gesehen haben, in den meisten Fällen auch gezielte Telefonkontakte zu den kritischen Zeiten. Wenn ein In-vivo-Telefonat sich dem Konzept nach als erforderlich erweist, bevor der Patient z. B. das Haus verlässt oder zu Bett geht, dann müssen Therapeuten dazu auch bereit sein.

Illusionen nehmen. Viele der Patienten unterschätzen die Ernsthaftigkeit und Konsequenz der Therapie und glauben, dass sie alles „mit links und zwischendurch" machen können. Das funktioniert erfahrungsgemäß nicht. In Wirklichkeit müssen sie durch ein länger dauerndes intensives „Training" versuchen, ihre Störung in den Griff zu bekommen. Dies muss ihnen deutlich gemacht werden, damit es nicht zu Enttäuschungen kommt.

7.5 Wirkprinzipien der Therapie

Bei der von uns beschriebenen Vorgehensweise stehen drei Lernprozesse im Mittelpunkt, die hauptsächlich für die Überwindung der Kontrollzwänge verantwortlich sind. Die Expositionen und die begleitenden Maßnahmen haben zum Zweck, diese Lernprozesse einzuleiten und so zu fordern, dass dadurch verlässliche und dauerhafte Veränderungen beim Zustand des Patienten bewirkt werden.

Aufbau und Stärkung einer volitionalen Verhaltenssteuerung

Auf einer vorher etablierten Regulationsgrundlage fasst der Patient die klare und eindeutige Absicht, zu handeln. Er stellt das wieder her, was Fichte die „Wachheit des wollenden Denkens" genannt hat. Es ist das Gegenteil von Entfremdung, Unvollständigkeitsgefühl und herabgesetzte mentale Spannkraft. Durch die Einübung einer solchen Haltung wird die Pseudosicherheit, die das Einhalten der zwanghaften Regeln verspricht, überflüssig gemacht und damit dem ganzen Zwang der Nährboden entzogen.

Einübung von präzisen, organischen Handlungsabläufen

Handlungen sollen wieder einfach ablaufen, ohne zwanghaftes Zögern und Spitzfindigkeit. Pseudoüberlegungen zu Absicherungszwecken wie „Ist die Tür auch wirklich zu? Heißt denn zu auch wirklich zu? Sogar wenn sie zu genug ist, um zum Bäcker zu gehen, ist sie dann auch zu genug, um ans andere Ende der Stadt zu fahren? Wie kann ich sie dafür noch zuer machen?" sollen für alle Zeiten verbannt werden. Die eigenen Handlungen entspringen wieder wie selbstverständlich den eigenen Bedürfnissen und erfolgen auf der Basis einer ausreichend guten inneren Organisiertheit. Das macht es unnötig, sie ad infinitum in Frage zu stellen und absichern zu wollen.

Erleben von Normalisierung

Situationen und Gegenstände des täglichen Lebens erhalten ihre positiven Konnotationen und werden wieder in ihrer normalen Funktionalität erlebt. Situationen wie das Zu-Bett-Gehen oder Haushaltsgeräte verlieren ihre negative Brisanz dadurch, dass sie wieder einer erlebten Kontrollüberzeugung unterworfen werden. Dadurch nehmen sie wieder ihren natürlichen Stellenwert im Leben ein.

„Ein Schalter ist doch bloß ein Schalter.", stellte Herr B. erleichtert in der Mitte der Therapie fest. Später bezeichnete er sich einmal mit einem Anflug von Stolz als den „Herrn der Schalter". Und noch später nahm er sie kaum noch wahr.

8 Berührungsvermeidungszwänge (Waschzwänge)

Bei dieser Gruppe von Störungen handelt es sich um Zustände, bei denen der potentielle oder effektiv erfolgte Kontakt, meist in Form einer Berührung mit bestimmten Substanzen, als Inbegriff des Übels erlebt wird. Diese Erkrankungen werden meist „Waschzwänge" genannt, weil als Mittel gegen die Folgen einer Berührung häufig ein „Waschen" im weitesten Sinne eingesetzt wird.

Wir beginnen mit einem Beispiel. Dann wollen wir, nach einem Exkurs über Ekel, ein kurzes Modell der Entstehung dieser Störung vorstellen. Schließlich beschäftigen wir uns mit der Therapie, wieder unter besonderer Berücksichtigung von Expositionen.

> **BEISPIEL**
>
> **Frau W., 22 Jahre**
>
> **Der Anfang:** „Es begann alles mit einer Spinne. Ich war damals ungefähr zehn Jahre alt und besuchte meine Oma. Ich ging nie sehr gern dorthin, weil ihre Wohnung insgesamt einen bedrückenden Eindruck auf mich machte. Sie war nicht gerade verdreckt, aber sie war so vollgestopft mit altem Kram, dass man manchmal das Gefühl hatte, keine Luft mehr zu bekommen. Es passierte vor der Wohnungstür. Gerade als ich läuten wollte, bemerkte ich eine Spinne, die auf dem Treppengeländer saß. Sie erschien mir riesig – sicher eine Täuschung –, und ich bekam plötzlich das Gefühl, dass sie ganz schnell auf mich zukrabbelt, aber auch das wird letztlich bloß Einbildung gewesen sein. Zuerst bekam ich einen riesigen Schreck, dann fing ich an, mich furchtbar zu ekeln. Ich läutete Sturm, flüchtete mich in die Wohnung und wusch mir mehrmals die Hände und das Gesicht. Der Oma sagte ich nichts. Beim Verlassen des Hauses kamen mir das ganze Treppenhaus, der Flur und der Hauseingang ganz unheimlich vor. Ich machte mich ganz klein, um nirgendwo dranzukommen. Ich hielt die Augen fast geschlossen und wäre beinahe die Treppe heruntergefallen. Auf der Straße, wieder an der frischen Luft, wurde mir besser, und ich atmete tief durch.
>
> Seitdem ‚stellte ich mich an', wie ich es nannte. Ich meine damit, dass ich plötzlich Angst vor Bakterien und Ähnlichem hatte. Ich vermied es, so gut es ging, Häuser zu betreten, die einen verwahrlosten Eindruck machten und wollte

z.B. auch kein Treppengeländer anfassen. Wenn ich in ein fremdes Haus gehen musste, schaute ich mir jedes Mal den Flur an, um sicherzugehen, dass dort nichts sei, was mich bedrohe. Niemand merkte etwas davon.

Mit 16 war das alles verschwunden. Ich weiß auch nicht, wie und wodurch. Ich war zum ersten Mal verliebt und lebte wie andere Teenager auch.

Die Beziehung zu meinen Eltern war insgesamt gut. Meine Mutter wollte zwar immer etwas Besonderes aus mir machen und war oft sehr beunruhigt über die Gefahren, die mir, dem sensiblen Einzelkind, draußen drohen könnten. Sicher hat sie dadurch erreicht, dass ich sehr wählerisch bin, was meine Bekanntschaften anbelangt; aber das ist vielleicht auch gut.

Ich lernte mit 19 meinen ersten Freund kennen und wir zogen zusammen. Zuerst ging alles ganz gut. Doch nach zwei Jahren trennten wir uns, ich muss sagen auf eine sehr unschöne Art und Weise. Vieles dabei war so demütigend für mich, dass es heute noch weh tut, wenn ich daran denke. Meine Eltern, die nie hundertprozentig mit ihm einverstanden gewesen waren, unterstützen mich, und ich lebte allein weiter in der Wohnung.

In meinem täglichen Leben veränderte sich etwas. Ich fing an, mich in dem Haus unwohl zu fühlen. Ich fing auch an, die Menschen, die dort wohnten, mit misstrauischen Augen zu beobachten. Ich hielt auch im Flur und im Eingang Ausschau und bemerkte zuerst nichts Außergewöhnliches. Doch dann fielen mir langsam undefinierbare Flecken an den Wänden und auf dem Boden auf. Gerade zu der Zeit erzählte mir zufällig eine Nachbarin, sie habe früher einmal Tür an Tür mit einer ganz verwahrlosten und verwirrten alten Frau wohnen müssen, die mehrmals mit Kot und mit Urin beschmiert angetroffen wurde. Das war nicht in unserem Haus gewesen, aber diese widerliche Erzählung schien doch einen Eindruck bei mir zu hinterlassen. Nun fing ich an, mich vor unserem Hauseingang zu ekeln, zumindest jedesmal dann, wenn ich die alten Flecken sah und glaubte, neue zu entdecken. Wenn ich etwas im Haus anfassen musste, schaffte ich das nur mit einem feuchten Lappen, den ich um die Hand wickelte und den ich immer bei mir trug."

Der Zustand spitzt sich zu. Sie spielte mit dem Gedanken, in eine neue Wohnung zu ziehen. Doch das war nicht einfach, und ihre Eltern zögerten noch, ihr Einverständnis zu geben. Eines Tages glaubte sie, einen leichten Uringeruch im Hause festzustellen. Von dem Tag an suchte sie fast verzweifelt nach der möglichen Quelle von Verunreinigung. Alle Gegenstände, die sie berührte, nachdem sie durch den Hauseingang in die Wohnung gelangt war, wischte sie feucht ab, auch wenn sie sich gleich nach dem Betreten der Wohnung mehrmals die Hände gewaschen hatte. Alles im Haus, außer der eigenen

> Wohnung, löste nun einen starken Ekel in ihr aus und sie kam von einem undefinierten Verseuchungsgedanken nicht los. So erschien ihr z.B. ihr Teppich verseucht. Ihr Teppich deshalb, weil etwas vom Keller und vom Häusereingang ins Treppenhaus und von dort in ihre Wohnung geschleppt worden war. „Jedenfalls in meinen Gedanken", bemerkte sie noch etwas selbstkritisch. Nun war ein Punkt erreicht, wo sie das Ganze nicht mehr aushielt. Sie zog aus.
>
> Sie bezog eine Wohnung, zur „Sicherheit", in einer Nachbarstadt. An den Tagen vor dem Umzug (sie wollte dabei keine Hilfe von ihren Eltern) hatte sie in der ganzen alten Wohnung nasse Bettlaken auf den Boden gelegt und darauf alle Möbelstücke gestellt und mit einer Blumenspritze mehrmals abgesprüht. In der Nacht vor dem Umzug sprühte sie heimlich das ganze Treppenhaus ab, weil die „reinen" Möbel ja durchmussten. In der neuen Wohnung hoffte sie endlich zur Ruhe kommen zu können.
>
> **Die neue Wohnung.** Anfangs war es auch wirklich besser. Aber nach einiger Zeit musste sie mit Entsetzen feststellen, dass sie ihre Krankheit in die neue Stadt mitgenommen hatte. Der alte Ort war für sie inzwischen ein absolut verseuchter Fleck Erde. Es konnte sein, dass alle Menschen, die dort wohnen, zufällig den verseuchten Flur betreten, und „es" dann überall weiterverbreitet haben. Wenn ihre Eltern, die noch in der alten Stadt wohnten, sie besuchten, mussten sie sich vor dem Betreten des Hauses einer für alle Beteiligten schmerzhaften Reinigungsprozedur unterziehen, worüber sie „lieber schweigen möchte."
>
> Zuerst hatte sie geglaubt, nun endlich in einem neuen, sauberen Städtchen zu wohnen, aber es war nur eine Illusion. Es kamen andere Ängste hinzu: „Ich kann doch nicht sicher sein, dass ich nicht vergessen habe, etwas vor dem Umzug zu reinigen. Einige meiner Einrichtungsgegenstände kommen mir diesbezüglich besonders verdächtig vor. Sie lösen manchmal wieder dieses unbeschreibliche Ekelgefühl aus, vor allem, wenn ich mich ohnehin schlecht fühle. Aber das ist nicht alles. Seit einigen Wochen erscheint mir durch eine Verkettung tragischer Umstände mein jetziger Flur trotz aller Vorsichtsmaßnahmen auch wieder verseucht, zumindest ist er nicht mehr einwandfrei…"

8.1 Beschreibung der Störung

8.1.1 Exkurs: Ekel

Keine Angst vor Ansteckung

Wir haben schon mehrmals darauf hingewiesen (Hoffmann, 1998a; Hoffmann und Hofmann, 2002), dass der zentrale Aspekt bei Waschzwängen Ekel ist und nicht, wie meist angenommen wird, Angst. Wir tendieren dazu, erst einmal an den Affekt Angst zu denken, weil wir dazu neigen, diesen Kranken automatisch als Ergebnis einer Berührung so etwas wie Angst vor Ansteckung und Krankheiten zu unterstellen. Dieses Muster gibt es auch, aber in der Mehrzahl der Fälle stehen die Vorstellungen solcher konkreten Gefahrenquellen nicht im Mittelpunkt.

Sekundäre Rationalisierungen. Bei anderen Patienten, die auf Nachfrage auch von Krankheitsängsten reden, handelt es sich um sekundäre Rationalisierung: Sie suchen nachträglich nach einer einigermaßen vernünftigen Erklärung für einen Widerwillen, der sich aus anderen dynamischen Quellen speist.

> **BEISPIEL**
>
> ### Suche nach einer Erklärung
> Eine Patientin berichtet: „Ich weiß es noch ganz genau. Zuerst fühlte ich mich unrein, wenn ich bestimmte Menschen berührt hatte. Oder Dinge anfassen musste, die sie berührt hatten, wie Türklinken. Dann fragte ich mich, wo eine Gefahr herkommen könnte, und wusste nicht so recht weiter. Schließlich kam der Gedanke, sie könnten ja HIV-infiziert sein und dergleichen mehr. Ganz habe ich nie daran geglaubt. Aber es war erst einmal eine Erklärung für meine Abneigung, ja für meine starke Aversion vor Menschen, die bestimmte Merkmale aufwiesen. Mit dieser vermeintlichen Krankheitsangst konnte ich operieren. Keine Erklärung für mein Gefühl zu haben, wäre noch unheimlicher gewesen."

Ekel bei Nichtzwangskranken

Ekel wird immer durch organische Stoffe hervorgerufen. Ekeln wir uns vor nichtorganischen Stoffen, dann nur, weil wir schmecken, riechen, spüren oder vermuten, dass etwas Lebendiges (oder etwas Lebendiges auf dem Weg der Verwesung) vorher mit ihnen in Kontakt gekommen und haftengeblieben ist.

In dem Moment, in dem der Ekel entstanden ist, überwältigt oder „packt" er den Menschen voll und ganz. Denn Ekel hat immer mit Ein-dringen (nicht wie bei Angst nur Be-drohung) zu tun. Grenzen werden beim Ekel überschritten (seelische Intimgrenzen, Körpergrenzen, Ich-Grenzen). Eine Invasion hat stattgefunden, der ganze Mensch ist davon durchdrungen und vereinnahmt. Deshalb vermag das Bewusstsein nur schwer andere Empfindungen festzuhalten. Es folgt eine Reaktion, die stark mit Zorn versetzt ist und die Intention verfolgt, das Eklige unmittelbar zu beseitigen. Eine der zentralen subjektiv erlebten Eigenschaften von Ekelerregendem ist, dass es haftenbleibt, ja das Gefühl allein, dass etwas an einem haftengeblieben ist, kann schon ein Vorstadium von Ekel auslösen, sogar dann, wenn wir nicht wissen, worum es sich handelt. Sartre (1943) spricht in seinem „Das Sein und das Nichts" vom Klebrigen, vom Glibbrigen und vom Glitschigen und meint, unser Widerwille dagegen sei nur dann verständlich, wenn wir an die „moralischen Qualitäten" denken, die assoziativ damit verbunden sind.

Ekel bei Zwangskranken

Das Gefühl, dass Ekliges an Dingen, aber v.a. auch an unserem Körper und besonders an den Händen klebenbleibt, bietet Nahrung für die „Gesetzmäßigkeiten" zwanghaften Denkens: Die „Ekelmaterie" ist durch Berührung endlos übertragbar und verliert auch in „endloser Verdünnung" nicht ihr Ekelpotential. Damit werden auch die für den Zwangskranken „naturgegebenen" Mittel deutlich, die geeignet sind, um Ekliges zu eliminieren. Es sind Waschen und Wischen.

Der Mensch als Überträger. In der Zwangserkrankung wird das Widerwillige und Angstmachende – im Gegensatz zum normalen Ekelgefühl – immer zuerst am menschlichen Körper getragen und von ihm etwa an Kleidung oder an andere Dinge weiterverbreitet. Auch wenn sich die Gedanken um Bakterien oder Viren drehen, so stehen doch Menschen im Vordergrund, die sie weitergeben, etwa an Geldscheine, Türklinken usw.

 Auch bei Ekel vor z.B. Hundekot ist nicht der primäre Kontakt des Kranken mit dem Kot das Schlimmste, sondern die Spur davon, die von einem Menschen weiterverbreitet oder von ihm selbst z.B. in die Wohnung eingeschleppt wurde.

„Ideelle" Substanzen. Bei Zwangskranken können auch „ideelle" Substanzen ein identisches Ekel- oder Gefahrenpotential erlangen wie materielle. „Todesmaterie" ist das, was an den Händen klebt, wenn sie eine Todesanzeige in der Zeitung berührt haben. „Vateriges" ist das, was ein Paket verseucht hat, das der (früher invasive) Vater hätte anfassen können (Hoffmann, 1999).

Ekliges ist also eine direkte Emanation von Menschen: Ausscheidungen, Absonderungen oder Schmutz, der an ihrem Körper oder an ihren Kleidern haftet. Zusätzlich gibt es andere eklige Stoffe, die sie verbreiten und mit denen sie die Welt des Kranken und ihre „Heiligtümer der absoluten Reinheit" wie Bett, Wäsche oder Schlafzimmer verseuchen.

Ekelempfindlichkeit. Die Emotion des Ekels ist von der emotionalen Disposition „Ekelempfindlichkeit" abzugrenzen, die die zeitlich überdauernde Neigung einer Person beschreibt, mit Ekel zu reagieren. Ausgehend von dem allgemeinen Konzept der emotionalen Reaktivität kann vorhergesagt werden, dass Individuen mit einer erhöhten Ekelempfindlichkeit leichter provozierbare, intensivere und länger andauernde Ekelreaktionen zeigen. Schienle et al. (2002) haben einen Fragebogen zur Erfassung der habituellen Ekelempfindlichkeit (FEE) konstruiert. Die Beschreibungen effektiver Ekelreaktionen sind fünf faktorenanalytischen Teilen und Aspekten der Ekelempfindlichkeit zuzuordnen, die durch die Begriffe „Tod", „Körperausscheidungen", „Verdorbenes", „Hygiene" und „orale Abwehr" inhaltlich gekennzeichnet sind.

Wie können wir uns nun erklären, wie und wodurch Ekel, oft einhergehend mit Angst, schleichend oder ganz plötzlich in das Leben der Kranken einbricht.

8.1.2   Zur Genese von Berührungsvermeidungszwängen

Eine phänomenologische Betrachtung der Entstehung einer solchen Störung, d.h. eine Betrachtung, die vom Erleben der Betroffenen ausgeht, zeigt eine Reihe von charakteristischen Phasen auf (Hoffmann, 1998a und b; Hofmann und Hoffmann, 1998; Hoffmann und Hofmann, 2002).

(1) Konfusion und Implosion der Gefühle

Beginn. Am Anfang der Erkrankung stehen in der Regel Ereignisse oder Entwicklungen, die mit starken Emotionen einhergehen. Die am häufigsten genannten sind Schmerz, Trauer, Einsamkeit, Angst, Ekel und Wut. Alle Betroffenen betonen die Intensität ihres affektiven Erlebens und ein weiteres Merkmal, das man mit „Konfusion der Gefühle" umschreiben kann. „Ich wusste nicht, ob ich Angst hatte oder maßlos wütend war. Da nahm der Ekel wieder überhand und gleichzeitig fühlte ich mich von aller Welt verlassen", berichtet die 18-jährige Patientin, die Ekel vor Silberfischen hat (s. 6.3.2). Ein anderer Patient schildert: „Ich habe mich plötzlich wie ein kleines verlassenes Kind gefühlt und die Hand der Mutter gesucht. Alles war zusammengebrochen und ich habe weder ein noch aus gewusst."

Kein Ausdruck der Gefühle. Doch wie weiter von den Patienten berichtet wird, bleiben diese heftigen emotionalen Aufwallungen in ihnen „stecken". Damit ist ein weiteres Charakteristikum ihrer emotionalen Lage angesprochen.

Gefühle müssen durch adäquates Verhalten ausgedrückt werden, z.B. durch Weinen bei Trauer, wenn sie zur vollen Entfaltung kommen sollen. Ist der Ausdruck auf Grund innerer oder äußerer Bedingungen nicht möglich, so kommt es zu einer Implosion der Gefühle.

Grenzverletzungen. Betrachten wir die auslösenden Ereignisse, so enthalten sie häufig invasive Momente, bei denen auch Grenzen der persönlichen Intimität überschritten werden. Gefahren oder Tod Verheißendes, Ekliges oder grob Verletzendes etabliert sich allmählich im eigenen Leben oder bricht ganz plötzlich ein. Die Reaktionen darauf sind zwar vehement, bleiben aber diffus, und das Grundgefühl ist Demütigung, einhergehend mit Hilflosigkeit und Ohnmacht.

(2) Unvollständigkeitsgefühl, Positionsunsicherheit und Kontrollbedürfnis

In dieser Phase finden die Menschen keine Position zu dem Geschehen, weil sie keinen Zugang zu den eigenen Bedürfnissen mehr haben. Dadurch erlangen sie keine kohärente Einstellung zu den „Eindringlingen" oder zu den erlittenen Verletzungen. Stattdessen erleben sie eine Art Desintegration des Selbst.

> **BEISPIEL**
>
> Frau W. berichtet über ihre Reaktionen auf den Bruch mit ihrem Freund: „Ich verstand lange Zeit nicht, was mir widerfahren war. Ich war so gedemütigt und verletzt worden, konnte aber keine innere Energie mobilisieren, um mich zur Wehr zu setzen oder um mich wieder selbst zu finden. Alles war so anders geworden, auch die Dinge des täglichen Lebens. Mein Zustand war ungefähr so: Ich war wie eine Hülle, die herumläuft, ein Roboter; mein Selbst war so klein, ich spürte mich gar nicht richtig. Mir war so, als würde ein ganz großes Stück von mir fehlen".

Um das Unvollständigkeitsgefühl, die Depersonalisations- und Derealisationsempfindungen unter Kontrolle zu bringen, um ein Mindestmaß an Vertrautheit und innerer Sicherheit wiederzugewinnen, suchen die Patienten Halt und versuchen in irgendeiner Form wieder Kontrolle auszuüben.

(3) Symbolbildung und externale Regulation

Nun kommt es zu einer Entwicklung, die das Charakteristische an diesen Erkrankungen ist: Erfahrungen wie Demütigung durch andere, Angst vor anderen oder die eigene Verletzlichkeit, gehen gewissermaßen einen Prozess der Verdichtung und der Materialisierung ein.

Symbole statt Realität. Statt dass die Gesamtsituation im Auge behalten wird und es dadurch zu einer lösungsorientierten Verarbeitung der Gegebenheiten kommen kann, treten Details der Außenwelt ins Zentrum der Aufmerksamkeit. Sie werden zu Symbolen oder zu subjektiven Chiffren für die schmerzhaften Empfindungen, die im Inneren vorherrschen. Signale, die bislang unerheblich waren, treten in der Wahrnehmung derart hervor und erhalten einen dermaßen bedrohlichen Angst oder Ekel erregenden Charakter, dass sie zunehmend das ganze Bewusstsein beherrschen. Sie waren nie angenehm, weil sie eher für Krankheit, Übel, Gefahren und Ähnliches stehen, aber für Nichtkranke haben sie im täglichen Leben auch nicht annähernd die Bedeutung, die sie für diese haben.

So werden Substanzen, wie Kot und Urin, die Menschen in Häusereingänge effektiv verbreiten oder zumindest verbreiten könnten, zum Inbegriff des Ekligen, von dem darüber hinaus eine unbestimmte Unheildrohung ausgeht. Von nun an sind sie nach den „Gesetzen des Zwanges" in die eigene privateste Sphäre einschleppbar, und dieser Prozess kann nur durch einen permanenten Abwehrkampf, und um den Preis einer permanenten Unruhe einigermaßen verhindert oder zumindest aufgehalten werden.

Die reine Innen- und die böse Außenwelt. Bei unserer Patientin Frau W. ist auch die „Wahl" des Hauseinganges als zentrales Element im Zwangssystem aufschlussreich, stellt er doch den natürlichen Übergang zwischen der eigenen, reinen und rein zu haltenden Welt und der dreckigen, gefahrvollen und invasiven „Welt der anderen" dar.

Damit ist das Böse sozusagen dingfest gemacht und dadurch wird die Welt wieder etwas pseudoüberschaubarer und pseudosicherer: Durch die Kontrolle der äußeren Gefahrenmomente (nicht berühren, waschen, reinigen, abspritzen usw.) kann kurzfristig eine Pseudokontrolle der Innenwelt erreicht werden. Die Dramen des Lebens werden nicht mehr ausschließlich im realen Leben, d.h. auf der Hauptbühne ausgefochten. Es ist eine Nebenbühne dazugekommen, auf der – nach bizarren und für Außenstehende kaum nachvollziehbaren Regeln – künstliche einfache „Puppentheaterstücke" gespielt werden, die eine Art Karikatur der wirklichen Abläufe darstellen. Aber es ist eben nicht wirklich, und deshalb ist das Problem nicht behoben, auf diesem Weg auch nicht behebbar. Deshalb kann es auf dieser Bühne nach und nach zu einer Signalinflation kommen. Immer mehr Alltägliches oder leicht Anrüchiges wird zur Quelle des Übels erklärt und nach den bekannten Regeln bekämpft. Am Anfang dieser Entwicklung stehen oft belanglose Alltagsepisoden. So kamen bei unserer Patientin als Ekel- und Gefahrenmomente zu den „Exkrementen im Hausflur" nach und nach hinzu: Hundekot, den verwerfliche Menschen einschleppen; Bakterien und Viren, die permanent von ihnen ausgehen und schließlich Radioaktivität, die von ihren Uhren und Weckern ausstrahlen. Die Signalinflation führt dann zu einer Alarminflation. Es gibt dann bald keine ruhige Minute mehr.

(4) Aktivierung einfacher bis „archaischer" Abwehrmaßnahmen

Externale Regulationsform. Glücklicherweise, ist man versucht zu sagen, gibt es für die Kranken einfache Regeln, die im Umgang mit den materialisierten zwanghaften Ideen und Vorstellungen eingehalten werden müssen. Patienten im Zwangsbereich fallen auf eine sehr niedrige Regulationsebene menschlichen Handelns zurück. Die innere Regulation (Denken als Probehandeln auf der Basis eines mentalen Modells) fällt weg, die niedrigste Regulationsstufe, die von offensichtlichen Merkmalen der Außenwelt abhängig ist, gewinnt an Bedeutung. Es ist dies die externale Regulationsform. Rückmeldungen werden immer aus den sichtbaren Effekten abgeleitet, die das Selbst in der Außenwelt hergestellt hat (Hofmann & Hoffmann, 1998).

So geschieht das Entfernen von gefährlichen Substanzen sinnvollerweise durch deren Abwischen und Abwaschen. Ein Gegenstand ist erst dann wieder in Ordnung, wenn ich ihn abgewischt habe; meine Hand ist für kurze Zeit dann wieder rein, wenn ich sie gewaschen habe. So entstehen nach und nach Verhaltensgrundmuster und Häufungen von bestimmten Verhaltensweisen, die sich zu einem großen Teil verstehen lassen, wenn man sie wieder im Zusammenhang mit unserem stammesgeschichtlichen Erbe bringt. Sie weisen dann eine Zugehörigkeit zu bestimmten Funktionskreisen von Instinkten auf, die Urformen der Umweltanpassung darstellen (Süllwold et al., 2001).

8.2 Kritische Anmerkungen zu Therapien bei Waschzwängen

Bevor wir unseren Ansatz vorstellen, wollen wir auf einige therapeutische Vorgehensweisen hinweisen, die uns auf Grund der Struktur der Störung problematisch erscheinen.

8.2.1 Widerlegungsversuche negativer Erwartungen als zentrale Maßnahme

Implizit wird dabei davon ausgegangen, dass es immer die Erwartungen konkreter Gefahren sind, die das Abwehrverhalten aufrechterhalten und damit eine „Neutralisierung" der mit Gefahren assoziierten Reizen verhindern. Als zentrale heilsame Erfahrung, die Patienten während und nach der Exposition machen sollen, wird also konsequenterweise die Widerlegung von Katastrophenerwartungen angesehen.

Keine Erwartungen von Katastrophen. Doch bei vielen Zwangsstörungen, auch vom Typus der Berührungsvermeidungszwängen, spielt die Erwartung von Katastrophen, wie Erkrankung, Vergiftung, Ansteckung usw. überhaupt keine Rolle. Es geht dann auch nicht um Sorgen um die eigene Gesundheit, um Hygiene oder Ähnliches, sondern um Reinheit, Unversehrtheit und Unbeflecktheit im weitesten Sinne. In solchen Fällen ist es daher völlig sinnlos, über Ansteckungswahrscheinlichkeiten und dergleichen zu debattieren.

In anderen Fällen mag ein Patient z.B. die Vorstellung haben, dass, wenn er etwas berührt, das mit Tod zu tun hat, dies etwas Negatives für seine Zukunft oder für die einer geliebten Person haben könnte. Eine solche Befürchtung ist von einem so niedrigen Konkretheitsgrad und von einer so großen zeitlichen Unbestimmtheit geprägt, dass eine Widerlegung durch das Nichteintreffen befürchteter Konsequenzen grundsätzlich ausgeschlossen ist.

8.2.2 Arbeit mit isolierten Substanzen und „künstlichen" Situationen bei Expositionen

Der Patient, bei dem „Katzenstreu" eine zentrale Rolle spielte (s. 6.3.4), wurde während eines stationären Aufenthaltes folgender Prozedur unterzogen:

Er sitzt zwei Stunden aufrecht im Baderaum auf einer psychiatrischen Station, beide Arme bis zu den Ellbogen in zwei Säcken mit Katzenstreu, und er hat die Aufgabe, zu „habituieren".

Wie es ihm dabei ging, schildert er wir folgt: „Nun saß ich da und dachte mir, na gut, da musst du durch. Obwohl mir das Zeug verdammt unsympathisch war und auch ein bisschen ekelig vorkam – es juckte geradezu –, war es auszuhalten. Ich dachte bloß, hoffentlich kommt niemand herein, die müssten mich ja für bescheuert halten. Angst hatte ich nicht, schon gar nicht vor Krebs. Ich bin ja hier bei Ärzten, die sind da, um zu heilen, und nicht, um mich in Lebensgefahr zu bringen. Außerdem ist dieses Katzenstreu hier sicher ein anderes, als das, womit damals (vor drei Jahren) die widerliche Katze meiner ehemaligen Freundin verseucht wurde. Ich fing an, mich total zu langweilen und dachte, hoffentlich ist bald alles vorbei."

Was ist nun falsch an einer solchen Prozedur?

Gewöhnung an die Substanz. Die zentrale Annahme dabei ist, dass sich die Probleme der Patienten dadurch lösen ließen, dass eine Gewöhnung an eine Angst erzeugende Substanz herbeigeführt werden soll. Von diesem Effekt erwartet man dann, dass er auf die natürlichen Situationen des Patienten, wie seinen Umgang mit „verseuchten" Wohnungsteilen, mit ihm eklig vorkommenden Menschen usw. generalisiert. Nun müssen wir mit großer Regelmäßigkeit feststellen, dass das nicht funktioniert. Warum nicht?

Semantisches Netz. Damit ein bedeutender und dauerhafter Lerneffekt stattfinden kann, müssen die Lernsituationen, d.h. die Expositonssituationen, solche sein, die eine wichtige Rolle im semantischen Netz des Patienten spielen. Es geht also dabei um persönlich bedeutsame Situationen aus deren gegenwärtigen oder vergangenen Leben, die zum autobiografischen „Wissensbestand" gehören. Sie enthalten stabile, stark mit Emotionen versetzte Kodierungen (so genannte autobiografische Einkerbungen), und an diesen Stellen muss eine Überwindung der Angst und der Aversion vor der kritischen Situation stattfinden.

Der Mensch als „Träger" der Substanzen. Es ist ebenfalls zu beachten, dass es in den kritischen Situationen für Patienten auch immer um die Auseinandersetzung mit Menschen geht. Sie sind „Träger" der gefürchteten Substrate, und um sie dreht sich letzten Endes das ganze Zwangssystem. Die Arbeit mit isolierten Substanzen allein, ohne die Kontexte, in die sie eingebettet sind und mit denen sie zusammen im Gedächtnis gespeichert sind, auch wenn sie vordergründig noch so sehr im Mittelpunkt der Befürchtungen und der Aversionen stehen, trifft also nie den historisch-biografischen Kern einer Zwangserkrankung und ist daher weitgehend wertlos.

Wie Expositionen vorbereitet und herbeigeführt werden können, die im persönlichen emotionalen und kognitiven Mittelpunkt der Störung ansetzen, wollen wir nun schildern.

8.3 Gesamttherapieplan bei Berührungsvermeidungszwängen (Waschzwänge)

Im Folgenden geben wir einen Überblick über die einzelnen Schritte des Therapieablaufs. Die ersten Interventionen haben mehr diagnostischen Charakter, dienen aber auch schon der Auseinandersetzung mit dem Zwang.

Die in der folgenden Aufzählung mit * hervorgehobenen Punkte werden im Anschluss ausführlich behandelt.

> **Überblick**
> ▶ Analyse des Zwangssystems*
> ▶ Analyse der aktuellen Lebensumstände und der Umstände bei der Entstehung der Erkrankung
> ▶ Erörterung von Perspektiven „nach dem Zwang" und Erläuterung der Therapie
> ▶ Gemeinsame Exploration des Zwanges in vivo*
> ▶ Aufhebung von Denkverboten, Konkretisierung des Zwangssystems
> ▶ Maßnahmen zur Distanzierung vom Zwang*
> ▶ Erweiterung des inneren und äußeren Probierraumes durch Verhaltensexperimente*
> ▶ Tolerierung und Bewältigung von zwanghaften Gedanken und Emotionen*
> ▶ Festlegung von Anlass, Häufigkeit und Dauer von normalen Waschvorgängen; nötig dazu: Training auf der Ebene von natürlichen organischen Bewegungsabläufen beim Waschen*

> - Durchführung von Expositionen nach dem Modell der Subjektkonstituierung*
> - Überwindung von Ekelreaktionen*
> - Evozierung inkompatibler Reaktionen (Trotz, Auflehnung), intensive begleitende kognitive Arbeit bei den Expositionen
> - Umgang mit intensiven Gefühlen*
> - Aktivierung eigener Wünsche und Bedürfnisse bei Expositionen*
> - Analyse und Bearbeitung eventueller intrapsychischer und interpersoneller Funktionalitäten
> - Arbeit mit Angehörigen

8.3.1 Analyse des Zwangssystems

Bei Waschzwängen sind die gleichen Informationen von Bedeutung, wie wir sie für die Kontrollzwänge aufgezählt haben. Die Struktur der Störung (Bedrohung/Abwehr) ist identisch. Die spezifischen subjektiven Elemente der Bedrohung (Ekelmaterie, Schmutz, Ansteckendes usw.) verlangen lediglich Abwehrmaßnahmen, bei denen, neben der passiven Vermeidung, eine Eliminierung der aversiven Stoffe, hauptsächlich durch Waschen und Abwischen, im Vordergrund stehen.

Daneben sind für Waschzwänge folgende Informationen von großer Wichtigkeit (Hoffmann, 2000a).

Fragenkatalog zur Analyse von Waschzwängen
- Wie erlebt der Patient seinen Zwang und welches ist sein Krankheitsmodell?
- Wie groß ist seine innere Distanz zu Zwangsgedanken und Zwangsbefürchtungen?
- Erlebt er sie als (ich-dystone) Anzeichen einer Krankheit oder aber als Warnzeichen vor Gefahren, von denen er real betroffen ist (überwertige Ideen)?
- Zieht er aus seinen Zwangssymptomen negative Schlussfolgerungen über die eigene Person, die u. a. eine depressive Verstimmung mit sich bringen können?
- Lassen sich kognitive Defizite wie Defizite des Handlungsgedächtnisses oder eine Schwächung der Realitätsfunktion (z.B. mangelnde mentale Synthesefähigkeit, Unvollständigkeitsempfindungen) auffinden, die eine Rolle beim Zustandekommen des zwanghaften Erlebens und Verhaltens spielen?

> **BEISPIEL**
>
> Das Zwangssystem von einer Studentin der Altphilologie verlangt beim Lernen folgende „Wiedergutmachungen". Jedes Mal, wenn sie eine Vokabel nicht weiß, muss sie sich gleich anschließend die Hände waschen. Wenn sie während einer Lernphase 5 Vokabeln nicht gewusst hat, muss sie zusätzlich duschen, um sich von der „Schuld" reinzuwaschen. Beim Duschen ist ihr Erleben meist so diffus, dass sie anschließend auf ihrem Arbeitsplatz nicht mehr ganz sicher ist, ob sie wirklich schon geduscht hat oder nur vorhatte, es zu tun, und es in Wirklichkeit noch nicht getan hat. Um ein Gefühl der Sicherheit herzustellen, versucht sie zuerst, die Abläufe zu rekonstruieren: „Wie bin ich von meinem Platz aufgestanden, was habe ich dabei gedacht, kann ich mich erinnern, die Badezimmertür vor mir gesehen zu haben?" usw. Da das selten hilft, geht sie ins Bad und hält nach Wasserspritzern auf dem Boden Ausschau. Dann fühlt sie, ob ihr Handtuch feucht ist. Wenn sie findet, dass es feucht genug ist, ist sie zuerst etwas beruhigt und fährt mit dem Lernen fort. Da taucht plötzlich der Gedanke auf, ihr Bruder hätte unbemerkt ins Haus kommen können, um zu duschen. Dann hätte er das Handtuch benutzt haben können. Soll sie ihn unter einem Vorwand anrufen, um zu klären, ob er …?

- Lassen sich beim Patienten Behauptungen, Ansichten oder vermeintliche Moralvorschriften feststellen, die das Zwangssystem rechtfertigen? Zum Beispiel: „Heutzutage sind alle Lebensmittel vergiftet, man sagt uns allen bloß nicht die Wahrheit".
- Spielen „ideelle Substanzen" wie „Todesmaterie" (z.B. der gedachte Stoff, der von jemandem übertragen werden kann, der in letzter Zeit einen Todesfall in der Familie hatte oder „Vateriges", z.B. ein angenommenes Substrat, das an den Dingen haftet, die vom Vater berührt worden sind) eine Rolle im Zwangssystem?
- Ist die Patientin mit Fragen beschäftigt, die objektiv gesehen gegenstandslos sind, und die darüber hinaus grundsätzlich nicht zu beantworten sind?

> **BEISPIEL**
>
> **Eine Patientin, die in einer Wohngemeinschaft lebt:**
> „Es war, glaube ich, vor der Dusche. Ich war unbekleidet, bin mit meinem Bein an etwas drangekommen. Vielleicht bin ich an den Bademantel von Eva drangekommen und ausgerechnet vielleicht an den Ärmel. Vielleicht bin ich auch an ihr Handtuch drangekommen. Es hängt an der Wand, im Winkel von 90 Grad von der Wand, an der der Bademantel hängt. Da ich noch nicht ge-

> waschen war, frage ich mich, ob und in welchem Ausmaß ich ihr schaden kann, wenn ich an den Bademantel oder an das Handtuch herangekommen bin. Soll ich die Sachen für sie waschen? Soll ich sie warnen? Kann ich überhaupt noch da wohnen bleiben, wenn ich ständig andere gefährde?"

▶ Welche Vorstellung hat der Patient vom Verhalten anderer nichtzwangskranker Menschen in bestimmten Situationen?
  So fragt ein Patient: „Haben nicht alle ‚Ausgehzigaretten'?" und meint damit eine Schachtel, die dem „Schmutz der Welt" ausgesetzt wird, aber dann nicht in die eigene Wohnung mitgebracht, sondern in einem eigenen Kästchen vor der Haustür aufbewahrt wird.
▶ Wie konkret kann er sich sein eigenes Verhalten, das nicht von den Regeln des Zwangs diktiert wird, überhaupt vorstellen? Kann er ein Gefühl dafür entwickeln?

8.3.2 Gemeinsame Exploration des Zwanges in vivo

In dieser Phase der Therapie dienen die Expositionen vorwiegend der Exploration des Zwanges; zugleich haben sie therapeutische Wirkung dahingehend, dass der Erfahrungsraum des Patienten erweitert wird.

Vorbereitung
Bei der Auswahl der Expositionssituationen haben die Patienten volles Mitspracherecht. Die Situationen sollen kritisch, d.h. den Zwang aktivierend sein, aber so gewählt werden, dass sie es sich in ihrer momentanen Verfassung zutrauen, die Situation aufzusuchen.

Wie wir schon betont haben, ist es wichtig, dass die Situationen eine persönliche Bedeutung für die Patientin haben und sozusagen mitten aus ihrem gegenwärtigen oder vergangenen Leben herausgegriffen sind. Die Erkundung findet erst einmal in Begleitung des Therapeuten statt, die Patientin behält aber über den ganzen Verlauf der Übung die Kontrolle. Es wird so vorgegangen, wie sie es sich wünscht, sie darf jederzeit abbrechen und sich so verhalten, wie sie dazu in der Lage ist, ohne dass Druck auf sie ausgeübt wird. Der Therapeut erläutert, der Sinn der Übung sei, den Zwang sozusagen „am Werk" noch besser kennen zu lernen, sich selbst und andere zu beobachten und sich eventuell erste neue Gedanken über die ganze Situation zu machen. Der Therapeut stellt Fragen zu ihrem Erleben und über die Beweggründe ihres Verhaltens.

Durchführung

Die Durchführung soll am Beispiel der Patientin Frau W. erläutert werden.

Für sie wird als Situation der Besuch eines Supermarktes ausgewählt. Er stellt insofern ein Problem für die Patientin dar, weil sie weiß, dass dort ein Ehepaar einkauft, das aus beruflichen Gründen die Hälfte der Woche in der „total verseuchten Stadt" verbringt, aus der sie kommt.

> **TRANSKRIPT**
>
> **In-vivo-Exposition mit Frau W.**
> Patientin und Therapeut stehen vor dem Supermarkt.
> T: Wie ist Ihnen jetzt zumute?
> P: Ich bin sehr angespannt. So wie vor einer Prüfung. Ich weiß nicht, was mich erwartet.
> T: Nichts, was Sie nicht verkraften könnten. Wir werden ganz behutsam vorgehen. Sehen Sie sich doch einfach einmal die Eingangstür an. Wie ist das für Sie?
> P: Ich sehe vor allem den Türgriff.
> T: Was ist damit?
> P: Ich muss daran denken, wer ihn alles schon angefasst hat.
> T: Dazu ist er in gewissem Sinne ja auch da!
> P: Ich weiß, so sehen das wohl die meisten Menschen.
> T: Sie nicht?
> P: Nein, leider nicht.
> T: Haben Sie „leider" gesagt? Das finde ich gut.
> P: Ja, aber ich bin da sehr im Zwiespalt.
> T: Ja, wir haben ja lange Zeit darüber geredet, einerseits – andererseits. Das wird noch eine Zeit lang so weitergehen.
> P: Ja, ich weiß.
> T: Denken Sie auch an jemanden Besonderes, wenn Sie den Türgriff sehen?
> P: Sie wissen es doch. Zwangsläufig denke ich an Herrn und Frau Müller, ihretwegen sind wir ja hier.
> T: Nicht nur ihretwegen. Aber wie geht es Ihnen, wenn Sie an die Müllers denken?
> P: Jetzt kommt ein so unheimliches Gefühl in mir hoch. Alles zieht sich in mir zusammen. Der Türgriff ist jetzt so abstoßend. Es wäre jetzt ganz schlimm, ihn anfassen zu müssen. Meine Hand käme mir so dreckig, so eklig vor. Muss ich ihn jetzt berühren?
> T: Nein, Sie müssen es nicht, wenn Sie es nicht wollen. Sie werden nur das berühren, wozu Sie sich schon in der Lage fühlen. Aber eines Tages werden Sie ihn anfassen. Aber bleiben wir doch bei Herrn und Frau Müller. Was sind das eigentlich für Menschen? ▶

> P: Also, eigentlich sind sie ganz nett, vor allem Frau Müller. Aber jetzt habe ich solche Angst vor ihnen. Ich ekle mich geradezu. Ist das nicht schrecklich? Eigentlich müsste ich mich schämen.
> T: Was finden Sie nett an ihnen?
> P: Alles mögliche. Es sind einfach unkomplizierte und sympathische Menschen. Sie können ja nichts dafür, dass ich das alles erleben muss.
> T: Warum müssen Sie das alles erleben?
> P: Ich weiß jetzt die Antwort. Seit ich krank bin, aber das ist so schwer zu akzeptieren. Ich denke noch immer manchmal, dass ich im Grunde genommen Recht habe, aber seit ich bei Ihnen bin, immer weniger.
> T: Bleiben wir bei den Müllers. Einerseits finden Sie sie nett, andererseits haben Sie Angst vor ihnen. Was ist da los?
> P: Es wäre schrecklich, ihnen über den Weg zu laufen. Es ist ungerecht, aber es wäre schrecklich.
> T: Warum genau?
> P: Ich traue mich nicht, es auszusprechen. Sie sind … (weint)
> T: Was sind sie?
> P: …
> T: Ich helfe Ihnen. Sie empfinden es jetzt so, als seien sie richtiggehend verseucht. Ist es so?
> P: …
> T: Sie brauchen sich nicht zu schämen. Ich kenne die Zwangskrankheit sehr gut und weiß, wie sie die natürlichen Gefühle von Menschen überlagern und verdecken kann. Aber darunter bleiben die intakt und werden wieder zum Vorschein kommen. Dann werden Sie alles wieder ganz anders erleben. Aber das ist noch ein weiter Weg, und wir sind hier, um an dieser Misere zu arbeiten. Wollen wir hineingehen?
> P: Ja, aber die Tür …
> T: Soll ich sie für Sie öffnen?
> P: Würden Sie das tun?
> T: Aber ja, kommen Sie. (gehen zur Tür) Wie geht es Ihnen jetzt?
> P: Ich bin ein bisschen durcheinander.
> T: Lassen Sie sich Zeit. Wir wollen das alles ganz ruhig angehen.

Für den Therapeuten liefert eine solche In-vivo-Exposition wertvolle Informationen über das Zwangssystem, über die innere Haltung des Patienten dazu, über seine Copings und Ressourcen und über seine Eigenarten als Person.

Der Patient lernt, Zusammenhänge besser zu verstehen. Dadurch erhält er eine ganzheitliche statt eine detailorientierte Sichtweise. Sie ist die Voraussetzung für eine zunehmende Externalisierung des gesamten zwanghaften Fremdsteuerungssystems und einer zunehmenden, darauf aufbauenden Selbstsicherheit. Er lernt es, Dinge mit neuen Augen zu sehen und sich neue Fragen über Sinn und Zweck seines Tuns zu stellen. Außerdem werden „normale" Wünsche und Ansichten aktiviert, die ihn die Dinge von einer anderen Seite erleben lassen.

Im Folgenden möchten wir typische Fragen und Interventionen in dieser Phase der Therapie wiedergeben.

> **Typische Fragen und Interventionen des Therapeuten**
> - Wie fühlen Sie sich?
> - Was ist das für ein Gefühl? Kennen Sie es aus anderen Situationen oder aus anderen Zeiten? Beschreiben Sie es doch einmal?
> - Wie ist das für Sie? Was geht Ihnen dabei durch den Kopf?
> - Was möchten Sie jetzt am liebsten tun? Warum tun Sie es nicht?
> - Was haben Sie früher in einer solchen Situation getan? Warum tun Sie es jetzt nicht? Können Sie sich vorstellen, es wieder zu tun?
> - Haben Sie eine Idee, warum das so ist? Könnte es auch anders sein, und wenn ja, wie?
> - Erklären Sie mir doch ganz genau, warum Sie das jetzt so gemacht haben.
> - Wissen Sie genau, ob das so ist? Wenn ja, woher wissen Sie es? Wenn nein, was können Sie tun, um es herauszufinden?
> - Sie sagen, das kann ich nicht. Woran merken Sie, dass Sie es nicht tun können?
> - Was müsste anders sein, damit Sie es tun können?
> - Ist das nun so oder so? Bitte entscheiden Sie sich.
> - Was haben die beiden Situationen gemeinsam, was ist anders?
> - Was würde Ihnen schwerer fallen/leichter vorkommen, dieses oder jenes? Warum?
> - Was halten Sie von diesem Gedanken?
> - Haben Sie schon einmal versucht, etwas gegen den Gedanken zu unternehmen? Wenn nein, warum nicht? Könnten Sie jetzt etwas dagegen tun, und wenn ja, was?
> - Haben Sie in einer ähnlichen Situation schon einmal anders gedacht?
> - Was ist Ihnen aufgefallen? Wie erklären Sie sich das?
> - Was halten Sie von alledem?
> - Sie haben jetzt diesen Menschen beobachtet. Beschreiben Sie mir doch sein Verhalten. Was halten Sie von ihm, wenn er sich so verhält?
> - Warum ist das bei ihm so und bei Ihnen anders?
> - Meinen Sie, dass es bei Ihnen immer so sein muss? Was müsste passieren, damit es anders ist? Was könnten Sie dazu tun?

- ▶ Was bedeutet es, wenn man einen solchen Gedanken hat? Was wird dadurch ausgesagt?
- ▶ Was ist schlimm daran, wenn man einen solchen Gedanken hat?
- ▶ Hilft Ihnen dieser Gedanke in diesem Moment? Wenn ja, wodurch? Wenn nein, könnten Sie sich vorstellen, ihn erst einmal beiseite zu legen?
- ▶ Sie beschreiben mir ein bestimmtes Gefühl. Was fällt Ihnen dazu ein?
- ▶ Was heißt es, wenn man ein bestimmtes Gefühl hat? Was wissen wir darüber?
- ▶ Wie fühlen Sie sich hier mit mir? Was finden Sie gut, und was finden Sie nicht so gut?
- ▶ Soll ich etwas anders machen? Kann ich etwas tun, was Ihnen weiterhilft?
- ▶ Habe ich etwas getan, was Sie gestört hat/das Ihnen weitergeholfen hat/womit Sie nichts anfangen können?

Nachbereitung

Die Patientin erhält ausführlich Gelegenheit, ihre Eindrücke zu schildern, und das herauszustellen, was ihr wichtig erschien. Sie wird noch einmal nach ihrem Befinden, ihren Schwankungen und nach den Schlussfolgerungen aus ihrem Leben befragt. Dann zeigt der Therapeut das Wichtigste aus seiner Sicht auf, gibt einen Ausblick auf die nächsten Übungen und deren Zusammenhänge mit den vergangenen.

Exkurs: Erläuterungen in der Phase der Exploration

Es kann sein, dass der Patient schon in dieser Phase der Therapie vom Therapeuten Erläuterungen zu seinen Zwängen haben will. Er steht dann meist im Spannungsfeld zwischen den Versuchen, sein Verhalten vor sich und vor anderen zu begründen und zu rationalisieren und der beginnenden Einsicht, dass etwas „mit mir nicht stimmt". Um diese Tendenz zu unterstützen, kann es zu ersten therapeutischen Interventionen kommen, bei denen die innere Distanz des Patienten zu seinen Befürchtungen und zu seinem Zwangshandeln vergrößert werden soll.

> **TRANSKRIPT**
>
> **Intervention zur Herstellung von Distanz zum Zwang in der Explorationsphase**
>
> P: Ist das normal, dass man sich die Hände wäscht, wenn man in die eigene Wohnung geht? Ich könnte das nicht aushalten ohne. Auch dass ich die Türklinken nicht richtig anfasse, aber da kann ja sonst was dran sein. Ich setze mich auch nicht auf jeden Sitzplatz im Bus, wahrscheinlich ist das ja Quatsch.
> T: Na ja, der Zwang hat schon seine Argumente, um Ihnen klarzumachen, dass es kein Quatsch ist.

P: Ja, das sind so endlose Diskussionen, wie mit der Familie, mit mir selbst und mit der letzten Therapeutin. Ich verstehe das ja, aber es könnte doch was sein.

T: Genau, das ist so. Der Zwang gewinnt immer, egal wie Sie diskutieren, er hat immer das letzte Argument. Deshalb nennt man den Zwang auch die Krankheit des Zweifelns. Die Wahrscheinlichkeit, dass etwas passieren kann, besteht. Es könnte immer etwas sein, wenn auch nur bei einer Wahrscheinlichkeit von 0,000000001, aber die Wahrscheinlichkeit besteht eben. Damit arbeitet der Zwang, und er hat in dieser Logik letztlich immer recht.

P: Aber das ist ja schlimm. Aber das ist doch unlogisch, dass mir was passiert mit Aids an der Türklinke oder so, de facto geht das nicht.

T: Dann nicht, wenn Sie es einfach üblich und realistisch sehen könnten. Und Sie sagen ja auch: „Eigentlich weiß ich ja, dass nichts sein kann, aber …". Mit der Logik kommt man da nicht ran. Sie verlieren dann immer. Der Zwang ist spitzfindig, er kann immer noch sagen „Es könnte trotzdem sein, dass …" oder „Man kann es nicht einhundertprozentig ausschließen".

P: Ja, so ist es immer.

T: Der Zwang ist eben ein Fremdsystem, er funktioniert wie eine Diktatur. Er hat Ihre gesamte Persönlichkeit vereinnahmt, er beeinflusst Sie. Er hat auch Ihren Willen und Ihre Bedürfnisse im Griff. Ist es nicht so, dass Sie lieber im Bus die ganze Fahrt stehen, anstatt sich locker hinzusetzen?

P: Ich würde schon gern locker dasitzen, auch mit meinen Haussachen überall sitzen. Das wäre schön. Aber dann kommen immer wieder diese Gedanken und ich werde unruhig.

T: Ja, und die kommen von eben diesem Fremdsystem, nicht aus Ihrer Persönlichkeit, Ihren Bedürfnissen. Und das müssen wir ändern. Man kann dem Zwang auch Fragen stellen. Ich möchte, dass Sie sich mal vorstellen, hier neben Ihnen sitzt der Zwang und Sie fragen ihn ernsthaft. „Warum muss ich das alles machen?" und „Wie willst Du mich sehen?"

P: (nach einer Pause) Ich muss das eben machen und fertig, da gibt es nichts anderes und basta. Er will mich fügsam, mickrig, klein und ohnmächtig sehen. Oh Gott, das ist ja erschreckend!

T: Das ist ganz schön quälerisch, was der Zwang macht.

P: (nachdenklich) Ja. Aber ich weiß nicht, wie ich dagegen ankommen kann.

T: Er bietet Ihnen aber auch was.

P: (erstaunt) Was denn?

T: Er bietet Ihnen doch Schutz, Sicherheit, wenn Sie tun, was er sagt. Der Zwang ist wie ein Raum mit Mauern, an die man sich lehnen kann; sich beschützt, sicher und geborgen fühlen kann. Aber es ist ein immer enger werdendes Gefängnis.

> Er lockt Sie dort hinein und sät erneut Zweifel, und Sie müssen reagieren, fühlen sich dann wieder beschützt, aber der Raum, Ihr Handlungsspielraum, Ihre Freiheitsgrade werden immer weniger. Der Wille Ihrer Persönlichkeit wird immer kleiner, Ihre wirklichen Gefühle und Bedürfnisse werden immer mehr unterdrückt, scheinbar blockiert. Sie werden zunehmend zur Marionette des Zwanges und fühlen sich daher so ohnmächtig und klein. Und er redet Ihnen noch ein, dass seine Gedanken von Ihrer Persönlichkeit, von Ihnen, kommen, dass Sie es wirklich wollen. Aber man kann etwas dagegen tun. Ihre Gefühle, Ihre Bedürfnisse, also Ihre Persönlichkeit muss gestärkt werden gegenüber dem Zwang. Dabei helfe ich Ihnen und die Möglichkeiten besprechen wir das nächste Mal. – Wie geht es Ihnen gerade?
>
> P: Ich bin ziemlich betroffen, aber es ist so. Jetzt verstehe ich das Ganze besser. Ich will nicht mehr Marionette des Zwanges sein. Ich weiß bloß noch nicht, wie.

8.3.3 Maßnahmen zur Distanzierung vom Zwang

(1) Beobachtung anderer Menschen

Die Anleitung zur Beobachtung des Verhaltens anderer Menschen in der gleichen Situation, in der sich die Patientin befindet, hat zum Ziel, Reflexionen folgender Art in Gang zu setzen:

- Wie machen es andere (z.B. beim Betreten eines Geschäftes)?
- Welchen Eindruck machen sie dabei? Sind sie angespannt, lächeln sie usw.?
- Welchen Eindruck macht das auf mich? Wie beurteile ich Menschen wie sie?
- Welche Vorteile hat es, sich so zu verhalten wie sie? Hat es Nachteile, wenn ja, welche?
- Sehe ich Menschen, die sich so verhalten, wie ich? Was mache ich anders, wie geht es mir dabei?
- Wie ist es dazu gekommen, dass es bei mir anders ist?
- Bin ich auch in anderen Bereichen des Lebens von den anderen verschieden, oder nur da, wo der Zwang Regie führt?
- Muss das immer so bleiben? Wodurch kann es anders werden?
- Kann ich mir vorstellen, so zu fühlen, zu denken und zu handeln, wie andere Menschen auch, und was würde dann anders in meinem Leben werden?

Es soll eine zunehmende innere Annäherung an andere Menschen in Gang gesetzt werden, um parallel dazu eine zunehmende innere Distanzierung vom Fremdsteuerungssystem des Zwanges zu erlangen.

(2) Dialog mit dem Zwang

In einem zweiten Schritt zur Förderung der Distanzierung erweist es sich als besonders nützlich „vom Selbst aus" mit dem Zwang zu dialogisieren und „Warum-Einsichtsfragen" zu stellen. Die Patienten bekommen dann Antworten wie: „Ich will dich klein und hilflos sehen. Ich bin stark, du bist nichts." (Hofmann und Hoffmann, 1998). Dies ängstigt die Patienten anfangs (weil der Zwang Einsichtsfragen verbietet), aber dann immer weniger. In der Folge kann es durch diese Übung zur Sättigung und zu einem zunehmend großen Unwillen gegenüber dem Zwang kommen („seine Stimme wurde immer leiser"). Nach und nach fühlen sich die Patienten flexibler im Umgang mit den Diktaten des Zwanges, und es treten Erinnerungen an zwangsfreie Zeiten auf, oft mit einer leisen und beginnenden Sehnsucht nach Befreiung aus dem Kerker des Zwanges und nach Freiheit und Entspannung.

Der „leere Stuhl". Eine mögliche Technik zur Förderung der Distanzierung vom Zwang ist der „leere Stuhl". Unsere Beispiel-Patientin platziert einen Stuhl vor ihrem Sitzplatz und stellt sich einen konkreten Zwangsgedanken vor. Dieser Gedanke wird symbolisch auf den leeren Stuhl gesetzt. Die Patientin fängt nun an, dem Zwang Fragen zu stellen und spricht die Antworten laut aus, die sie „hört". Sie hört z.B.: „Hör auf, mich zu fragen, das ist so, das geht dich nichts an!" Die Patientin ärgert sich zunehmend: „Der blöde Zwang, der versucht mir alles zu vermiesen, der will mich nicht in Ruhe lassen." Die Patientin äußert den Wunsch, sich von dem Zwang befreien zu wollen.

Folgender Dialog zwischen der Patientin und dem Therapeuten gibt ein Fazit der Dialoge mit dem Zwang wieder:

> **TRANSKRIPT**
>
> T: Wie will der Zwang Sie sehen?
> P: Als seine Gefangene. Ich bin ein Spielzeug, auf dem er rumhauen kann.
> T: Wie will der Zwang sich selbst sehen?
> P: Er will der Mittelpunkt meines Lebens sein. Er will in mir hausen wie eine mächtige Made und mich von innen auffressen.
> T: Welches Stück will er von Ihnen?
> P: Meine Freude, meine Lebendigkeit, mein Herz, alles, was mir Spaß macht. Er will soviel von mir.
> T: Wenn Sie ihn fallen lassen würden, womit droht er Ihnen?
> P: Er zetert, er wird ganz zornig, böse. Aber womit er mir genau droht oder drohen kann, da kommt keine Antwort, komisch … Ich denke manchmal, ich will ihn nicht, der soll sich jemand anders suchen, aber dann werde ich doch wieder schwach.

8.3.4 Erweiterung des inneren und äußeren Probierraums durch Verhaltensexperimente

Ziel ist die Förderung der Wahrnehmung von eigenen Gefühlen, Gedanken und Handlungen in Kontrast zu den starren Fremdinstruktionen des Zwanges („Du darfst dies nicht, du musst jenes."). Die Patientin wird dazu angeleitet, auszusprechen, ob sie an der einen oder anderen Stelle ihre zwanghaften Gewohnheiten in der Vorstellung oder auch in der Wirklichkeit überschreiten kann, und wie sie sich bei diesem Versuch fühlt.

TRANSKRIPT

Übung zur Erweiterung des Probierraums
Frau W. und der Therapeut stehen vor einem Haus, das ihr „unsauber und vernachlässigt", also mit großer Wahrscheinlichkeit „verseucht" vorkommt.
T: So, jetzt stehen wir vor der Haustür. Sie ist offen. Wie geht es Ihnen?
P: (mit dem Rücken zum Haus) Mir ist gar nicht so gut heute. Ich wusste ja, dass wir hierher kommen würden.
T: Versuchen Sie sich doch erst einmal an die Situation zu gewöhnen. Kennen Sie das Haus?
P: Ich gehe jeden Tag vorbei, aber mit abgewandtem Gesicht.
T: Warum?
P: So eine Gewohnheit von mir. Wenn ich etwas nicht sehe, das mir unangenehm ist, dann nehme ich nichts davon auf und trage es nicht nach Hause.
T: Wie finden Sie diesen Gedanken?
P: Ich weiß, dass es ein typischer Zwangsgedanke ist. Sie haben es mir ja erklärt. „Magisches Denken" haben Sie gesagt.
T: Allerdings, bewirkt ein solcher Gedanke etwas in der Wirklichkeit?
P: Nein, nur in meinem Kopf. Er beruhigt, aber nur kurze Zeit.
T: Und dann?
P: Ich würde es immer wieder tun und immer wieder.
T: Haben Sie sich das Haus schon mal richtig angeschaut?
P: Natürlich nicht.
T: Könnten Sie sich vorstellen, es jetzt zu tun? Wie ist Ihnen bei dem Gedanken?
P: Sehr unbehaglich.
T: Bleiben Sie bei dem Gedanken. Nur als Möglichkeit.
P: … Ich denke, ich will es versuchen. Wir müssen ja weiterkommen.

> T: Überlegen Sie es sich gut. Denken Sie an die Konsequenzen, ich meine an die in Ihrem Kopf, wenn Sie nach Hause kommen.
> P: …
> T: Es ist Ihre Entscheidung. Bleiben Sie ganz bei sich und entscheiden Sie dann.
> P: Ich muss es ja tun.
> T: Nein, Sie müssen es nicht. Aber wenn Sie es tun wollen, dann machen wir jetzt Folgendes. Sie richten sich jetzt so richtig auf, innerlich wie äußerlich, wie wir es geübt haben. Dann sagen Sie sich: „Ich drehe mich jetzt um und sehe mir zum ersten Mal in meinem Leben dieses Haus an."
> P: (dreht sich um)
> T: Lassen Sie sich Zeit. Schauen Sie ganz ruhig hin, so als müssten Sie das Haus begutachten. Ganz ruhig, hier stehen Sie, und da ist das Haus. Sie haben einen Entschluss gefasst und stehen ganz fest dazu, und Sie tun das, was Sie sich vorgenommen haben. Ich gehe jetzt um die Ecke und lasse Sie ein paar Minuten allein.

Solche Verhaltensexperimente dienen dazu, dass die Patienten probieren, sich in einer Situation anders zu verhalten. Zuerst sollen sie mehr spielen, dann mit klarem Entschluss handeln. Doch das machen sie nicht als Mutprobe oder hektisch und schnell, sondern nachdem sie die nötige innere Spannkraft mobilisieren und erst eine klare Entscheidung treffen, dann die Handlung mit großer innerer Beteiligung bis zu Ende ausführen. Wenn sie sich nicht dazu entscheiden können, dann wird das vom Therapeuten nicht als Versagen dargestellt, sondern es wird gemeinsam genau analysiert, wie der innere Prozess verlaufen ist, welche Hindernisse dabei aufgetreten sind und an welcher Stelle man ansetzen müsste, damit das Ganze in eine andere Richtung verläuft.

8.3.5 Tolerierung und Bewältigung von zwanghaften Gedanken und Emotionen

Diktate des Zwanges. Die Zwangsgedanken, die während der Exposition auftreten, haben folgende typische Inhalte: Sie warnen vor einer potentiellen Berührung, vor vermeintlichen Risiken in Form von Beschmutzung, Infektion oder einfach vor unbestimmtem Übel. Sie warnen davor, gefährliche oder Ekel erregende Stoffe weiterzuverbreiten und vor allem davor, sie in das häusliche Milieu einzuschleppen, das dann im schlimmsten Fall nie mehr problemlos zu benutzen sei. Sie drängen dazu, die ganze Prozedur abzubrechen, oder zumindest nach den alten zwanghaften Regeln zu handhaben. Vor allem aber betonen sie die Notwendigkeit, durch Regeln wie Waschen und Reinigen schon erfolgtes Unheil zu reparieren.

Es ist notwendig, den Patienten darauf vorzubereiten, dass diese typischen Inhalte der Zwangsgedanken während der Expositionen aufkommen werden, die es dann zu tolerieren gilt. Dies geschieht dann in den bisher genannten vorbereitenden Maßnahmen wie Dissoziation vom Zwang oder in den therapeutischen Gesprächen.

Eigener Wille. Der Patient soll auf die Zwangsgedanken mit einem gewissen Gefühl der Sättigung reagieren: „Ich weiß, wenn ich jetzt das machen will, dann kommt mir wieder die alte Leier in den Kopf: Pass auf, das ist lebensgefährlich. Wie lange muss ich mir diesen Unsinn noch gefallen lassen?" Die Haltung, die im Idealfall daraus resultieren soll, ist ein trotziges Entgegensetzen des eigenen Willens und der neu entstehenden Selbstbestimmung gegen das Fremddiktat des Zwanges: „Ich will das trotzdem jetzt so machen, ich lasse mich nicht mehr tyrannisieren."

Es ist unmittelbar einsichtig, dass eine solche Haltung nicht von einem Tag zum anderen entsteht, sondern sozusagen von mehreren Seiten her, oft recht mühsam aufgebaut werden muss. Wenn Expositionen am Anfang in Gegenwart des Therapeuten stattfinden, so kann der gemeinsame Dialog ein sehr wichtiges Instrument zum Aufbau einer solchen Haltung sein.

8.3.6 Festlegung von Anlass, Häufigkeit und Dauer von normalen Waschvorgängen

Vor dem ersten Teil der Exposition ist es unerlässlich, mit dem Patienten verbindliche Absprachen über sein Vorgehen in der Situation zu treffen.

Eines der wichtigsten Charakteristiken dieser Störung ist Folgendes:
Die Patienten beunruhigt weniger, was ihnen „draußen" widerfährt; das Wichtigste ist vielmehr das, was sie anschließend tun können, um die Spuren des „Draußen" zu beseitigen.

Die passive Vermeidung. Draußen, d.h. im Umgang mit den vermeintlichen Ekel- und Gefahrenstoffen der Welt, besteht ihr Hauptabwehrmechanismus in der passiven Vermeidung: Kontakte und Berührungen sind so weit wie möglich zu vermeiden.

Die aktive Vermeidung, d.h. die Beseitigung von Spuren von bereits stattgefundenen Berührungen, bildet sozusagen ihren zweiten Verteidigungsring. Es entstehen dann ganz bestimmte Rituale, etwa beim Betreten der Wohnung (Kleiderwechsel, bestimmte Gegenstände werden ausgelagert usw.) und meist anschließend Wasch- und Reinigungsaktionen. Die Anzahl, Intensität und Dauer der Waschungen hängt meist direkt von der vermeintlichen „Verseuchung" ab, die draußen stattgefunden hat. Die Beziehung zwischen beiden ist nicht selten durch umfangreiche, feststehende Regeln festgelegt. Ein besonderes Problem beim sich Waschen ergibt sich aus der oft anzutreffenden Labilisierung der Bewusstseinsinhalte. Wir haben am Beispiel der jungen Altphilologiestudentin gesehen, zu welchen Nöten Unvollständigkeitsgefühle, besonders in Form einer Störung des Handlungsgedächtnisses, führen können.

Beendigungskriterien nicht expliziert. Ein anderes typisches Problem betrifft die große Schwierigkeit, Waschvorgänge zu beenden. Das ist zum Teil darauf zurückzuführen, dass Beendigungskriterien nicht klar expliziert sind oder als Kriterium für ein Waschen, das zum Erfolg geführt hat, gefühlsmäßige Zustände herangezogen werden, die meist sehr schwer herstellbar sind. („Ich kann dann aufhören, einen Körperteil zu waschen, wenn ich das Gefühl habe, dass er sich ganz rein vom Rest des noch ungewaschenen Körpers abhebt.")

Ableitung für die Therapie. Sollte die Therapie zu dauerhaftem Erfolgen führen, so muss gewährleistet sein, dass die bei Expositionen eingeleiteten Lernprozesse nicht durch eine anschließende symptomatische Abwehr, etwa in Form der üblichen zwanghaften Waschungen, immer wieder zunichte gemacht werden.

Deshalb müssen unbedingt Absprachen getroffen werden, etwa über folgende Punkte:
- Wie wird sich die Patientin verhalten, bevor sie ihre Wohnung und einzelne Zimmer, z.B. Schlafzimmer, Bad und Küche, betritt?
- Wie ist vorzugehen, wenn bestimmte Gegenstände, wie Schränke, Tische usw., berührt werden sollen?
- Wie ist mit Gegenständen, wie Flaschen, Post usw., zu verfahren, die von „draußen" in die Wohnung gelangen?
- Wie wird die Patientin vor allem dann vorgehen, wenn Gedanken und die entsprechenden Gefühle des „Verseuchtseins" und einer möglichen „gesundheitlichen Gefahr für sich und für andere" auftreten?
- Welche Waschungen sind wann erlaubt, wie sind sie genau vorzunehmen, wie lange sollen sie dauern und welches sollen die Beendigungskriterien sein?

8.3.7 Durchführung von Expositionen nach dem Modell der Subjektkonstituierung

Im Folgenden werden die einzelnen Phasen der Expositionen geschildert. Im ersten Teil der Exposition findet eine Konfrontation mit einer kritischen Situation statt. Im zweiten Teil geht es um das Management des Abwehrverhaltens mit dem Ziel, die Tendenzen zu symptomatischen Waschungen und Reinigungsritualen zu überwinden und stattdessen ein angemessenes „normales" Hygieneverhalten zu etablieren.

(1) Vorbereitung zur Übung

Patientin und Therapeut suchen gemeinsam eine Expositionssituation aus. Die Patientin hat die Möglichkeit, über ihre aktuellen Ängste und Schwierigkeiten vor der Übung zu sprechen. Sie wird noch einmal darin bestärkt, alle Ressourcen, über die sie jetzt schon verfügt, einzusetzen, um ein möglichst vermeidungs- und zwangsfreies Verhalten zu realisieren.

Es geht darum zu lernen, einen neuen Bezug zur Wirklichkeit herzustellen und sich dann wieder ganz normal in der Welt zu bewegen. Dadurch wird der Zwang in seiner Macht geschwächt und das eigene Ich gestärkt. Die Patientin behält wiederum die Kontrolle über den gesamten Verlauf, sie kann unterbrechen und sogar abbrechen, wenn sie glaubt, es tun zu müssen. „Vermeidet" sie, so wird die innere Situation dabei gemeinsam analysiert und später für den weiteren Verlauf fruchtbar gemacht. Die Patientin wird vor und bei den Übungen in ihrer Absicht gestützt und ermuntert, weiterzumachen, aber ohne dass ein großer Druck auf sie ausgeübt wird.

(2) Innere Mobilisierung vor der Ausführung

Die Patientin und der Therapeut stehen vor der Wohnungstür der Patientin.

Absprache des Handlungsablaufs. Sie soll auf eine normale Art (d.h. ohne den Versuch, mit nichts in Kontakt zu kommen) zwei Treppen hinuntersteigen, den Briefkasten öffnen (ohne ihn vorher abzusprühen), die Post entnehmen (ohne sie in einen mitgebrachten Plastikbeutel purzeln zu lassen), ihn schließen (ohne anschließend den Schlüssel abzusprühen), und dann allein in die Wohnung zurückkehren. Die Schuhe dürfen ausgezogen und durch Hausschuhe ersetzt werden. Sie soll dann die Post auf den Wohnungstisch legen (ohne Handschuhe), sie öffnen und lesen. Dann soll sie sie auf ein Büfett zu den anderen Papieren legen (ohne die Stelle vorher abzuwischen und abzusprühen). Anschließend soll sie sich (nach einem genau abgesprochenen und eingeübten Schema und in der vorgesehenen Zeit) die Hände waschen, sich ein Butterbrot machen, essen, sich die Schuhe anziehen und die Wohnung verlassen. Sie wird dann den Therapeuten in einem benachbarten Café treffen, wo beide die Nachbesprechung abhalten.

Innere Mobilisierung. Die Patientin wird ermuntert, bevor sie beginnt, sich innerlich in einen Zustand hoher mentaler Spannkraft zu versetzen. Sie soll sich sagen: „Ich stehe jetzt vor meiner Wohnungstür, ich fühle mich wach und voll da, ich nehme mir jetzt vor, etwas zu tun, was ich die ganze Zeit so nicht mehr getan habe, weil ich krank geworden bin. Ich bin fest entschlossen, es zu tun. Ich bin darauf gefasst, dass bei der Berührung des Briefkastens mich am Anfang wieder dieses eklige Gefühl beschleicht, aber ich werde das durchstehen und ihn ganz normal anfassen." Sie soll eine Weile auf der Treppe stehen bleiben, sich die Umgebung ansehen und sich fragen: „Will ich es wirklich tun?". Sie soll sich ein letztes Mal „Ja" sagen und sich innerlich ein Signal zum Beginn geben. (Am Anfang kann diese Sequenz auch im Dialog mit dem Therapeuten ablaufen.)

(3) Ausführung der abgesprochenen Handlungen

Die Patientin führt den oben geschilderten Ablauf aus. Es wird bei allen Expositionen großer Wert darauf gelegt, dass die Bewegungen der Patientin ohne Überhastung, aber dennoch „flott" und organisch rund ablaufen. Wenn sie etwas anfasst, so soll sie beherzt zugreifen, ohne Zögerlichkeit, halbes Anfassen mit einem Finger usw. Dem Therapeuten ist es lieber, sie lässt eine Sache einstweilen bleiben, als wenn sie sie nur unter Druck als Mutprobe oder halbherzig macht. Wenn sie es nicht macht, können erneute Hilfestellungen, wie In-sensu-Übungen gegeben werden.

Soll bei der Übung der Therapeut präsent sein, kann mit der Patientin verabredet werden, dass sie auf ein Signal hin ihre innere und äußere Haltung immer wieder aufrichtet. Am Anfang kann der Therapeut anregen, ermuntern und verstärken, dann geht er nach und nach zu einer neutraleren, aber wohlwollenden Präsenz über.

8.3.8 Überwindung von Ekelreaktionen

Oft sind Patienten davon überrascht, wie wenig Gefühle wie Ekel und Angst bei den Expositionen auftreten. Wenn das aber doch der Fall ist, so sind besondere Maßnahmen zu ihrer Bewältigung notwendig, die in den Expositionen eingeübt werden. Während Ängste – neben der Gegenkonditionierung durch inkompatible Emotionen – sehr stark über eine Relativierung und Widerlegung ihrer kognitiven Inhalte beeinflussbar sind, verlangt die Bewältigung von Ekel eine andere Strategie.

Verdeutlichen wir uns noch einmal die Verhältnisse anhand der Entwicklung der Erkrankung unserer Patientin Frau W.:

Nach der Entstehung ihrer Krankheit stehen Substanzen wie Kot, Urin und undefinierbar Widerwärtiges derart im Mittelpunkt ihres Bewusstseins, dass sie sie als Vorboten zukünftigen Übels jeglicher Art interpretiert und einen endlosen Abwehrkampf dagegen begonnen hat. Doch diese Substanzen waren von jeher in ihrer Umgebung und damit in ihrem Leben präsent. Sie bildeten aber einen (wenn auch grundsätzlich unangenehmen) Teil des Hintergrunds ihres Erlebens. Im Anschluss an ihre persönliche Krise (der Trennung) sind nun diese Stimuli im extremen Maße in ihrer Bedeutung gewachsen und in ihre Erlebniswelt eingedrungen. Sie gelten seitdem als Symbole des Bösen, des Gefährlichen und des Widerwärtigen, das sie zu überwältigen droht, und dessen sie sich im Alltag erwehren muss.

Funktion des Ekels. Die permanenten Abwehrbemühungen bei dieser für die Zwangserkrankung typischen externalen Regulationsform werden hauptsächlich angetrieben durch den Affekt des Ekels. Seine Hauptfunktion besteht darin, ein Verhalten zu fördern, das zum Ziel hat, eindringendes Widerwärtiges von sich fern zu halten oder gegebenenfalls wieder zu entfernen. Wenn wir diesen Mechanismus der Entstehung pathologischer, d.h. exzessiver und auf Symbolhaftes gerichteter Ekelreaktionen begreifen, so wird deutlich, auf welche Art ihre Überwindung therapeutisch eingeleitet werden kann.

Übersicht: Maßnahmen zur Überwindung von Ekelreaktionen
(1) Stimuluskonfrontation
(2) Reaktionsexposition
(3) Biographische Einordnung
(4) Distanzaufbau
(5) Abwehrverzicht
(6) Aufmerksamkeitsverlagerung

---

(1) Stimuluskonfrontation
Die Ekelreaktion wird anhand einer Reizkonfrontation provoziert (z.B. durch eine Berührung).

(2) Reaktionsexposition
Der nächste Schritt ist eine Reaktionsexposition in dem Sinne, dass kein Versuch unternommen wird, die Berührung rückgängig zu machen oder zumindest die Ekelreaktion zu unterdrücken. Im Gegenteil dazu wird sie „zugelassen", sie soll sich entfalten.

(3) Biographische Einordnung
Der dritte Schritt besteht darin, die emotionale Bedeutung der Reaktion, die zuvor in der Therapie erarbeitet worden ist, zu aktualisieren. Sie wird in ihren biographischen Kontext eingeordnet, und in Zusammenhang mit ihren wahren Auslösern gebracht.

Das heißt konkret: Mit der Patientin wurden vorher eine Reihe von charakteristischen, affektgeladenen Szenen aus der Entstehungsgeschichte ihrer Störung aufgestellt. In dem Moment, wo sie nun in der Expositionssituation einen Affekt verspürt, der durch die zwanghaften Stimuli ausgelöst wurde, assoziiert sie dazu diejenige Szene aus ihrer Lebensgeschichte, die am besten dazu passt. Sie bleibt in seiner Vorstellung bei dieser Szene und versucht somit den aktuellen Affekt dorthin einzuordnen, wo er seinen Ursprung hat und in Wirklichkeit hingehört.

> **BEISPIEL**
>
> **Biographische Einordnung des Affekts**
> Die Patientin hat mit der Schulter die Hauswand gestreift und empfindet eine sehr starke Ekelreaktion mit Phantasien über Kot und Urin, der von einer dementen und unsauberen Hausbewohnerin an die Wand geschmiert wurde. Weiter taucht der Gedanke auf, sie könne mit derselben Schulter die Wände ihrer eigenen Wohnung verseuchen, so dass sie nicht mehr ohne extremen Widerwillen darin leben könnte.
>
> Auf ihrer Liste hatte sie als kritische Lebenssituation ihre Umzüge angegeben: „In jeder Wohnung hatte ich das Gefühl, schutzlos und ausgeliefert zu sein; alle möglichen fremden Menschen versteckten sich hinter schweren Haustüren. Die Teile des Hauses, die ich am Tag benutzte, wurden vielleicht zu anderen Zeiten, vor allem nachts, von ihnen okkupiert, und es war durchaus möglich, dass sie dort alle möglichen Spuren von Gefährlichem und Widerwärtigem hinterließen, dem ich, aus Unkenntnis darüber, erst recht ausgeliefert war.
>
> Vor allem nach meiner Trennung, als ich mich so widerwärtig behandelt fühlte, fühlte ich mich von allen Seiten von Ekeligem bedrängt. Da gehört das alles hin.

(4) Distanzaufbau

Im vierten Schritt werden auf diesem Hintergrund neue Grenzen aufgebaut, und zwar zwischen dem eigenen Ich und den symbolhaften Stimuli (in unserem Beispiel: den Wänden). Diese werden dadurch wieder auf ihre wahre Bedeutung reduziert („Irgendwelche leicht vergammelten Häuserwände, an einem banalen Ort, völlig unwichtig für die Menschheit und erst recht für mich. Man geht einfach durch, und das ist es dann gewesen. Die wahren Dramen des Lebens sind woanders."). Dieses Erleben der Distanz wird vom eigenen Ich innerlich so weit gesteigert, bis die kritischen Objekte und die fremden Menschen, die mit ihnen assoziiert sind, von ihrem unkontrollierbar invasiven Charakter wieder in den Hintergrund des Erlebens zurückverwiesen werden.

(5) Abwehrverzicht

Gelingt die Subjektkonstituierung („Ich bin der Bewertende und Handelnde, der die Bedeutung der ihn umgebenden Welt selbst bestimmt."), dann wird im nächsten Schritt der Verzicht auf die Notwendigkeit eines zusätzlichen zwanghaften Abwehrrituals, wie Abwaschen und Wischen, innerlich betont.

(6) Aufmerksamkeitsverlagerung

Im letzten Schritt schließlich wird die Aufmerksamkeit bewusst weg vom bisherigen Objekt auf neue Inhalte verlagert.

> **BEISPIEL**
>
> Aufmerksamkeitsverlagerung
> Der Patient mit Ekelangst vor Katzenstreu, der so erfolglos einem Habituationsversuch unterzogen wurde (s. 6.3.4), berichtet von einem spontanen Erlebnis, das er kurze Zeit danach an seiner Haustür hatte: „Jetzt stehe ich wieder vor dieser verdammten Tür. Ich erinnere mich noch genau daran, wie meine damalige Freundin sie anfasste, nachdem sie den Käfig mit der kranken Katze abgestellt hatte. Die Katze hatte sich auf dem Weg übergeben und unter sich gemacht, gelblich und widerlich. Mir wird heute noch übel, wenn ich daran denke. Jetzt kann ich denselben Zirkus wie immer veranstalten mit den Papiertüchern und so. Das ödet mich schon an. Zehnmal habe ich mit dem Therapeuten vor dieser verdammten Tür gestanden und sollte sie mal anfassen, mal nicht, mal ganz, dann wieder nur mit einem Finger. Muss ich denn immer noch so an der Vergangenheit kleben und den ganzen elenden Zwang mit mir herumschleppen? Die Katze ist tot, die Freundin in Amerika, und ich spiele hier noch immer den Hampelmann. Ich will jetzt nach Hause, verdammt, und werde sie jetzt öffnen, wie vor diesem ganzen Alptraum". (Hoffmann, 1998a, S. 272)

Die nach der Stimuluskonfrontation genannten vom Patienten durchzuführenden Maßnahmen (2–6) werden mit ihm geübt, teils in „Trockenübungen" bei imaginierten Konfrontationen, teilweise bei den ersten In-vivo-Expositionen die in Therapeutenbegleitung stattfindet.

8.3.9 Hinweise zur Durchführung von Expositionen nach dem Modell der Subjektkonstituierung

(1) Normales Alltagsverhalten

Die Expositionssituationen sollen immer so angelegt sein, dass die Patientin die Gelegenheit hat, normales Alltagsverhalten zu praktizieren. Objekte wie Briefkästen, Türklinken, Briefe sollen nicht nur aus Übungszwecken bloß „berührt" werden, sie sollen bei den Übungen ihrer normalen Funktion wieder zugeführt werden, d.h. die Tür wird geöffnet, der Briefkasten auch, ihm wird die Post entnommen, mit der dann normal umgegangen wird usw.

(2) Einschub von Übungen bei Problemen

Treten dabei starke innere Hemmnisse in Form von Emotionen wie Angst oder Ekel auf, so wird der normale Vorgang unterbrochen und die Übung nimmt den Verlauf, den wir unter Ekelbewältigung (s. 8.3.8) beschrieben haben. Haben die Patienten und der Therapeut den Eindruck, dass die Situation wieder im Griff ist, so kann der normale Vorgang fortgeführt werden.

(3) Negative Gefühle

Es ist bei dieser Form der Exposition nicht notwendig, dass die negativen Gefühle ganz absinken. (Der Therapeut kann jederzeit die Gefühlsintensität nach der üblichen subjektiven Skala einschätzen lassen.) Sie sollten allerdings soweit gesunken sein, dass der Patient sein Befinden unter Kontrolle hat und die Handlungen weiterführen kann. Denn die Zielsetzung jeder Therapie und Exposition besteht letzten Endes darin, dass der Patient sich wieder ganz normal in seinem Alltag verhalten kann, ohne durch die typischen kognitiven und emotionalen Einschübe des Zwanges daran gehindert zu sein.

(4) Selbständige Ausführung der Expositionen

In dem Maße, wie der Patient die hier beschriebene Vorgehensweise im Zusammenspiel mit dem Therapeuten immer besser beherrscht, umso mehr führt er die Expositionen selbständig durch. Er hat dabei die Aufgabe, ähnlich vorzugehen, wie er es zusammen mit dem Therapeuten gelernt hat.

Wenn spontan, d.h. ungeplant, schwierige Situationen auftreten, so wendet er ebenfalls vorher eingeübte Techniken an, um diese zu meistern.

(5) Einschub von In-sensu-Übungen

Es können zusätzlich In-sensu-Übungen nach dem Modell der kognitiven Probe durchgeführt werden, um das neue Verhalten des Patienten auf kognitiver, emotionaler und motorischer Ebene einzuüben.

8.3.10 Umgang mit eventuell auftretenden intensiven Gefühlen

Gelegentlich werden bei Expositionen Gedanken an aktuelle Lebensumstände oder an frühere Episoden aktiviert, die von intensiven Gefühlen begleitet sind.

> **BEISPIEL**
>
> **Umgang mit starken Gefühlen**
> Bei einer Exposition, bei der Frau B. ihren Briefkasten in dem „verseuchten" Hausflur normal anfassen und leeren sollte, stellte sie fest, dass an dem Tag keine Post für sie gekommen war. Daraufhin brach sie in Tränen aus.
>
> T: Was macht Sie jetzt so traurig?
> P: (versucht sich schnell zu fassen) Ich musste daran denken, wie oft ich auf einen Brief von Rainer gewartet habe und vor dem leeren Briefkasten gestanden habe.
> T: War es oft?
> P: Mindestens drei Wochen lang jeden Tag außer sonntags. Dann habe ich aufgegeben.
> T: Wie war Ihnen damals zumute, wenn Sie feststellen mussten: Wieder kein Brief.
> P: Zum Heulen, wie eben.
> T: Warum?
> P: Weil ich noch voller Hoffnung war.
> T: Was hat diese Hoffnung am Leben erhalten?
> P: Er hatte mir gesagt, „Ich bin sehr hart zu dir gewesen, aber das musste sein. (Er hatte sie geschlagen, weil sie ihn im Zusammenhang mit einer anderen Frau „ausspioniert" habe.) Aber es gibt da etwas, was ich dir noch nicht gesagt habe. Wenn du es weißt, wirst du mich besser verstehen und mir vergeben. Glaube mir, wir haben noch eine Chance. Ich werde dir schreiben."
> T: Und dann kam nichts.
> P: Ich fühlte mich so verlassen und gedemütigt. Gleichzeitig hatte ich erfahren, dass er sich bei einem Freund sehr abfällig über mich geäußert hatte. Er hatte mich nur benutzt. Ich fühlte mich wie ein Stück Dreck.
> T: So viel Schmutz und Ekliges, das ganz plötzlich in Ihr Leben eingedrungen ist …
> P: Ja, ich war völlig am Boden, am liebsten wäre ich gestorben.
> T: Wir wissen ja, wie es weiterging. Sie lebten weiter und dann kam der Zwang.

> P: Ja, wie mit zwölf. Plötzlich fand ich die ganze Welt wieder dreckig. Ich fing wieder an, alles nach Flecken und nach allem möglichen Dreck abzusuchen.
> T: Und alles roch nur noch nach Urin und nach Kot, und Sie mussten ständig dagegen ankämpfen nach den unmenschlichen Regeln des Zwanges.
> P: Ja, es war so widerwärtig.
> T: War die Welt wirklich anders geworden, oder erlebten Sie sie nur anders?
> P: Ja, ich weiß, in Wahrheit hat sie sich nicht verändert. Ich habe mich nur anders darin gefühlt, ohne Boden unter den Füßen, allem ausgeliefert.
> T: Und was war der Auslöser?
> P: Ich weiß, Sie haben es mir erklärt. Meine inneren Gefühle haben sich sozusagen auf die Welt draußen verlagert.
> T: Und wer ist der wahre Adressat dieser Gefühle?
> P: Ich weiß, es ist das, was er mir angetan hat. (fängt an zu weinen) Ich denke daran, wie er mich geschlagen hat. Ich spüre wieder diese Einsamkeit.
> T: Ich weiß, es tut weh, aber versuchen Sie bitte den Gedanken und das Gefühl zu halten, nicht wegdrücken.
> P: (schweigt)
> T: Wie geht es Ihnen jetzt? Hat sich etwas verändert?
> P: Ich spüre langsam eine maßlose Wut in mir hochkommen. Das Schwein hat zu meiner Freundin gesagt: „Wer so ist wie sie, muss reiche Eltern haben. Aber ich bin nicht mehr käuflich". Dreckskerl.
> T: …
> P: Gehen wir. Ich will noch einmal mit Ihnen darüber reden. Ich muss endlich aus alledem herauskommen.
> T: Was ist mit dem Briefkasten?
> P: (knallt ihn zu) Scheiß Briefkasten!

Therapeutische Arbeit mit Gefühlsintrusionen

Spontan entstehende intensive Gefühle sollen nicht unterdrückt werden, sondern sollen zur Entfaltung kommen. Dann wird der Therapeut bemüht sein, sie in den richtigen biografischen Zusammenhang zu stellen.

Gefühle gezielt provozieren. Es ist auch möglich, solche Gefühle gezielt zu provozieren durch Fragen wie „Sie stehen jetzt hier vor dem Briefkasten. Erinnern Sie sich an andere Episoden Ihres Lebens, wo Briefkästen oder Briefe eine Rolle gespielt haben?"

In dem Maße, wie die Gefühle wieder auf die Ebene zurückgebracht werden, zu der sie gehören, sollen sie „angenommen", d.h. als gesunde Reaktionen auf persönliche Lebenskrisen und Konflikte erlebt werden. Sie stellen natürliche

Reaktionen dar, im Gegensatz zu den zwanghaften „Deckgefühlen" wie Ekel und Angst, von denen sie meist überlagert werden.

Gefühle ihren Funktionen zuordnen. Im nächsten Schritt sollen die Gefühle wieder in ihrer natürlichen Funktion eingesetzt werden. Sie geben eine innere Stellungnahme zu Ereignissen wieder. („Das Verhalten meines Mannes mir gegenüber war widerwärtig und hat mich maßlos traurig gemacht.") Weiter signalisieren sie Intentionen. („Ich bin nun richtig wütend, ich muss mich von ihm trennen.") Sie sollen langfristig wieder in ihrer Hauptfunktion als Motor eines adäquaten Handelns eingesetzt werden. Diese therapeutische Arbeit, die mehr die Hintergründe des Zwanges betrifft, tritt im Laufe der Therapie zunehmend in den Vordergrund. Sie geschieht auch anhand von Material, das durch die Expositionen aktualisiert wird.

In dem Maße wie diese konfliktreichen inneren Geschehnisse in den Mittelpunkt des Bewusstseins rücken, soll parallel dazu eine zunehmende Distanzierung von den zwanghaften Symbolen, wie verseuchte Hausflure, geschehen. Sie treten allmählich wieder in den Hintergrund und werden immer mehr wieder zu normalen Gebrauchsgegenständen und banalen Örtlichkeiten.

8.3.11 Aktivierung eigener Wünsche und Bedürfnisse

In den gängigen Expositionstherapien wird das Augenmerk ausschließlich auf aversive Reaktionen gelegt, die sich im Lauf der Konfrontation mit bisher vermiedenen Reizen verringern sollen. Dadurch wird es mehr oder weniger dem Zufall überlassen, wann und in welchem Maße die positiven Anreize der Situation und die daraus resultierenden Bedürfnisse wieder ins Bewusstsein der Patienten rücken und dadurch die Funktion erhalten können, den Fremddiktaten des Zwanges bei der Verhaltenssteuerung sozusagen Konkurrenz zu machen.

Wir legen in unserem Ansatz viel Wert darauf, die alten, in verschiedene Lebenskontexte eingebetteten positiven Qualitäten im Hier und Jetzt wieder zu aktivieren. Es geht also nicht nur um eine Reduktion von Aversion, sondern auch um die aktive Herstellung eines neuen Wirklichkeitsbezuges und das Schaffen eines Anreizcharakters, wollen wir die Auswirkungen einer umfassenden, dauerhafte Veränderungen bewirkenden Expositionstherapie beschreiben. Denn nur dadurch können blockierte Bedürfnisse wieder zugänglicher gemacht werden und positive Gefühle, wie Erleichterung, Freude, Glück und Stolz, die oft in der Zwangserkrankung sehr abgeschwächt sind, wieder deutlicher erlebt werden. In keiner Weise kommen wir dabei auf den Gedanken, dass eine solche Entwicklung als ein Ausdruck von „Vermeidung" angesehen werden sollte (Hofmann und Hoffmann, 1998; Hoffmann und Hofmann, 2002).

Wir haben bei unserer Darstellung der Verhaltenstherapie bei Waschzwängen wieder sehr stark die Expositionen in den Mittelpunkt gestellt, doch es soll nicht übersehen werden, dass die bei den Kontrollzwängen als Punkt 3, 4 und 5 (s. 8.3.9) geschilderten Probleme unbedingt berücksichtigt werden müssen.

8.4 Schwierigkeiten und mögliche Fehler bei der Durchführung der Therapie

Gefühle übergehen

Ein häufig anzutreffender Fehler ist auf den verfehlten Anspruch vieler Therapeuten zurückzuführen, schnell und kompromisslos das durchführen zu wollen, was sie unter „Verhaltenstherapie" verstehen. Nach einer Vorbereitung, die auch oft zu kurz und zu unvollständig ausfällt, sollen „Expositionen" durchgeführt werden, weil man ja nicht zum Plaudern zusammengekommen sei. Dieses übereilte Vorpreschen geschieht oft auch noch auf der Basis einer ungenügenden Kenntnis des Zwangssystems, oder es bestehen die üblichen Missverständnisse (z.B. „Alle Patienten mit Waschzwang haben Angst, sich anzustecken"). Der psychische Zustand der Patienten ist dann nicht von großem Interesse. Ihre Unsicherheiten und Befürchtungen (besonders auch dann, wenn sie anfangen, ihr Verhalten zu verändern) werden übergangen. Das große Risiko dabei ist, dass Patienten auf Misserfolge oder auf Beschuldigungen („Sie haben schon wieder vermieden") mit Mutlosigkeit, Selbstvorwürfen und sogar einer (dann therapiebedingten) Depression reagieren. Auch Expositionsverweigerungen und -abbrüche sind häufig das Ergebnis einer solchen unreflektierten Hast, gleich „loszulegen".

Exposition mit Habituation gleichsetzen

Der Begriff Exposition wird von vielen Therapeuten quasi automatisch mit Habituation assoziiert. Dadurch wird sehr häufig den Patienten eine durchweg passive Haltung bei den Übungen nahe gelegt, die im schlimmsten Fall darin besteht, ihnen zu sagen, sie mögen doch einfach in der Situation bleiben und „warten, bis die Angst vorbeigeht". Zur Motivierung zu Expositionen und dadurch zur Zwangsbewältigung sollten im Gegenteil von vornherein Instruktionen eingeführt werden, die eine aktive Rolle des Patienten betonen. Sie sollen lernen, sich wieder als steuernde Instanz des eigenen Verhaltens zu etablieren und sich nicht nur wie bisher lediglich den Diktaten des Zwanges zu fügen.

Das „Vermeiden" verteufeln

Auch mit der Tatsache, dass Patienten besonders am Anfang vor der Aversivität bestimmter Berührungen und ihrer vermeintlichen Konsequenzen (Kettenbildung!) zurückschrecken und zu Vermeidung neigen, wird zu undifferenziert umgegangen. Zum einen wird den Patienten gegenüber behauptet, Vermeidung dürfe unter keinen Umständen stattfinden, weil sie die Störung verstärke und damit sich negativ auf den Therapieverlauf auswirke. Das ist falsch. Durch eine Mikroanalyse der Abläufe, die schließlich zur Vermeidung geführt haben, lassen sich wertvolle Informationen gewinnen („Genau an welcher Stelle ist die Entscheidung dazu gefallen, wodurch genau?" usw.). Werden dann gezielte Hilfen abgesprochen, die der Patient bei der nächsten Gelegenheit ausprobieren kann („Jetzt gehen Sie wieder genau an die Stelle, wo Sie vorher waren, und probieren Sie aus, was wir besprochen haben."), so lassen sich dauerhafte Veränderungen sehr gut in die Wege leiten.

Durch eine therapeutisch verordnete Alles-oder-Nichts-Haltung („Aushalten ist gut, Vermeiden ist schlecht") wird auch jede innere Experimentierhaltung beim Patienten verhindert. Sie ist es, die ihm ermöglicht, erst seinen inneren und schließlich seinen äußeren Probierraum verlässlich und dauerhaft auszuweiten.

Abwehrmaßnahmen verbieten

Es wird oft vom Patienten vorschnell, d.h. von einem Moment zum anderen, verlangt, auf jegliches symptomatisches Abwehrverhalten, etwa in Form von Waschen, zu verzichten. Dieser oft praktisch nicht haltbare Anspruch wird dann meist mit dem Begriff „Reaktionsverhinderung" gerechtfertigt. Darin wird oft die einzig „richtige VT-Strategie" gesehen. Unsere Erfahrung zeigt aber, dass es besser ist, den Abbau des Abwehrverhaltens mit kleinen Schritten anzugehen, als mit dem Kopf durch die Wand gehen zu wollen und dabei immer wieder an unerfüllbaren Forderungen zu scheitern.

Personen aus der Umwelt der Patienten, wie Eltern, Kinder oder Partner sollten nicht als „Überwacher" des Verhaltens von Patienten eingesetzt werden. Bei den häufig anzutreffenden Funktionalitäten, die Zwänge in einem Familiensystem haben, kann es bei einem solchen Versuch zu unkontrollierbaren Konsequenzen kommen (vgl. Hand, 2002).

Gesamtsituation des Patienten nicht beachten

Therapeuten sind oft so vom „Primat" der Expositionstherapie als dem einzigen „verhaltenstherapeutisch Wahren" überzeugt, dass sie andere unverzichtbare Komponenten eines psychotherapeutischen Prozesses geringschätzen und vernachlässigen. Auch bei der Verhaltenstherapie, die auf eine Eliminierung von Symptomen ausgerichtet ist, sind andere Anteile der Gesamtproblemlage des Patienten voll zu berücksichtigen. Dabei ist in erster Linie an diejenigen Probleme und Konflikte zu denken, die nicht selten eine die Störung aufrechterhaltende Funktion haben. Aber auch bei anderen Schwierigkeiten, die im Laufe einer Therapie auftreten, haben Patienten ein Anrecht auf engagierte und fundierte Hilfe. Patienten wollen nicht immer (wie es oft fälschlicherweise beklagt wird) ablenken und vermeiden, wenn sie spontan über Probleme und krisenhafte Entwicklungen sprechen wollen, die sich bei ihnen ereignen. Psychotherapeuten, auch Verhaltenstherapeuten sind nun einmal Lebensbegleiter auf Zeit (Hoffmann, 1992), auch wenn dies nicht dazu führen darf, dass sie den Faden verlieren und die Therapie sich zu verzetteln droht.

Expositionen „zu locker" angehen

Bislang haben wir eine Anzahl von Schwierigkeiten angesprochen, die sich hauptsächlich aus einer falschen, wenn auch gut gemeinten, Überbetonung der Expositionstherapie ergeben. Aber auch eine gegenteilige Haltung kann von Übel sein. Oft werden Expositionen in Therapeutenbegleitung hauptsächlich deswegen durchgeführt, weil sie lediglich eine Art Verpflichtung darstellen und eine willkommene Abwechslung vom therapeutischen Alltag sind. Sie sind dann nicht in einen strukturierten und folgerichtig aufgebauten Gesamttherapieplan eingeordnet. Die Auswertung ist ungenügend und konsequenzlos, die Intervalle zwischen den einzelnen Sitzungen sind zu groß und das Ganze scheint recht konzeptlos über die Bühne zu gehen.

Wird der Patient allein in eine Exposition geschickt, so hat das meist die Funktion einer Beschäftigungstherapie, bestenfalls einer Hausaufgabe. Therapeuten können sich dann in dem Gefühl sonnen, Verhaltenstherapie zu praktizieren, aber der Impakt einer solchen Behandlung ist viel zu gering, um kumulative und dauerhafte Ergebnisse zu erzielen.

Verfassung des Patienten übersehen

In manchen Fällen ist die allgemeine psychische Verfassung der Patienten so schlecht, dass der Beginn von massiven Expositionsübungen aufgeschoben werden sollte. Haben sie schon begonnen und der Patient ist depressiv oder schwer erschöpft, so müssen sie unterbrochen werden. Ein Mensch in diesem Zustand bringt nicht die Motivation, die Konzentration oder gar die innere Ruhe auf, die notwendig wäre, um von gut durchdachten und anspruchsvollen Expositionen zu profitieren.

8.5 Wirkprinzipien der Therapie

Distanz zum Zwang

Sowohl bei mehr diagnostischen Expositionen, wie auch bei Interventionen wie „Dialog mit dem Zwang", aber vor allem bei den Expositionen nach dem

Modell der Subjektkonstituierung wird eine zunehmende Distanz zum Zwangssystem geschaffen. (Diese ist nicht immer von Anfang an so groß, wie es oft fälschlicherweise behauptet wird.) Er wird in zunehmendem Maße als etwas Fremdes, nicht zu mir Gehöriges entlarvt, gegen das immer mehr und stärkere Gefühle, wie Wut, Trotz, oder aber Gleichgültigkeit und Sättigung entstehen.

Stärkung der Persönlichkeit

Die Übungen haben das Hauptziel, die Persönlichkeit der Patienten zu stärken und zur alleinigen Steuerinstanz zu etablieren. Dazu müssen ihre Bedürfnisse, Wünsche und Emotionen aktiviert werden. Auch kognitive und volitionale Funktionen, wie Pläne generieren, Entschlüsse fassen und durchführen, werden systematisch geübt.

Betonung der Selbständigkeit

Mitspracherecht: Die Patienten werden von Anfang an in die Rolle der Entscheidenden gebracht. Sie haben ein großes Mitspracherecht bei dem, was jeweils getan wird. Therapeuten geben Anregungen, etwa über mögliche Expositionssituationen, oder über den Umgang mit bestimmten Schwierigkeiten. Sie werden vor allem ermutigen und helfen und für eine konsequente Arbeit sorgen, aber sie werden nicht darauf aus sein, etwa möglichst schnell Hierarchien abarbeiten zu lassen. Vor allem auch was die Häufigkeit und Massierung von Expositionsübungen anbelangt, haben Patienten ein Mitspracherecht. Mit einigen Patienten arbeiten wir zwei bis drei Wochen am Stück, zwei bis drei Stunden am Tag, andere kommen langsam in Gang. Es kommt dann am Anfang zu diagnostisch-therapeutischen Expositionen, bei denen die Patienten langsam Mut fassen und sich mehr zutrauen. Dann wird mit ihnen gemeinsam ein Plan für die nächste Zeit abgesprochen.

Therapeut als Hilfs-Ich: Therapeuten fungieren vor allem als Hilfs-Ich und nicht als eine fordernde Instanz, die dann auch eine Zwang und Druck ausübende Fremdsteuerungsinstanz ist. Damit wird die Autonomie des Patienten betont, was sich als förderlich für den Therapieerfolg erweist.

Keine „Mutproben": Zwanghaftes Verhalten, wie exzessives Waschen, wird nicht per Dekret der Therapeuten oder unter ihrem Druck verboten. Patienten müssen jeweils ausloten, wie weit sie schon in der Lage sind, es zu unterlassen. Gefördert werden auf die Art nicht Mutproben, sondern innere Entwicklungen, Selbstvertrauen und das Gefühl der Selbstwirksamkeit. Es geht letztlich darum, eine hohe innere Spannkraft beim Handeln in kritischen Situationen des Lebens aufzubauen.

Betonung der inneren Haltung

Vor jeder Exposition ist von den Patienten immer eine bestimmte innere Einstellung herzustellen, die im Laufe der Übung, besonders bei zwanghaften Intrusionen, aufrechterhalten oder möglichst noch gesteigert werden soll. Patienten müssen das Einnehmen dieser Haltung meist erst erlernen. Dies geschieht vor allem auch bei den ersten Expositionen. Es ist die Haltung von jemandem, der eine konkrete und für ihn überschaubare Wirklichkeit herstellen kann, in der er immer freier und von den eigenen Bedürfnissen geleitet agiert.

Indikation

Unsere Vorgehensweise scheint insbesondere bei ängstlichen und zu Entmutigung neigenden Patienten indiziert, die am Anfang sehr wenig zu drastischen Veränderungen zu motivieren sind. Wir haben auch gute Erfahrungen bei solchen, die eine geringe innere Distanz zu einigen ihrer überwertigen zwanghaften Ideen haben und diese Distanz erst im Laufe der Therapie aufbauen müssen. Auch solche, bei denen am Anfang ständig neue zwanghafte Ängste und Bedenken auftreten, können lernen, zunehmend selbständig mit ihnen umzugehen.

9 Zwangsgedanken (Denkzwänge)

Wir behandeln nun Störungen, bei denen für die Betroffenen Gedanken nach einem bestimmten Muster und Vorstellungen im Vordergrund stehen. Auch bei Zwangsgedanken gibt es, wie bei allen Zwangserkrankungen, eine Abwehr, die sich entweder auf der Verhaltensebene oder auf der Ebene der Kognitionen abspielen kann. Wir fangen mit einem Beispiel an, die eine besonders häufige Ausprägung der Störung zeigt.

> **BEISPIEL**
>
> **Robert W., 34 Jahre, ledig:**
> „Meine Situation hat sich so zugespitzt, dass ich mich erst einmal krankschreiben lassen musste; ich habe es nicht mehr ausgehalten. Ich weiß ja nun durch die Lektüre, zu der Sie mir geraten haben, woran ich leide, und dass ich nicht der einzige bin, der solche Qualen ertragen muss. Ich weiß auch jetzt, dass ich nicht im üblichen Sinne verrückt bin und an keiner Psychose leide. Aber manchmal, wenn der Zwang so richtig zuschlägt, ist das doch schwer zu glauben. Auch meine Stimmung hat sich durch die Medikamente, die ich jetzt einnehme, einigermaßen gebessert, aber manchmal bin ich noch ganz verzagt, kann mir eine einigermaßen glückliche Zukunft und ein problemloses Zusammenleben mit anderen Menschen kaum mehr vorstellen. Sie haben mich gebeten, für diesen Bericht meine Symptome und Beschwerden zu ordnen, auch um noch einmal Klarheit in meinem Kopf zu schaffen. Ich will es versuchen:
>
> Da sind in erster Linie die Gedanken, jemanden verletzt oder gar getötet zu haben. Sie sind mit starken Ängsten verbunden, die sich zur Panik mit Herzrasen, Schweißausbrüchen usw. steigern können. Daneben gibt es die große Unsicherheit darüber, ob ich eine solche schreckliche Tat nicht bei der nächsten ‚passenden' Gelegenheit doch ausführen könnte.
>
> Solche Gedanken überfallen mich geradezu; das passiert immer in den gleichen Situationen: beim Autofahren, beim Treppensteigen, in Räumen mit hohen Stockwerken, beim Hantieren mit Besteck oder leicht zerbrechlichem Porzellan und Ähnlichem. Wenn ein solcher Gedanke auftaucht, etwa, nachdem ich die Treppe zu unserem Konferenzraum hinaufgestiegen bin, erschrecke ich zuerst, obwohl ich den Ablauf ja nun seit drei Jahren kenne. Wenn ich ▶

dann in einer Besprechung bin, werde ich immer unruhiger und versuche, den Vorgang des Treppensteigens in meiner Erinnerung bis ins letzte Detail zu rekonstruieren: Erinnere ich mich an etwas Ungewöhnliches, an ein Geräusch, einen Schatten oder so etwas? Hatte ich die Empfindung, dass ich jemanden berührt habe? Wer könnte zu der Zeit auf der Treppe gewesen sein? Ich schaue in die Runde der Mitarbeiter, um festzustellen, ob jemand ‚fehlt', und so geht es weiter. Selten gelingt es mir, mich auf diese Art zu beruhigen, und ich kann mich währenddessen sehr schwer auf die Arbeit konzentrieren.

Wenn es sehr schlimm ist, beginnt das nächste Stadium meines Leidensweges. Da ich eine ziemlich hohe Position in der Firma einnehme, ist es mir möglich, mich für kurze Zeit aus dem Konferenzraum zu entfernen. Ich rechtfertige das meist damit, dass ich noch irgendwelche Unterlagen holen muss. Dann versuche ich die Treppe oder auch das ganze Haus nach etwas Auffälligem abzusuchen. Stehen Menschen zusammen, wie an einem Unfallort? Hält ein Krankenwagen vor dem Gebäude? Ich frage unter einem Vorwand beim Vorbeigehen den Pförtner, ob es irgendwelche besonderen Vorkommnisse gibt? Meist bringt das alles gar nichts. Dann versuche ich trotz meiner Angst, die oft barbarisch zuschlagen kann, wieder in die andere Welt zurückzukehren und mich mit meiner Arbeit zu befassen, die mir ja so wichtig ist. Manchmal rufe ich am Abend unter einem Vorwand einen Kollegen an, um ihn ‚auszuhorchen', lese am anderen Morgen die Lokalnachrichten der Zeitungen usw. Eines Abends, als meine Not besonders groß war, habe ich auch ein dem Büro benachbartes Krankenhaus angerufen und gefragt, ob ein Unfallopfer eingeliefert worden sei. So geht es meist weiter, bis zum nächsten ‚Zwischenfall'. Ganz ähnlich verläuft es beim Autofahren: Habe ich beim Einparken ein kleines Kind überfahren? Oder beim Hantieren mit Tellern: Ist ein Stück davon abgebrochen und ins Essen anderer Personen gelangt?

Leider ist vor einem Jahr anlässlich einer unerfreulichen Auseinandersetzung mit einem meiner Chefs die Angst vor dem ‚Zettel schreiben' hinzugekommen, oder genauer gesagt, die Angst, – quasi ohne es zu wollen oder sogar ohne es zu merken – etwas ganz Schreckliches auf ein herumliegendes Stück Papier zu schreiben, das dann jemand findet. Ich weiß, es klingt verrückt, aber ich denke dabei an Sätze wie ‚Bring deine Frau um.', ‚Spring zum Fenster raus.' oder ‚Lass deine Kinder verhungern'.

Was die hypothetischen Finder der Zettel dann damit anfangen würden, ob sie tun würden, was ihnen sozusagen ‚befohlen' wird, ob sie zurückverfolgen würden, wer das geschrieben hat, und mich dabei zur Rechenschaft zwingen würden, darüber denke ich nicht nach. Von der ganzen Sache geht für mich

> ein starkes unbestimmtes Gefühl der Gefahr aus, und die Angst, die es mir einjagt, ist kaum zu ertragen. Ich kann keinen Kugelschreiber mehr in meiner Nähe dulden – merkwürdigerweise beziehen sich meine Ängste hauptsächlich auf handgeschriebene Botschaften und selten auf elektronische. Auch weißes Papier macht mir Angst, es könnte ja trotz meiner Vorsichtsmaßnahmen etwas zum Schreiben erreichbar sein.
>
> **Es gibt weitere schreckliche Gedanken:** Vielleicht habe ich schon früher solche Zettel geschrieben, und sie, ohne es zu merken, unseren Geschäftspartnern in die Unterlagen gelegt. Aber die allerschrecklichste Vorstellung ist die, dass ein solcher krimineller Zettel irgendwie an meine Kleidung gelangen könnte, und wenn ich dann in die Stadt gehe, könnte ich sie verlieren, z.B. in der Nähe eines Kindergartens. Mütter, die sie finden, müssten dann lesen, ‚Lass' deine Kinder verhungern.', oder das Personal einer Klinik findet auf der Straße die Botschaft: ‚Lass' die Patienten verrotten.' Sie können sich vorstellen, welche Vorsichtsmaßnahmen ich unternehmen muss, um so etwas zu verhindern. Oft sperre ich mich bis zu einer Stunde in mein Zimmer ein, bevor ich das Haus verlasse, ziehe alle Kleider aus und untersuche sie akribisch nach etwas Kompromittierendem. Aber anschließend muss ich ja durch andere Räume, durch die Gänge, und wer weiß, ob nicht …
>
> Ist es nicht schwer, sich nicht für unheilbar verrückt zu halten, wenn einem so etwas den ganzen Tag durch den Kopf geht?"

9.1 Beschreibung der Störung

Wenn wir uns mit den Phänomenen von Zwangsgedanken näher befassen, so können wir Folgendes feststellen:

Inhalte der Gedanken
Es gibt nur ganz wenige fundamentale Ideen, die sich in Zwangsgedanken niederschlagen. Es sind dies:
- Gedanken an Gotteslästerung und andere „Sünden" wie Suizid
- Gedanken, die eigenes Versagen und schwere eigene Vergehen betreffen
- Scham über die eigene Person
- Scham über den eigenen Körper (darunter können auch Gedanken subsummiert sein, die sich um physische Unzulänglichkeiten drehen, wie bei der körperdysmorphen Störung)
- zwanghafte Gedanken an eigene Erkrankungen, auch die möglichen Folgen von Verschmutzung und Kontamination betreffend

Gedanken betreffen die eigene Person. Wie die Aufzählung zeigt, betreffen alle Zwangsgedanken die eigene Person; genauer ausgedrückt: die möglichen negativen Auswirkungen eigener Handlungen oder Einstellungen. Sie sind nicht Repräsentationen von äußeren Momenten, auch wenn diese noch so gefährlich sind. Nicht ein Wohnungsbrand bildet zum Beispiel den Inhalt eines Zwangsgedankens, sondern ein Feuer als die Folge meines unverantwortlichen Handelns, etwa im Umgang mit Zigaretten. Eine Mutter, die sich z.B. stundenlang darüber Sorgen macht, ob ihre Tochter, die auf Reisen ist, einen Unfall haben könnte, leidet nicht an Zwangsgedanken, sondern eher an Ängsten im Rahmen einer Generalisierten Angststörung. Ein Zwangsgedanke hingegen wäre: „Ich habe meiner Tochter noch einige Sachen ins Auto gelegt. Könnte es sein, dass ich dabei, ohne es zu wollen, wichtige Teile des Autos so beschädigt habe, dass ich sie dadurch in Lebensgefahr gebracht habe?" Jeder Zwangsgedanke beinhaltet also eine mögliche Kritik am eigenen Verhalten, an der eigenen Person.

Gedanken sind vielmehr Fragen

In Wirklichkeit sind Zwangsgedanken fast immer Fragen, meist an sich selbst, aber gelegentlich auch an andere, wenn es um Absicherung gegen die befürchteten Inhalte geht. Der Zwangsgedanke lautet also nicht: „Ich habe meine Tochter in Lebensgefahr gebracht.", sondern „Könnte es sein, dass ich meine Tochter in Lebensgefahr gebracht habe?". Dabei gibt es innerhalb des zwanghaften Denkens zwei mögliche Varianten.

(1) „Könnte es sein, dass ich das getan habe, ohne es zu wollen und ohne es zu bemerken?"
(2) „Könnte es sein, dass ich ihr in Wirklichkeit schaden wollte, weil ich ein durch und durch verdorbener Mensch bin, ohne mir dessen bewusst zu sein?"

Zwangsgedanken sind extrem

Typischerweise nehmen die Zwangsgedanken inhaltlich eine außerordentlich extreme Form an. Es geht nicht darum, ob ich ein Sünder bin, sondern ob ich ein solch verrottetes und abgrundschlechtes Wesen bin, dass ich unwiederbringlich der Verdammnis verfallen werde. Eine junge Frau fragt sich nicht, ob sie wütend auf einen Menschen ist und ihn am liebsten zum Teufel jagen würde, sondern danach, ob sie wie eine Hexe durch die Welt jagt und auf Schritt und Tritt andere mit allen erdenklichen Mitteln vernichtet. Die für andere unmittelbar sichtbare Absurdität der dabei entstehenden Gedankenverknüpfungen sind den Kranken auch bis zu einem gewissen Grad bewusst, so dass schon Le Grand du Saulle von „Verrücktheit bei klarem Verstand" gesprochen hat. In den kritischen Situationen selbst, darüber berichten alle Betroffenen, haben sie keine innere Distanz zu den Inhalten ihrer Gedanken. Der Zwangsgedanke ist immer so angelegt, dass das, was einem das Heiligste und Teuerste ist, durch eigenes Versagen verletzt oder vernichtet zu werden droht.

Ablauf der Zwangsgedanken

Der Beginn. Verdeutlichen wir uns noch einmal die genauen Abläufe bei der Formierung von Zwangsgedanken. Jemand vollzieht eine quasi-automatisierte Handlung (d.h., die Handlung läuft auf einer relativ niedrigen Bewusstseinsstufe ab), z.B. Treppen hinuntersteigen.

Aus diesem Zustand wird er von einem Stimulus wie von einem Schatten oder einem Geräusch „aufgeweckt", der sich in der Regel für Außenstehende als etwas Banales und Harmloses darstellt. Beim Betroffenen aber reißt der Bewusstseinsstrom kurz ab, und er fragt sich: „Was war eben los?" (Wir nehmen an, dass es sich dabei in erster Linie noch um eine Orientierungsreaktion handelt.) Er findet nicht auf Anhieb eine eindeutige und befriedigende Antwort, er kann sich an nichts Benennbares erinnern. (Das ist auch für Außenstehende unmittelbar nachvollziehbar, denn es war ja vorher auch nichts Besonderes.)

Nun taucht der eigentliche Zwangsgedanke auf, z.B.: „Könnte es sein, dass jemand an mir vorbeigegangen ist? Vielleicht sah ich kurz einen Schatten, und das hat mich aufgeschreckt. Und könnte es weiter sein, dass ich ihn, ohne es zu wollen, so angerempelt habe, dass er die Treppe hinuntergestürzt ist?"

Die Angst. Dieser Gedanke löst eine große Angst aus, und (um das schlimme Ereignis auszuschließen) fängt der Patient an, rekonstruieren zu wollen, was wirklich abgelaufen ist. Er bekommt keine klare Vorstellung von diesem Stück seiner eigenen Vergangenheit – er erinnert sich an nichts. (Es war ja auch nichts, außer dass er „halbwach" die Treppe hinuntergegangen ist.)

Die „Erinnerungslücke" beunruhigt den Zwangskranken umso mehr, weil er glaubt, feststellen zu müssen, dass das, was er macht, nicht verlässlich vom Bewusstsein begleitet ist und er seinem Bewusstsein und seiner Aufmerksamkeit nicht trauen kann. Dann könnte es doch gut sein, dass er vielleicht wirklich etwas getan hat, woran er sich jetzt nicht mehr erinnert. Er versucht umso krampfhafter, die Geschehnisse zu rekonstruieren, die Angst steigt, er wird immer unruhiger, stellt sich die nächsten Fragen, für die er keine Antwort findet. So entstehen weitere Lücken in der Kontinuität der Selbstwahrnehmung.

Die willentliche Kontrolle. Das Bewusstsein von der eigenen Person, der Ich-Identität, wird immer bruchstückhafter. Darum taucht nun die für den Kranken entscheidende Frage auf, ob auch die willentliche Kontrolle der eigenen Handlungen gestört sei. Dies würde dann bedeuten, dass er ständig in Gefahr ist (aus einer Art Kontrollverlust heraus) etwas Schreckliches zu tun. D.h., zu der Befürchtung, dass er bereits etwas getan haben könnte, kommt die Befürchtung hinzu, dass er auch in Zukunft etwas tun könnte.

Selbstzweifel. Als eine Art zweite Hypothese über die Gründe des möglichen eigenen Versagens taucht dann die bange Frage auf: „Könnte es nicht sein, dass ich das alles sogar will, weil ich nicht der Mensch bin, für den ich mich bis jetzt gehalten habe?" Dann kommen schwerere, die eigene Identität betreffende Zweifel auf: „Könnte es sein, dass ich in Wirklichkeit verrückt bin?"; „Könnte es sein, dass ich, obwohl ich glaube, meine Freundin zu lieben, in Wirklichkeit homosexuell bin?"; „Wenn ich einen Mann auf der Straße sehe, könnte es sein, dass ich dann sexuell erregt bin?"; „War das, was ich gestern in der Kantine bei einer solchen Begegnung verspürt habe, sexuelle Erregung oder nicht?"; „Könnte es sein, dass ich meine Eltern so hasse, dass ich sie in Wirklichkeit eines Tages umzubringen versuche?"; „Als meine Mutter vor zwei Jahren den Autounfall hatte, kann es sein, dass ich vorher ihren Wagen manipuliert habe?"

> **BEISPIEL**
>
> Betrachten wir den Ablauf der Zwangsgedanken im Anfangsstadium der Erkrankung von Robert W.
> (Kurz nachdem er aus der elterlichen Wohnung auszieht und sein Studium beginnt, lernt er eine Kommilitonin kennen und verliebt sich in sie. Diese passt aber der Mutter in keiner Weise, und sie hält mit ihrem Urteil auch nicht hinter dem Berg.)
>
> **Gedankenkette.** Als Robert W. zum ersten Mal für seine Freundin in seiner Wohnung etwas zum Abendessen zubereitet, glaubt er zu bemerken, dass diese keinen großen Appetit entwickelt. In der Nacht fängt er an, sich die merkwürdigsten Fragen zu stellen: Könnte es sein, dass er absichtlich schlecht gekocht hat, um sie zu vergraulen; liebt er sie überhaupt; ist er überhaupt an Frauen interessiert; ist er überhaupt beziehungsfähig? Als er sie am nächsten Tag anruft und sie nicht erreicht, taucht die Frage auf: „Sind vielleicht beim Kochen irgendwelche giftigen chemischen Produkte ins Essen gelangt, besonders an die Stellen, die dann auf ihren Teller gekommen sind?" Und so geht es weiter. Nachdem er wieder Kontakt zu der jungen Frau herstellt und diese ihm versichert, dass alles in Ordnung sei, treten solche Fragen für ihn in den Hintergrund. Nach einem dreiviertel Jahr trennt sie sich von ihm, und zu dem Zeitpunkt brechen Zwangsgedanken, eine mögliche Schädigung anderer betreffend, mit großer Vehemenz aus.

Inhalte der Zwangsgedanken sind abstrus

Zwangsgedanken sind also erlebte situationsspezifische und vorübergehende Störungen der Ich-Integrität. In dem Gefühls-, Gedanken- und Verhaltensfluss, wie sie für eine bestimmte Situation typisch sind (aus der Wohnung gehen, um zur Arbeit zu fahren), kommt es ganz plötzlich zu einem Riss in der Ich-Kontinuität. Es taucht ein Gedanke auf (die mögliche Schädigung eines anderen Menschen), der zwar auch bei Nichtzwangskranken möglich ist, der aber hier durch seine Häufigkeit und durch die Abstrusität der gedachten Umstände (z.B.: auf einen herumliegenden Schraubenzieher treten und ihn in die Schlagader eines Menschen befördern) sich deutlich von nichtpathologischen Gedankengängen absetzt.

Wenn schon jeder gedankliche Einfall für sich genommen schwer mit dem Modell eines „überbewerteten" normalen Gedankenmaterials in Einklang zu bringen ist, so bricht dieser Vergleich völlig in sich zusammen, wenn wir die strukturellen und dynamischen Eigenarten der Zwangsgedanken ansehen: Wir haben es dabei mit einem hochelaborierten System der Beziehungen zu anderen Menschen zu tun, das zunehmend in den Mittelpunkt des Lebens rückt. Einige Beispiele mögen dies verdeutlichen.

Die Sekretärin. Nehmen wir die Sekretärin, die die meiste Zeit am Computer arbeitet und dabei keinen Buchstaben aus dem Vornamen des Vaters, der Mutter und der jüngsten Schwester an das Ende einer Zeile setzen darf, denn das könnte „deren Ende" mit sich bringen. Wir haben es hier mit jemandem zu tun, der den ganzen Tag einen endlosen Abwehrkampf führen muss, um die ihr wichtigsten Personen zu „retten und am Leben zu erhalten". Diese wissen nichts davon, durch welche aufopferungsvollen Qualen die Tochter bzw. Schwester sie immer wieder vor dem Untergang bewahrt. Sie ist in der für viele Zwangskranke so typischen Rolle einer Mischung zwischen Hexe und Heiligen. Sie „muss" in dem Leben, das sie führt auf alles „Oberflächliche" in dieser Welt, auf Glamour jeglicher Art, der anderen vorbehalten bleibt, verzichten. Ob sie – um ihres großen Auftrages wegen – auch für alle Zeiten auf Ehe, Kinder, Familie usw. wird verzichten müssen, wird sich zeigen.

Eine katholische Nonne wird bei jedem Bedürfnis (z.B. nach frischem Obst) von der panischen Angst verfolgt, ihr Wunsch sei in Wirklichkeit mit dem Wunsch verbrämt, die entsprechende Annehmlichkeit zusammen mit dem Teufel zu genießen. Der Teufel könnte dabei durchaus in der Lage sein, beim harmlosen gemeinsamen Verzehr von Erdbeeren an ihre geheimste und verwerflichste Triebfeder zu appellieren, um das entsprechende Unternehmen dann schließlich in eine grauenvolle sexuelle Orgie zu verwandeln, mit schrecklichen Folgen für sie selber und für die gesamte Menschheit.

Ausbruch in Krisen

Wie wir gesehen haben, hat der Ausbruch von Zwangsgedanken seinen Ursprung in sehr schweren persönlichen Krisen. Der Inhalt der Gedanken spiegelt archetypische Themen des Infrage-Stellens der eigenen Person wieder. Die Betroffenen müssen sich ständig von den schrecklichsten Verdächtigungen reinwaschen, die sie gegen sich selbst aussprechen. Da Vieles in ihnen in Auflösung begriffen ist, müssen sie immer versuchen, die schlimmstmöglichen Antworten auf ihre Fragen auszuschließen und damit für ein minimales Kohärenzgefühl zu sorgen. Darin liegt letzten Endes der identitätserhaltende Wert dieses Abwehrkampfes. Wir haben es dabei, wie wir schon mehrmals bei Zwangserkrankungen gesehen haben, mit der primitiven externalen Regulationsform zu tun, die darin besteht, dass ich immer außerhalb von mir eine Bestätigung dafür suche, dass ich selber im Inneren noch einigermaßen zusammenhängend und nicht völlig wertlos bin.

9.2 Kritische Anmerkungen zu Therapien bei Zwangsgedanken

Bevor wir unseren Ansatz darstellen, wollen wir auf einige uns problematisch erscheinende therapeutische Vorgehensweisen kurz eingehen.

Habituation an Zwangsgedanken als Therapiemaßnahme

Wir haben das Modell von Salkovskis schon in seinen Grundzügen kennen gelernt und kurz kritisch gewertet. Sehen wir uns an, welche therapeutische Strategie sich aus diesem Modell ergibt. Wir zitieren (Salkovskis et al., 2000, S. 72):

„Zusammen mit dem Patienten wird ein umfassendes, kognitiv-behaviorales Modell der Aufrechterhaltung der Zwangsproblematik entwickelt. Dazu gehört die Identifikation entscheidender verzerrter Überzeugungen und die gemeinsame Erarbeitung einer nicht-bedrohlichen alternativen Sichtweise der zwanghaften Erfahrungen …"

Es wird den Patienten erklärt: „Nach dem, was Sie beschreiben, sieht es so aus, als hätten sie ein psychologisches Problem, das Zwangssyndrom genannt wird. Wie jeder Mensch haben Sie aufdringliche Gedanken, die Ihnen plötzlich in den Sinn kommen. Diese Gedanken müssen nicht notwendigerweise ein Problem darstellen; was bei Leuten passiert, die dieses Problem haben, ist, dass sie solche aufdringlichen Gedanken als besonders negativ betrachten. Anstatt zu denken ‚es ist ja nur ein Gedanke‘, denken die Leute ‚ich sollte keinen solchen Gedanken haben‘ oder ‚ich muss etwas unternehmen, sonst wird dieser Gedanke noch wahr.‘… Der beste Weg mit solchen Gedanken umzugehen, ist, dass man sich an sie gewöhnt. Die Behandlung wird aus zwei Teilen bestehen. Einer ‚kognitiven Neubewertung' (Disput zugrunde liegender Annahmen), vor allem aber in einem Habituationstraining."

Wir zitieren weiter (Salkovskis et al., 2000, S. 82–83): „Bei dieser Methode besteht die Aufgabe darin zu trainieren, wiederholt und vorhersehbar bisher gefürchtete Gedanken so lange zu denken, bis von selbst eine Angstreduktion eintritt, während zur selben Zeit jegliche verdeckte Vermeidung oder neutralisierende Verhaltensweisen unterlassen werden."

Um die Gedanken wiederholt in der dafür notwendigen Art zu präsentieren, werden mehrere Methoden angewandt:

▶ Willkürliches Hervorrufen von Gedanken („Malen Sie sich den Gedanken genau aus, behalten Sie ihn so lange im Kopf, bis ich Sie unterbreche, und wiederholen Sie dies mehrere Male.")
▶ Wiederholtes Aufschreiben des Gedankens und Abhören eines Endlosbandes, das der Patient selbst mit dem Gedanken auf Kassette besprochen hat."

Was ist zu dieser Vorgehensweise zu sagen?

Störung ist Ausdruck pathologischer Beziehungen. Wir haben schon darauf hingewiesen, dass unserer Ansicht nach zwanghafte Gedanken und Vorstellungen etwas anderes sind als aufdringliche Gedanken im Normbereich. Denken wir an die Sekretärin und ihre Angst, den Tod von jemandem heraufzubeschwören, so ist das nicht der Ausdruck eines „übergroßen Verantwortungsgefühles" im normalen Rahmen, sondern der Ausdruck pathologischer Beziehungen zu Menschen. Auch Süllwold et al. (2001) hat sich unserer Ansicht angeschlossen.

Auflösung der Ich-Integrität. Zwangsgedanken stellen auch keine isolierten Symptome dar, sondern sind in einem Kontext psychischer Veränderungen entstanden, der durch starke Auflösungserscheinungen der erlebten Ich-Integrität gekennzeichnet ist und der bei Kranken weiterhin persistiert. Auf diesem Erlebnis- und Erfahrungshintergrund müssen die therapeutischen Bemühungen ansetzen, um die vorherrschenden Defizite und Unsicherheiten kompensieren und korrigieren zu können. Hierfür ist die Herstellung entsprechender Lern- und Erfahrungssituationen (Expositionen) notwendig.

Keine Problemlösung durch Korrektur von Gedanken. Diese Themen um Beziehungen, Ich-Integrität usw. werden durch den Versuch einer Korrektur kognitiver Exzesse wie einem übertriebenen Verantwortungsgefühl bestenfalls angerissen. Was bei der Konfrontation selber, bei der so genannten Habituation, mit isolierten zwanghaften Gedanken wirklich beim Patienten abläuft, ist wieder, wie immer bei dieser Vorgehensweise, dem Zufall überlassen und wird weder angemessen vor- noch nachbereitet.

Als „kognitive" Ergänzungen zu einer solchen Prozedur werden häufig therapeutische Interventionen wie die Folgenden eingesetzt. Wir enthalten uns jeden Kommentares darüber.

Eine Patientin ist halb verrückt vor Angst, weil sie glaubt, vor 10 Minuten jemanden angefahren zu haben. Der Therapeut fragt gelassen: „Nehmen wir an, einem guten Freund würde so etwas passieren, was würden Sie ihm sagen? Warum gilt das nicht auch für Sie?" Oder: „Ehrlich gesagt, ich mache mir nie groß Gedanken darüber, ob ich beim Autofahren ein Kind überfahren könnte. Bin ich jetzt verantwortungslos?"

Oder: „Lassen Sie uns einmal die Rollen tauschen. Wie würden Sie mir gegenüber als Klientin argumentieren, wenn ich sagen würde: ‚Wenn mir ein Kind ins Auto rennt, dann ist das ganz allein meine Schuld?'"

9.3 Gesamttherapieplan bei Zwangsgedanken (Denkzwänge)

Überblick
- Analyse des Zwangssystems
- In-vivo-Beobachtungen
- Grundlegende Maßnahmen:
  - Vermittlung bzw. gemeinsames Erarbeiten eines Erklärungsmodells für die Störung und ihre Genese. Erste Informationen über die Therapie
  - Sensibilisierung für die Wahrnehmung der eigenen Person
  - Umgang mit Zwangsgedanken bei den Übungen und Expositionen
- Expositionen nach dem Modell der Subjektkonstituierung
- Konkretisierung von Zwangsgedanken
- Emotionale Stützung und Stabilisierung zum Schaffen von Distanz zu Zwangsgedanken

9.3.1 Analyse des Zwangssystems

Die Behandlung von Zwangsgedanken, die der Komplexität der Störung gerecht werden soll, verlangt eine Reihe von Maßnahmen, die wir nun darstellen möchten. Doch im ersten Schritt wollen wir wieder einen Leitfaden zur Informationserhebung geben (Hoffmann, 2000a).

Leitfaden zur Analyse des Zwangssystems
- Gibt es Zwangsvorstellungen, die als interferierende Worte, Gedanken, Vorstellungsketten oder Symbole störend in Denk- oder Handlungsvollzüge eindringen? Gruppieren sie sich um bestimmte immer wiederkehrende Themen?
- Bestehen feste Verknüpfungen zwischen bestimmten (inneren oder äußeren) Reizen und Zwangsgedanken?
- Können Zwangsgedanken von normalen Denkabläufen unterschieden werden? Gibt es innere Distanz dazu? Welche emotionalen Konsequenzen haben sie?
- Treten Gedanken auf, die von dem Impuls begleitet sind, das Gedachte zu tun, oder die von der Befürchtung begleitet sind, es getan zu haben?
- Werden Zwangshandlungen (z.B. nachschauen) ausgeführt, um sich zu vergewissern, dass etwas nicht getan wurde? Ist die Nachprüfung effektiv, d.h., überzeugt sie die Wahrnehmung des Patienten?
- Gibt es Zwangsgrübeleien, d.h. längere Ketten von Gedanken, die sich um ein bestimmtes Thema gruppieren?
- Gibt es Entscheidungszweifel in unbedeutenden Dingen?
- Bestehen auf der kognitiven Ebene Gegengedanken, die aus der Sicht des Patienten in der Lage sind, bestimmte Effekte zu erreichen oder zu verhindern? Wie stark ist der Glaube an ihre Wirkung?
- Wird auf der Verhaltensebene Zwangsverhalten ausgeführt, um die Wirkung bestimmter Gedanken zu neutralisieren? Worin bestehen sie, und welchem Prinzip gehorchen sie? Wie stark ist der Glaube an ihre Wirksamkeit? Folgen diesen Zwangshandlungen deutlich wahrnehmbare emotionale Konsequenzen?
- Schaffen die Zwangshandlungen langfristige Probleme im Leben des Betroffenen? Welche?
- Vermeidet der Patient Situationen, um nicht mit bestimmten Zwangsgedanken konfrontiert zu werden? Entstehen dadurch Probleme?
- Schwanken das Ausmaß und die zeitliche Ausdehnung der Zwangshandlungen im Zusammenhang mit vorangehenden Stimmungen, körperlicher Verfassung, bevorstehenden Ereignissen etc.?
- Vermeidet der Patient bestimmte Situationen, um dem Zwang zu entgehen? Organisiert er deswegen sein Leben um? Werden seine sozialen Beziehungen dadurch beeinflusst?
- Wie weit kann der Zwang in die Vergangenheit zurückverfolgt werden? Wie können seine äußere und innere Lebenssituation zum Zeitpunkt des Ausbruchs beschrieben werden?

> - Wie verlief die Störung? Gab es Fluktuationen in der Stärke (besondere Ereignisse) oder Remissionsperioden?
> - Wie erlebt der Patient seinen Zwang und welches ist sein Krankheitsmodell?
> - Zieht er aus seinen Zwangssymptomen negative Schlussfolgerungen über die eigene Person, die unter anderem eine depressive Verstimmung mit sich bringen können?
> - Lassen sich charakteristische kognitive Defizite wie Defizite des Handlungsgedächtnisses oder eine Schwächung der Realitätsfunktion (z.B. mangelnde mentale Synthesefähigkeit, Unvollständigkeitsempfindungen) auffinden, die eine Rolle beim Zustandekommen des zwanghaften Erlebens und Verhaltens spielen?

9.3.2 In-vivo-Beobachtungen

Gegenwart des Therapeuten. Bei der In-vivo-Beobachtung treten die zwanghaften Abläufe deutlich zutage, und es können zusätzliche Informationen gewonnen werden. Ein Problem bei der Beobachtung ist allerdings Folgendes: Ähnlich wie bei Kontrollzwängen wirkt sich die Gegenwart des Therapeuten stark beruhigend auf den Patienten aus. Er geht davon aus, dass es in Gegenwart einer Person seines Vertrauens mit großer Wahrscheinlichkeit nicht zu einem Kontrollverlust, und damit zu einer ungewollten ausgefallenen Tat kommen wird. Er erwartet auch nicht, von den typischen „Bewusstseinslücken" befallen zu werden und wird sich z.B. nicht fragen müssen: „Was war dort um die Ecke?" Deshalb wird er auch nicht passiv vermeiden, z.B. bestimmte Orte umgehen.

Therapeutenpräsenz lockern. Aus diesem Grund ist es bei der Beobachtung notwendig, die Therapeutenpräsenz immer wieder dadurch zu lockern, dass sich beide für bestimmte Zeitabstände nach Absprache trennen, so dass der Therapeut sich nicht mehr im Blickwinkel des Patienten befindet. Danach treffen sie sich wieder. Der Patient berichtet über seine Erfahrungen und sie fahren mit den Übungen fort. Dabei soll wiederum der Patient die volle Kontrolle über die Vorgänge behalten. Es werden höchstens Anregungen gegeben, aber es wird kein Druck auf ihn ausgeübt.

Es wird über eine Verarbeitung der individuell verfügbaren Informationen mit den theoretischen Vorstellungen über Zwangsgedanken ein individuelles Bedingungsmodell der Entstehung und der Aufrechterhaltung gewonnen.

9.3.3 Vermittlung bzw. gemeinsames Erarbeiten eines Erklärungsmodells für die Störung und seine Genese. Erste Informationen über die Therapie

Folgende Themen werden dabei näher behandelt und gemeinsam besprochen:
- Struktur von Zwangserkrankungen
- Klärung der genauen Vorgänge beim Auftreten von Zwangsgedanken
- Die Inhalte der Zwangsgedanken
- Zwangsgedanken als Fragen an die eigene Person
- Die gedachten möglichen Ursachen der Tat als integraler Bestandteil des Zwangssystems: Die Hypothese des plötzlichen Kontrollverlusts über das eigene Verhalten; die Hypothese einer unbewussten Motivation zur Tat; die Hypothese, dass das Denken an eine Tat sich automatisch in die Ausführung umsetzt
- Allmählicher Verzicht auf Abwehrverhalten trotz Zwangsgedanken. Die Funktion des Abwehrverhaltens besteht darin, jede Möglichkeit einer verwerflichen Tat ausschließen zu wollen. Solche Absicherungsversuche finden auf kognitiver Ebene (rekapitulieren, annullieren, Gegengedanken fassen) und auf der Verhaltensebene (absuchen, wiederholen, Rückversicherung holen) statt. Die Möglichkeit trotz Zwangsgedanken auf die Abwehr allmählich zu verzichten, wird in der Therapie besprochen, vorbereitet und eingeübt.
- Abgrenzung der Zwangserkrankung von psychotischen Erkrankungen

Informationen dieser Art können bereits in der Anfangsphase der Therapie, eventuell ergänzt durch einschlägige Lektüre, vermittelt werden. Andererseits ist es in diesem Stadium völlig sinnlos, Patienten per Aufklärung darüber belehren zu wollen, dass alle Menschen solche Gedanken hätten und dass diese Tatsache an sich ohne jede Bedeutung sei. Eine solche Haltung dem Patienten gegenüber zeugt lediglich von einem Mangel an Empathie und löst keinesfalls Erleichterung bei ihnen aus.

9.3.4 Sensibilisierung für die Wahrnehmung der eigenen Person

Es finden eine Reihe von Übungen statt, die die Selbstwahrnehmung des Patienten stärken und ihn auf die nachfolgenden Expositionen vorbereiten sollen. Hier sind noch keine gezielten Provokationen von Zwangsgedanken beabsichtigt.

Sensibilisierung für den eigenen Körper

Übungen zum Erleben des Bodenkontaktes und der Erdung. Beispiel: Der Patient stellt sich vor eine Wand und lässt den Oberkörper nach vorn fallen. Die Hände an der Wand halten das Gewicht ab. Er soll während der Übung auf seine Füße achten und sie spüren. Er sagt daraufhin: „Ich habe vorher meine Füße gar nicht gespürt. Es tut jetzt richtig gut, dass ich Füße habe, auf denen ich stehe." Anschließend kann ein Gespräch über das Thema Sicherheit und Bodenhaftigkeit in seinem gegenwärtigen Leben erfolgen.

Übungen zum Erleben der Körperintegrität. Beispiel: Der Patient legt sich auf eine Decke auf die Erde und spürt ausgehend von seiner Stirn der Reihe nach alle Teile seines Körpers bis hin zu den Füßen. Er versucht dann, bestimmten Teilen seines Körpers etwas Gutes zu tun (Ruhe, Wärme in den Bauch, Schwere in den Beinen).

Übungen zur Herstellung des Sicherheits- und Vollständigkeitsgefühls. Beispiel: Der Patient wird gebeten, sich in eine Haltung zu begeben, als würde er ein extremes Maß an Unsicherheit fühlen. Er sitzt nun verkrampft da, die Hände zwischen den Beinen, und die Fußspitzen zeigen zueinander. Er sagt dazu: „Ich fühle mich mies, richtig klein, verspannt, abgeklemmt und eklig. So sitze ich da, wenn es mir schlecht geht." Nun soll er eine Haltung einnehmen, als wäre er ganz selbstsicher. Er soll sich bemühen, mit seinem Körper ein höchstes Maß an Selbstsicherheit geradezu zu spielen. Körper und Kopf sind aufgerichtet, die Arme liegen auf der Lehne, die Beine nehmen viel Raum ein. Der Patient sagt: „Jetzt fühle ich mich groß, ich lebe in den Raum hinein." Dann wird mit ihm geübt, die erste Haltung ganz organisch in die zweite übergehen zu lassen.

Sensibilisierung für eigene Bedürfnisse und Wünsche

Mehrmals am Tag anlässlich bestimmter Situationen (z.B. auf dem Weg von der Arbeit nach Hause) hält der Patient innerlich inne und fragt sich: „Wünsche ich mir etwas für die nächsten zwei Stunden? Gibt es etwas, was ich tun oder erleben möchte? Gibt es etwas, worüber ich mich freuen würde?"

Wenn es der Fall ist, so lässt er sich Zeit, um dem Wunsch die Gelegenheit zu geben, sich frei zu entfalten, ohne dass er ihn gleich zensiert oder verwirft. Dann erst wird die Realisierbarkeit geprüft. Ist der Wunsch realisierbar, dann wird er erfüllt, wenn nicht, wird nach einem „Ersatzwunsch" Ausschau gehalten.

Sensibilisierung für volitionale Abläufe wie Entscheidungen, Vorsätze, Absichten und Pläne

Der Therapeut stellt Fragen wie: „Wann haben Sie zum letzten Mal eine Entscheidung getroffen und welche?", „Zählen Sie mir auf, was Sie dieses Wochenende noch vorhaben?" Der Patient soll Sätze ergänzen wie: „Nächste Woche bei der Arbeit habe ich vor…", „Im Urlaub will ich unbedingt …"

Übungen zur Selbstbeobachtung und zur inneren Begleitung bei der Ausführung von Bewegungen/Handlungen

Diese Übungen sind von übergeordneter Bedeutung. Neben der Sensibilisierung für eigene Bewegungsabläufe soll auch zunehmend ein Gefühl der Kontrolle und der Steuerung beim eigenen Verhalten erreicht werden. Es wird mit einfachen Übungen begonnen.

Kleine Bewegungsabläufe. Der Patient erhält die Aufgabe, einfache Bewegungsabläufe durch Zeichnen auf Papier abwechselnd mit der rechten und der linken Hand zu vollziehen. Dann sind dieselben Bewegungsabläufe in die Luft zu zeichnen. Weiter können alltägliche Handlungen, wie das Öffnen einer Flasche oder Korkenzieher, pantomimisch ausgeführt werden. Die Aufgabe dabei (und bei den folgenden Übungen) besteht darin, sich ganz intensiv auf die innere Wahrnehmung der Bewegungen zu konzentrieren, d.h. die Empfindungen zu registrieren, die in den einzelnen Körperteilen zu spüren sind.

Blitzaufgaben. Eine zweite Reihe von Übungen besteht in „Blitzaufgaben".

Der Therapeut gibt eine einfache Aufgabe (z.B. Bücher umräumen), der Patient hat dabei die Aufgabe, sich auf die Bewegungsabläufe zu konzentrieren.

Bewegungen in kritischen Situationen. In einem weiteren Schritt begibt sich der Patient in eine konkrete Situation (z.B. Wochenmarkt). Er hat dabei die Aufgabe, bestimmte Handlungen auszusuchen (z.B. Lachs kaufen) und sie mit hoher bewusster innerer Begleitung auszuführen. Dabei achtet er vor allem auf folgende Punkte:
▶ Kurzes Fassen einer Absicht und eines Planes
▶ klare Wahrnehmung der Umgebung
▶ deutliches Signal zum Beginn
▶ innere Begleitung der inneren Bewegungsabläufe mit deutlichem Gefühl der Steuerung und der Kontrolle
▶ Beendigung

Nach der Übung soll der Patient – zuerst im Dialog mit dem Therapeuten, später allein – den Ablauf verbal rekonstruieren. Er wird dabei z.B. nach bestimmten Details gefragt, und er soll über seine Empfindungen, Gedanken und Gefühle berichten. Wichtig dabei ist, dass er sich nicht – wie beim zwanghaften Rekonstruieren als Absicherung – in sinnlose Details verliert. Er vergegenwärtigt sich nur den großen Ablauf („Ich wollte etwas Lachs kaufen und bin dafür zum Fischstand am Ende des Marktes gegangen. Der Verkäufer war ein freundlicher älterer Herr mit grauer Mähne, …"). Das Wichtigste ist, dass der Patient ein Gefühl der Wirklichkeit und der Vollständigkeit des Erlebens sowohl bei der Ausführung als auch bei der Wiederholung der Handlung erfährt und aufrechterhalten kann.

Abgrenzung. Bei den nächsten Übungen steht das Gefühl der Abgrenzung zwischen der eigenen Person und der Umgebung im Vordergrund.

Der Patient entscheidet ganz bewusst, Nähe und Distanz, z.B. zu bestimmten Personen auf dem Markt zu steuern, indem er auf sie zugeht bis hin zu einem leichten Anrempeln. Oder er nähert seine Hand bestimmten Dingen, z.B. einer Schere, und beschließt, sie jeweils anzufassen oder nicht. Wenn er sie anfasst, versucht er seine Empfindungen dabei ganz genau zu registrieren und schildert sie im anschließenden Gespräch.

9.3.5 Umgang mit Zwangsgedanken bei den Übungen und Expositionen

Wie schon zuvor genannt, ist im oben geschilderten Therapieabschnitt noch keine gezielte Provokation von Zwangsgedanken beabsichtigt. Es wird lediglich daran gearbeitet, beim Patienten ein gefestigtes Gefühl der körperlichen und seelischen Geschlossenheit und Integrität aufzubauen. Darüber hinaus soll er immer stärker das eigene Selbst als Steuerinstanz seines Handelns erleben.

Treten gedankliche Intrusionen der üblichen Art auf, so soll er in diesem Anfangsstadium (und später) versuchen, sie möglichst abzufangen und zu entschärfen dadurch, dass er folgendermaßen vorgeht:

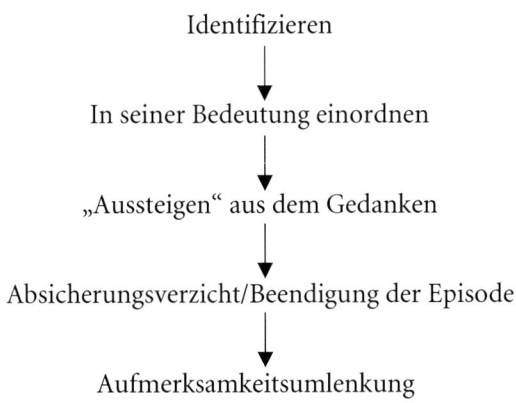

Abbildung 9.1. Entschärfen von Zwangsgedanken

(1) Identifizieren

Der Patient soll seine Gedanken als typische Zwangsgedanken erst einmal identifizieren, statt wie üblich zu versuchen, sich gleich inhaltlich damit auseinander zu setzen, um sie zu widerlegen. Er wird bemüht sein, eine innere Haltung dazu einzunehmen, die sich etwa folgendermaßen wiedergeben lässt: „Dieser Gedanke entspricht sämtlichen Kriterien eines Zwangsgedankens: Es geht darum, dass ich, ohne es zu wollen, anderen etwas antun könnte. Die Art, wie es geschehen könnte, ist stark überzogen. Der Gedanke ist mir in dieser oder ähnlicher Form schon oft gekommen, und er löst immer wieder ein starkes Bedürfnis nach Absicherung aus."

Als zusätzliche Kriterien gelten: „Wenn es mir peinlich wäre, wichtigen Personen aus meiner Umgebung über diesen Gedanken zu berichten, so ist es mit Sicherheit ein Zwangsgedanke."

Und: „Wenn ich anfange, daran zu zweifeln, ob es sich um einen Zwangsgedanken handelt oder nicht, so ist es einer!"

Anhand von vorgelegten Listen von normalen Gedanken wie „Könnte es sein, dass ich meinen Nachbarn heute früh nicht freundlich genug gegrüßt habe?" und typischen Zwangsgedanken wie „Könnte es sein, dass ich ihn im Vorbeigehen ein Schwein genannt habe?" wird der Unterschied zwischen den beiden Arten demonstriert und eingeübt.

(2) In seiner Bedeutung einordnen

Sobald der Zwangsgedanke in der Realsituation als solcher identifiziert worden ist, wird er gleich anschließend in einem zweiten Schritt in Bezug auf seine Bedeutung eingeordnet: „Dieser Gedanke bedeutet lediglich, dass ich eine Zwangserkrankung habe (in späteren Übungen: „… dass meine Zwangserkrankung noch nicht ganz geheilt ist …"). Er bedeutet nicht, dass in der Welt etwas nicht stimmt."

Es reicht nicht, eine solche prinzipielle Einordnung nur einmal zu denken, sondern sie muss bei jeder erneuten Bewältigung eines Zwangsgedankens innerlich ganz klar und mit einer großen Beteiligung vollzogen werden. Nur so kommt es allmählich zum Aufbau eines „inneren Netzes", in dem Zwangsgedanken immer verlässlicher „hängen bleiben" und nicht mit normalen Gedanken vermischt werden.

(3) „Aussteigen" aus dem Gedanken

Im dritten Schritt soll der Patient eine innere Bewegung des „Aussteigens" aus dem Gedanken erlernen. Versucht er ihn bloß zu stoppen, so ist zu erwarten, dass der Gedanke dazu tendiert, „nachzustoßen" und wiederzukommen. Der Patient soll nicht versuchen, ihn zu verdrängen, sondern eine innere Distanz zu ihm zu schaffen und ihn sozusagen „von oben herab" zu betrachten.

Bilder. So kann er sich z.B. vorstellen, wie der Gedanke auf einem Blatt Papier geschrieben ist und vom Winde verweht wird, bis er bedeutungslos und nicht mehr identifizierbar geworden ist. In jedem Fall gehört dazu, dass der Patient sich bildhaft vorstellt, wie er sich über den Gedanken erhebt und ihn als ein kleines bedeutungsloses Nichts zurücklässt. Es kommt nicht darauf an, dass er einen Affekt wie Wut oder Ärger verspürt, sondern er soll sich dabei eher fühlen wie jemand, der wieder von einem lästigen und uninteressanten Nachbarn behelligt wird, den er dann konsequent hinauskomplimentiert. Es gilt der berühmte Wiener Ausspruch über den Umgang mit lästigen Menschen: „Nicht einmal ignorieren!"

Wie die Bilder bei dieser Vorgehensweise auszusehen haben, wird mit jedem Patienten individuell erarbeitet. Diese Bilder benutzt er dann, bis der Zwangsgedanke in die Bedeutungslosigkeit versinkt. Auf der Empfindungsebene geht es also darum, den Gedanken eher mit einem Sättigungsgefühl („Schon wieder!") und Gleichgültigkeit zu begegnen als mit Enttäuschung und Ärger.

(4) Absicherungsverzicht

Patienten werden darüber aufgeklärt, dass die üblicherweise auf Zwangsgedanken folgenden Absicherungen diejenigen Lernprozesse verzögern, die zu einer immer wirksameren Bewältigung der Zwangsgedanken und schließlich zur Reduktion ihrer Auftretenshäufigkeit führen.

Keine „Reaktionsverhinderung". Doch als nächsten Schritt empfehlen wir ihnen nicht, die Absicherungen „einfach" zu lassen („Reaktionsverhinderung"), sondern wir bitten sie jedes Mal, wenn sie dazu in der Lage sind, sich ganz ausdrücklich dafür zu entscheiden, auf jede Form von Absicherung zu verzichten. Er soll versuchen, eine solche Entscheidung ganz bewusst zu fällen, auch wenn er noch unter dem Einfluss eines Affektes wie Angst (vor den vermeintlichen Konsequenzen) steht. Diese Angst, so zeigen wir wiederum auf, bedeutet ja nicht, dass er etwas Schlimmes angerichtet haben könnte, sondern sie ist ein ganz normaler Bestandteil der Krankheit, an der er leidet. Gerade unter erhöhter Anspannung (hier: Angst) sollen unsere Patienten wieder lernen, ihre Selbstregulationsfähigkeiten einzusetzen. Wie wir immer wieder betonen, sollen sie wieder zu den Subjekten ihres Handelns werden und nicht bloß Objekte sein, die von ihren Affekten zu denselben „primitiven" und letztlich völlig überflüssigen zwanghaften Stereotypen getrieben werden.

Patienten dürfen vermeiden. Können sich Patienten aber in einer bestimmten Situation nicht zu einem solchen Verzicht durchringen, so mögen sie ohne schlechtes Gewissen und ohne Selbstvorwürfe auf ihre alten Notmaßnahmen rekurrieren. Wir analysieren dann gemeinsam, wodurch und an welcher Stelle er wieder in das alte Muster hineingerutscht ist, und wir werden für genau diesen Punkt eine bessere Umgangsstrategie einplanen.

(5) Aufmerksamkeitsumlenkung

Wenn es den Patienten gelungen ist, sich für einen Aufmerksamkeitsverzicht zu entschließen, so kann er den Vorgang des Auftretens und der Bewältigung eines Zwangsgedankens „in aller Form" abschließen (auch dann, wenn etwas Restspannung bleibt). Das Nicht-abschließen-Können ist eines der großen Defizite bei jeder Zwangserkrankung, und darum ist es so wichtig, diesen Vorgang immer wieder zu betonen. Wir ermutigen die Patienten auch, bei Fortschritten Gefühle des Stolzes und Zufriedenheit zuzulassen und sich für Fortschritte zu verstärken.

9.3.6 Therapeutische Expositionen nach dem Modell der Subjektkonstituierung

Nach den bisher beschriebenen vorbereitenden Übungen, werden nun die Expositionen durchgeführt. Es geht darum, dem Patienten dabei zu helfen, ein zunehmend stabiles Gefühl der Ich-Integrität aufzubauen. Darüber hinaus soll er sich als denjenigen erleben, der selbst über sein Handeln bestimmt und nach den eigenen Wünschen und Bedürfnissen vorgeht.

Dies geschieht in (nach Schwierigkeitsgrad gestaffelten) Situationen, bei denen Stimuli gegenwärtig sind, die mit großer Wahrscheinlichkeit Zwangsgedanken in der beschriebenen Form auslösen. Dabei werden sie einhergehen mit Affekten wie Angst, Unsicherheit usw. Der Patient muss lernen, die Situation so zu bewältigen, dass er in zunehmendem Maße auf seine zwanghaften Absicherungen verzichten kann.

Das Vorgehen schildern wir anhand von verschiedenen Expositionen mit dem Patienten Robert W. Die ersten drei Expositionen sind Expositionen zu seinen Zwangsgedanken, Menschen auf Brücken oder U-Bahn-Bahnsteigen „anzustoßen" und dadurch in Gefahr zu bringen. Es sind Situationen, die er bisher vermied.

Expositionen auf einer Brücke und in der U-Bahn

Exposition: Patient und Therapeut vor einer Brücke. Der Patient stimmt sich innerlich auf die Aufgabe ein. Es geht darum, sich wieder normal in der Welt zu bewegen, ein klares Wirklichkeitsgefühl herzustellen und sich innerlich über eventuell auftretende Störungen zu erheben: „Ich werde die Strecke zum anderen

Ende gehen und dann zum Ausgangspunkt zurückkehren. Sowohl auf dem Hinals auch auf dem Rückweg werde ich auf mindestens drei Menschen zugehen, bis sie ausweichen (wird vorher mit dem Therapeuten geübt), statt dass ich wie üblich schon aus der Ferne ausweiche. Eine Person werde ich ansprechen, sie bitten, sich mit mir über die Brüstung zu beugen, um mir einen von oben sichtbaren Weg zu erklären (wird geübt). Wenn ich merke, dass ich innerlich ‚abrutsche', werde ich mich immer wieder mobilisieren, aufrichten und straffen (wird geübt)."

Auftretende besonders störende Gedanken werden nach dem beschriebenen Modell behandelt. Zuerst ist der Therapeut in Sichtweite, dann außerhalb. Die Exposition findet zuerst dann statt, wenn wenig Menschen da sind, schließlich bei lebhaftem Verkehr.

Nachbesprechung. In der Nachbesprechung wird hauptsächlich darauf eingegangen, wie es dem Patienten gelungen ist, sich innerlich zum Subjekt der Situation zu machen und die Zwangsgedanken in die Schranken zu verweisen. Selbstverständlich wird auch später dabei auf jegliche Form von anschließenden zwanghaften Absicherungen wie Nachschauen verzichtet. In dem Maße, wie der Patient an Sicherheit gewinnt, soll er anfangen, jenseits von allen Zwangsgedanken sich wieder auf natürliche Art für seine Umwelt zu interessieren, Beobachtungen zu machen usw.

Zwei Expositionen in einer U-Bahn-Station. Die Angst des Patienten davor, eine „schreckliche Tat" zu vollbringen, hat in der U-Bahn-Situation typischerweise zum Hauptinhalt, jemanden vor einen einfahrenden U-Bahn-Zug zu stoßen. Wird der Patient danach befragt, wie es dazu kommen könne, so lautet die eine „Antwort" (Variante 1): „Durch einen plötzlichen und unvorhersehbaren ‚Kontrollverlust', der zu einem gezielten Stoß führt." Die andere „Antwort" (Variante 2) lautet: „Vielleicht gibt es etwas Böses in mir, das mich zu einer solchen Tat verleiten könnte."

Exposition in einer U-Bahn-Station — Variante (1). Der Patient stimmt sich innerlich auf die Aufgabe ein. Er versucht, ein Gefühl der Entschlossenheit in sich herzustellen, trotz eventuell auftretender Erwartungsangst. Dann geht er zum Bahnsteig und stellt sich fünf Meter hinter jemanden auf, der auf die U-Bahn wartet. Er „erdet" sich, spürt seine Füße fest auf der Erde und spürt dann von dort aufsteigend seinen ganzen Körper bis hin zum Kopf (wird geübt). Er atmet tief und ruhig ein und aus. Dann streckt er langsam die Arme nach vorne aus, hält inne, lässt sie wieder hängen und streckt sie noch einmal aus und entspannt sie dann wieder. Dann beschließt er, die Distanz zwischen sich und dem Wartenden zu verringern. Er geht langsam auf ihn bis auf einen Meter Distanz zu und bleibt stehen. Es folgt die gleiche innere Bestandsaufnahme. Dann entschließt er sich dazu, weiterzumachen. Er berührt die Person vor ihm kurz am Arm, entschuldigt sich und stellt eine Frage nach der Fahrtstrecke. In dem Moment, in dem der Zug einfährt, bleibt er stehen und lässt die anderen Personen ein- und aussteigen. Die Übung findet am Anfang in Therapeutenbegleitung statt. Selbstverständlich sollen alle nachfolgenden zwanghaften Absicherungen unterbleiben. Am Anfang der Übungen kann sich auch der Therapeut als „Zielperson" zur Verfügung stellen.

Der Patient berichtet zu den Expositionen, dass er dabei von vornherein ein besseres Körpergefühl und ein sicheres Gefühl „im Kopf" gehabt habe. Er führt das auf die vorangegangenen Übungen zur Körperintegrität, zu kontrollierten Bewegungen usw. zurück. Darüber hinaus habe ihm die Übung zur Einstimmung auf die einzelnen Situationen sehr geholfen. Auftretende Zwangsgedanken hätten zuvor noch Angst ausgelöst. Er habe sie aber immer besser „überfliegen" und hinter sich lassen können. Zuletzt habe es sich dabei mehr um die Erinnerung an frühere Gedanken und Ängste gehandelt als um aktuelle. Dies ist ein wichtiger Unterschied, der den Erfolg des Therapieverlaufs anzeigt. Auf solche Unterschiede muss der Patient unbedingt hingewiesen werden.

Exposition in einer U-Bahn-Station – Variante (2). Der Patient sucht sich der Reihe nach einige Menschen am Bahnsteig aus und beobachtet sie eine Weile (Aussehen, Gesichtsausdruck, Bewegungen usw.). Er versucht, sich ein Bild von ihnen und von ihrem Leben zu machen. Er fragt sich, ob er sie eher sympathisch findet oder nicht, ob er ihnen ein gewisses Interesse entgegenbringt, oder ob sie ihm eher gleichgültig sind.

Dann stellt er sich die Frage: „Wie ist mir wirklich zumute bei dem Gedanken, diesen einen konkreten Menschen hier zu einem Krüppel werden zu lassen oder ihn umzubringen?" Er achtet auf seine inneren Reaktionen und prüft, ob er sich in irgendeiner Weise von einer solchen Tat angezogen fühlt, oder ob ihn der Gedanke daran zutiefst abstößt. Dann beschäftigt er sich auf dieselbe Art mit einer anderen Person. Der Patient darf mit der Übung aufhören, wenn er es will. (Das ist bei den meisten Patienten sehr schnell der Fall.) Zum Schluss zieht er für sich ein Fazit.

Expositionen zum Gebrauch von Schreibmaterial
Im Folgenden möchten wir die Expositionen in der Chronologie der Sitzungen darstellen. Diesmal wird mit unserem Patienten Robert W. an seinen Zwangsgedanken, „kriminelle" Zettel zu schreiben, gearbeitet.

1. Sitzung

- **Mentale Vorbereitung.** Der Patient sitzt an einem Tisch, rechts vor ihm liegt ein weißes Blatt Papier, links ein Kugelschreiber. Der Therapeut ist ein paar Meter davon entfernt. Der Patient lässt die Situation auf sich wirken: „Hier bin ich. Da ist Papier, da ein Kugelschreiber. Beide sind ganz normale Gebrauchsgegenstände des täglichen Lebens. Nur meine Zwangsgedanken machen sie zu kritischen Objekten." Er legt beide Hände auf den Tisch, ungefähr 30 cm vor die beiden Objekte. Er versucht, das Gefühl der Distanz zu ihnen zu spüren und aufrecht zu erhalten. Besonders die Empfindungen in den Händen werden beachtet: Sie gehören zu ihm und sind ein Teil seines Körpers. (Er befürchtet erst, eine Art „Sog in der Hand" in Richtung der Objekte verspüren zu werden oder einen Impuls, sie zu ergreifen; diese Empfindungen bleiben aber aus.) Er soll die Augen schließen und mehrmals laut sagen: „Ich habe nichts auf dieses Blatt Papier geschrieben." Der Satz kommt zuerst sehr zögerlich, schließlich fester und dann begleitet von einem vollständigen Evidenzgefühl.
  Der Patient wird dazu angeleitet, innerlich noch einmal die Situation so zu organisieren, dass er das Gefühl bekommt, sie als Subjekt zu beherrschen. Er achtet dabei auf seinen Körper (geerdete Füße und Gesäß, aufrechter Brustkorb, locker auf dem Tisch liegende Arme, die Situation überblickende Augen und Klarheit im Kopf). Nach zwei Anläufen gibt der Patient an, sich so zu fühlen, dass er die Situation voll im Griff hat.
- **Annäherung.** Der Patient verringert und vergrößert immer wieder die Distanz zu den Objekten durch Bewegung der Hand; er berührt sie auch leicht und zieht die Hand wieder absichtlich zurück. Schließlich werden beide Hände auf die Objekte gelegt. Die oberste Steuerinstanz, der Kopf, fasst klar und eindeutig den Beschluss, sie nicht zu benutzen. Die Übung wird solange ausgeführt, bis der Patient angibt, ein volles Gefühl der Kontrolle über die Situation zu haben.
- **Die Handlung.** Der Patient nimmt den Kugelschreiber in die rechte Hand und legt sie auf das Stück Papier. Mehrere Anläufe mit viel Ermutigung sind dazu nötig. Die oberste Steuerinstanz bekräftigt ihre Absicht, nichts zu schreiben. Die Empfindungen im ganzen Körper werden beachtet, und die anfängliche große Verspannung wird gelockert (wie geübt), ohne dass dabei die innere Spannkraft nachlässt. Dann werden die Empfindungen in der rechten Hand beobachtet, bis sie als zu ihm gehörig und völlig unter Kontrolle erlebt werden.
- **Abschluss.** Nach ca. einer Stunde wird die Expositionsstunde beendet. Abschließend erfolgt ein Gespräch über die dabei gemachten Erfahrungen. Es wird auch über Maßnahmen gegen eventuell später auftretenden Ängsten und Zwangsgedanken gesprochen. Dann darf der Patient einmal (ca. 10 Sekunden lang) das Blatt Papier und den Tisch inspizieren. („Vielleicht lag ja

ein anderes Papier herum, und ich könnte darauf geschrieben haben.") Der Patient äußert das Bedürfnis, seine Kleidung durchsuchen zu wollen. Daraufhin wird die Sitzung verlängert: Er setzt sich mit diesem Bedürfnis innerlich auseinander, und es gelingt ihm, sich davon zu distanzieren. Er verzichtet auf eine nähere Untersuchung.

Es werden kurze Telefonkontakte für denselben Abend und für den nächsten Morgen verabredet. Nächste Sitzung soll am nächsten Tag um 14.00 Uhr stattfinden.

2. Sitzung. Es wird ein einführendes Gespräch über die Erlebnisse nach der gestrigen Sitzung geführt und die Arbeit wird aktuell beurteilt („Es ging viel besser als ich dachte."). Nachdem der Patient nach besonderen Wünschen für die heutige Sitzung gefragt wird, folgt eine Erläuterung des heutigen Programms.

Erst wird die gestrige Situation wiederholt, dann wird dieselbe Situation bei zunehmender Ausblendung der Therapeutenpräsenz geübt. Er sitzt zuerst abseits mit abgewandtem Gesicht, dann verlässt er zu kritischen Zeitpunkten immer wieder kurz den Raum. Die Angst des Patienten steigt dabei erwartungsgemäß an, und es bedarf immer wieder einer längeren (subjektkonstituierenden) inneren Arbeit, sie zu reduzieren.

Zum Schluss soll der Patient fünf Minuten mit dem Kugelschreiber in der Hand allein bleiben, das Blatt Papier in Reichweite. Der Therapeut ist in Rufnähe im Nebenzimmer. Bei dem Patienten treten Gedanken und Ängste auf („Kann es nicht doch sein, dass ich etwas gegen meinen Willen schreibe?"). Er ruft den Therapeuten, und es wird ausführlich über die Situation diskutiert. Der Therapeut entfernt sich erneut und die Situation verläuft nun erfolgreich.

Nach eineinhalb Stunden: Erwartungsgemäß verläuft der Abschied heute ziemlich schwer. Das Bedürfnis, die Kleidung abzuchecken, ist viel stärker. Nach 10 Minuten gemeinsamen Gespräches hat der Patient die Situation unter Kontrolle. Heute Abend wieder kurze Arbeit am Telefon. Dafür sagt der Patient zu, auf jede zwanghafte Absicherung zu Hause zu verzichten und einen eventuell aufkommenden Druck bis zur morgigen Therapiesitzung auf die übliche Art zu bearbeiten und die Restspannung auszuhalten.

3. Sitzung am nächsten Tag
▶ Wiederholung der Inhalte von Sitzung 2.
▶ Im Anschluss an die Sitzung äußert der Patient spontan seine Bereitschaft, zum Abschied etwas auf das Stück Papier zu schreiben. Er schreibt in Gegenwart des Therapeuten: „Ich will meine Krankheit überwinden." Danach großer Anflug von Stolz. Der Therapeut soll das Blatt „zu den Akten" legen.

4. Sitzung am übernächsten Tag. Der Patient soll mitentscheiden, ob die vorangegangenen Übungen wiederholt werden. Nach kurzem Zögern entscheidet er sich dafür, nicht gleiche, sondern weitergehende Übungen auszuprobieren. Er äußert den Wunsch, heute länger auf Papier zu schreiben: „Vielleicht kann ich es mir schon zutrauen." Er wird allein gelassen und soll sich mit dem Für und Wider seiner Absicht auseinandersetzen. Er entscheidet sich klar dafür. Dann liest der Therapeut eine Liste mit Wörtern vor (Gummibärchen, Postleitzahl, Feldsalat usw.). Der Patient lässt sich bei jedem Wort Zeit und beschließt dann jeweils, ob er das Wort aufschreiben will oder nicht. Wenn ja, trifft er diese Entscheidung klar, gibt sich ein deutliches Signal zum Beginn, beobachtet seine Bewegungsabläufe beim Schreiben, sieht sich das Wort auf dem Papier an und beendet den Vorgang. Zwischendurch erfolgen immer wieder kurze Gespräche über die Erfahrungen.

Im zweiten Teil der Sitzung schreibt der Patient ganze Sätze und der Therapeut ist im Nebenzimmer ohne Sichtkontakt.

Im dritten Teil der Sitzung bleibt der Patient allein, schreibt aus einer Zeitung ab, der Therapeut ist außer Reichweite.

Dann folgt eine ausführliche Auswertung der Übungen. Der Patient verzichtet auf jede Kleiderkontrolle; ein Blatt Papier mit einem Teil des Diktates wird der Patient in seine innere Westentasche stecken und bis morgen dort lassen. Verabredung der üblichen Telefonate.

5. Sitzung am nächsten Tag. Der Patient hat berufliches Material mitgebracht. Er soll es zuerst in Gegenwart des Therapeuten, dann allein bearbeiten und kurze Notizen dazu machen. Jeder Schritt wird genau besprochen und vorbereitet.

Nach zwei Stunden (mit Pausen) wird die Sitzung beendet. Ausführliche Auswertung der Situation und die üblichen Abmachungen.

6.–15. Sitzung
- 6. Sitzung am nächsten Tag: Wiederholung der 5. Sitzung mit nur kurzer Therapeutenpräsenz. Im Anschluss die üblichen Vereinbarungen.
- 7. Sitzung nach zwei Tagen: Der Patient arbeitet allein im eigenen Büro, und es werden alle 20 Minuten kurze Telefonate geführt. Die schriftlichen Notizen werden normal verwertet, d.h. eingeheftet usw.
- 8., 9. und 10. Sitzung: Diese Sitzungen erfolgen wie die 7. Sitzung.
- 11. und 12. Sitzung: Der Patient schreibt nun in verschiedenen alltäglichen Situationen (im Café, auf der Post usw.) kurze Notizen (z.B. Einkaufszettel).
- 13., 14. und 15. Sitzung. Diese Sitzungen erfolgen wie die 11. und 12. Sitzung. Der Patient lässt bei diesen Übungen einige Zettel absichtlich liegen.

Anmerkungen zur Durchführung der Expositionen

- **Erfolg.** Wenn die Übung gut gewählt ist (vertretbarer Schwierigkeitsgrad), angemessen vorbereitet wird (ausreichend Vorübungen, gute Einstimmung usw.), und wenn der Patient die innere Begleitung seines Handelns ausreichend beherrscht, kann davon ausgegangen werden, dass sie abläuft, ohne dass er an irgendeiner Stelle an einem Zwangsgedanken „hängenbleibt".

- **Misserfolg.** Wenn das doch der Fall ist, so soll er es dem Therapeuten kund tun. Danach wird der Verlauf der Übung unterbrochen und der Gedanke wird nach den geschilderten Prinzipien bearbeitet. Erst wenn der Patient angibt, wieder eine ausreichende innere Kontrolle zu haben, wird mit der Übung fortgefahren. Auf dieselbe Art soll der Patient vorgehen, wenn der Therapeut nicht gegenwärtig ist.

- **Zentrale Veränderungen sind wichtig.** Ziel dabei ist die Durchführung alltäglicher Handlungsvorgänge, ohne durch zwanghafte Gedanken unterbrochen und zu zwanghaften Absicherungen verleitet zu werden. Nach den geschilderten Prinzipien werden alle kritischen Zwangsgedanken in den dazu passenden Situationen durchgearbeitet. Dabei ist nicht das Absolvieren der einzelnen Schritte das wichtigste Ergebnis der Arbeit, sondern die zentralen Veränderungen wie die Fähigkeit zur Subjektkonstituierung und das Gefühl der Ich-Kohärenz und Ich-Integration als Korrektur der typischen psychasthenischen Defizite.

9.3.7 Konkretisierung von Zwangsgedanken

Neben Expositionen und als Vorbereitung darauf kann ein Versuch, Zwangsgedanken systematisch konkretisieren zu lassen, von großer Bedeutung sein.

Allen Zwangsgedanken ist gemeinsam, dass sie ein Thema vorgeben, das wenig ausformuliert ist. Der Gedanke an sich ist recht abstrakt und verhaltensfern; Bedingungen der Ausführung werden nicht spezifiziert und bleiben im Vagen. Der Kranke erschrickt vor einem Gedanken (z.B.: „Ich könnte jemanden erwürgen."), wird an allen Ecken und Enden angstvoll daran erinnert, unternimmt alles Mögliche dagegen, aber fragt sich kaum, „Worum geht es denn wirklich?". Gerade durch diese Frage ergeben sich gute Ansatzpunkte für eine Therapie.

So kann dem Patienten geholfen werden, seine Zwangsgedanken in einem anderen Licht zu sehen, wenn man ihn dazu anhält, z.B. Bewegungsabläufe, die zu einer bestimmten Handlung gehören, zu konkretisieren. Wir wollen dies an zwei Beispielen aufzeigen.

> **BEISPIEL 1**
>
> **Konkretisieren**
>
> Die Patientin Carola hat den angstvollen Gedanken, dass sie, ohne es zu wollen, „in der Menge" jemanden erwürgen könnte (Hoffmann, 1998, S. 314–315).
>
> T: Wie stellen Sie sich das vor, wenn Sie jemanden erwürgen?
> P: Ja, nun, meine Hände gehen nach vorne und ich erwürge einfach ihn oder sie.
> T: Er oder sie?
> P: Egal.
> T: Ich stelle mich jetzt vor Sie und kehre Ihnen den Rücken zu. Sie tun gar nichts, und wir wollen sehen, ob Ihre Hände nach vorne gehen und mich erwürgen.
> P: (steht hinter ihm, ihre Hände gehen nicht nach vorn) Das geht nicht. Gut. Es ist eine andere Situation. Aber es geht nicht.
> T: Wir sollten nicht so schnell aufgeben. Noch einmal …
> P: (es passiert wieder nichts) Es geht nicht.
> T: Was müssten Sie tun, damit es vorangeht?
> P: Die Arme ausstrecken.
> T: Tun sie das.
> P: So.
> T: Haben Sie etwas gespürt?
> P: Ja, das meine Arme sich bewegt haben.
> T: Sie wissen ja, der Mensch reagiert schnell. Was können Sie sich an dieser Stelle fragen?
> P: Warum bewege ich meine Arme?
> T: Das wäre eine sehr sinnvolle Frage. Hätten Sie eine Antwort?
> P: Nein.
> T: Gut. Aber noch bin ich am Leben. Wie könnte es weitergehen?
> P: Ich müsste meine Hand um Ihren Hals legen.
> T: Dann tun Sie das.
> P: Na gut.
> T: Spüren Sie etwas?
> P: Ja, Ihren Hals.
> T: Wie fühlt es sich an?
> P: Weich, etwas warm.
> T: Was können Sie sich fragen, wenn Sie das fühlen?
> P: Warum mache ich das?
> T: Auch wieder eine sinnvolle Frage. Wie geht es weiter?
> P: Ich müsste zudrücken.

▶

T: Dann tun sie es. Was spüren Sie?
P: (drückt etwas zu) Jetzt höre ich auf.
T: So, jetzt wollen wir über das Ganze reden. Was sind die Umstände zwischen dem, was Sie jetzt gedacht haben, gefühlt und getan haben und dem letzten Mal, als Sie sich gefragt haben: ‚Könnte es sein, dass ich im Kaufhaus einen erwürgt habe'?
P: Es war ganz anders, nicht zu vergleichen.
T: Was war anders?
P: Vor allem der Hals, ich spüre ihn deutlich und warm an meinen Fingern, auch die Arme beim Vorstrecken, dann der Widerstand, es ist so real, also Zudrücken – nein, da habe ich aufgehört …"

BEISPIEL 2

Konkretisieren

Eine Therapeutin berichtet über eine Therapie:

„Die Patientin meinte, ‚die Zwangsgedanken treten beim Betreten meiner Praxis vermehrt auf.' Wir konkretisierten ihre Gedanken und Vorstellungen. Diese kreisten dabei um die Angst, sie könne den Kassettenrecorder vom Tisch nehmen und mich damit verletzen oder umbringen. Dabei entwickelte sie Vorstellungsbilder mit dem Inhalt eines Impulskontrollverlustes, sie war sich unsicher, ob sie innerhalb der nächsten Sekunden aufspringen und mir anhand des Recorders etwas antun könnte.

Im Rahmen der folgenden Exposition forderte ich die Patientin auf, das Gerät in die Hand zu nehmen. Schon in diesem Moment begann sie, unsicher zu lachen. Sie sagte, es käme ihr alles plötzlich lächerlich vor. Auf verbaler Ebene konkretisierten wir die Möglichkeit, einen Menschen anhand eines Kassettenrecorders umzubringen. Ihr wurde schnell klar, dass die Ausführung der Gedanken mit mehr Schwierigkeiten verbunden sein könnte, als sie erwartet hatte. Zu unhandlich und sinnlos erschien ihr plötzlich das Gerät. Nachdem sie den Recorder in der Hand hielt, forderte ich sie im Rahmen einer Konkretisierung auf Bewegungsebene auf, sich auf das Gefühl in der Muskulatur zu konzentrieren, auf das Gewicht, das Material, Farbe und Form des Apparates. Sie stellte fest, dass das Gerät doch wesentlich schwerer war, als sie erwartet hatte. Ich bat sie aufzustehen, das sie zunächst ablehnte, da sie zu müde sei. Auch diese Äußerung interpretierten wir im Sinne eines konkreten Erlebens ihrer momentanen Befindlichkeit, auf das sie adäquat zu reagieren vermochte, ungeachtet der vorhandenen Zwangsgedanken. Während sie dann doch aufstand und den Kassettenrecorder durch den Raum trug, um ihn dann auf ein Regal zu stellen, bemerkte sie den Rückgang der Zwangsgedanken.

> Die Durchführung einer realen erwünschten und gewollten Handlung trug so zur Reduzierung der unerwünschten unklaren Zwangsgedanken bei. Die Patientin erkannte im Rahmen dieser Expositionen, dass sie sich auf ihre gewünschten Handlungsimpulse verlassen kann, dass aber die Zwangsgedanken nichts mit der tatsächlichen Ausführung ihrer Aktionen zu tun haben.
>
> Bei diesen Übungen lernte die Patientin ihre eigenen Bewegungen auf der kinestetischen Ebene zu erfahren. Sie lernte, wie viel Aufwand schon notwendig war, um normale Alltagshandlungen zu bewältigen. Im Vergleich dazu verlangten die abstrakten Zwangsgedanken unwahrscheinlich komplexe Vorgänge. Oft bemerkte sie, dass sie eigentlich gar keine Lust hatte oder „zu faul" war, um sich überhaupt körperlich zu bewegen. Allein dadurch konnte sie erleben, dass ihre Angst vor einem Verlust der Impulskontrolle nicht angemessen war." (Zillich, 2003)

9.3.8 Emotionale Stützung und Stabilisierung zum Schaffen von Distanz zu Zwangsgedanken

Schwierigkeit, sich dem Zwang entgegen zu stellen. Es leuchtet jedem ein, dass bei vielen Patienten die innere Befangenheit dem eigenen Zwangssystem gegenüber so groß sein kann, dass sie, besonders am Anfang einer Therapie, nicht dazu in der Lage ist, sich ihren zwanghaften Befürchtungen entgegen zu stellen, sie herauszufordern oder ihnen zuwider zu handeln. Das ist vor allem schwierig in den häufigen (und oft sehr dramatischen) Fällen, bei denen die Zwangsgedanken suggerieren, eine Verletzung ihrer Diktate könne zu negativen Folgen für andere wichtige Personen führen. Dabei wird die Art der negativen Folgen oft nicht näher spezifiziert. Dann wird auch nur der Gedanke daran, zu opponieren und nicht mehr folgsam zu bleiben wie bisher, von schweren Schuldgefühlen begleitet. Wenn sie sich häufen, kommt es zu einer immer größeren inneren Verzagtheit und Unsicherheit, die geradewegs in eine Depression führen können.

Zu frühe Konfrontationen. Wird in der Therapie versucht, zu frühe und vorschnelle Versuche einer Konfrontation zu unternehmen, so werden die Patienten in für sie kaum noch bewältigbare Konflikte gestürzt. Erinnern wir uns an die Patientin mit der Mutterproblematik, die wir in 6.3.2 beschrieben haben. Würde man beispielsweise versuchen, sie dazu zu bewegen, mehr zu essen, und damit, wie die Zwangsgedanken ihr suggerieren, ihre Mutter schwer schädigen, so würde sie ein solches Ansinnen mit Sicherheit verweigern. An der Stelle muss man sagen, „mit Recht", denn sie wäre einer Auseinandersetzung mit ihren danach einsetzenden Schuldgefühlen sicherlich nicht gewachsen.

In einem solchen Fall müssen Expositionen unbedingt eine Reihe von therapeutischen Maßnahmen vorgeschaltet werden. Die wichtigsten sind Folgende:

Maßnahmen zur Verhinderung von Schuldgefühlen
- Ausführliche und geduldige Erläuterungen über den Zwang als Erkrankung: Anhand von Beispielen anderer Patienten wird aufgezeigt, dass solche Zwangsgedanken „bloß" Symptome einer Krankheit sind und keine Zeichen dafür, dass die Patientin zu einem einzigartigen tragischen und nicht veränderbaren Schicksal verdammt ist (was solche Patienten sehr oft annehmen!).
- Analyse der Entstehung des Zwangssystems in ihrem Leben als Ausdruck von Konflikten und Spannungen und Erläuterung des Zwei-Bühnen-Modells: Die zwanghaften Regeln stehen symbolisch für komplexe und schwierige soziale Beziehungsmuster. Sie nehmen dabei extrem dramatische Formen an, wie das immer bei zwanghaften Inhalten der Fall ist.
- Solche Zwangssysteme treten nicht selten auf dem Hintergrund einer starken Verbundenheit mit einer Religion oder zumindest durch extrem starre moralische Vorschriften auf. So ist es unter Umständen möglich, zwanghafte Regeln durch Gegenvorstellungen, die demselben religiösen oder moralischen System entstammen, abzumildern und zu differenzieren. Wenn z.B. jemand davon ausgeht, dass er für die Nichteinhaltung einer zwanghaften Regel massiv und gnadenlos von einer höheren Instanz bestraft wird, kann aufgezeigt werden, dass im selben religiösen System von einem Gott die Rede ist, der Verständnis zeigt, Nachsicht übt, verzeiht und von seiner Natur her eher hilft als straft.

> **BEISPIEL**
>
> **Maßnahmen zur Behebung von Schuldgefühlen**
> Nach ausführlichen gemeinsamen Gesprächen über den symbolischen Gehalt ihrer Zwangsgedanken und den lebensfeindlichen Charakter, den sie ihrer Person gegenüber habe, gelang es allmählich, der Patientin mit der schwierigen Mutterbeziehung dabei zu helfen, ihrer Mutter auf einer anderen Art zu begegnen als durch sklavische Einhaltung von Zwangsregeln. Sie sollte ihr ihre Liebe und Dankbarkeit und die Rücksicht, die sie auf sie nehmen wollte, allmählich wieder im Rahmen eines normalen, nicht pathologischen Umgangs zeigen. Dabei sollte sie auch nicht die Augen vor den problematischen Aspekten der Beziehung verschließen und auch daran in der Therapie arbeiten. Das

> lief dann auf Sätze hinaus wie: „Als junge dankbare gottgläubige Tochter zeige ich meiner Mutter meine Liebe, in dem ich sie unterstütze, ihr helfe, angenehme Aktivitäten mit ihr unternehme und sie pflege, wenn sie krank ist. Ich versuche es nicht mehr dadurch zu machen, indem ich auffällig unsinnige lebensfeindliche symbolische ‚Zaubermittel' rekurriere wie meine Atemzüge zu zählen."
>
> Es war auf die Art auch möglich, sie allmählich für ihre Rechte als Mensch zu sensibilisieren, verlangt doch Gott von Menschen, dass sie den Leib, der ihnen geschenkt wurde, ehren, respektieren und pflegen und nicht kasteien und zerstören.
>
> In dem Maße, in dem dieser Prozess Fortschritte machte, war es dann auch möglich, die störendsten und quälendsten Zwangsgedanken noch einmal gezielt einer Exposition zu unterziehen, in dem Sinne, dass es ihr gelang, die tabuisierten Inhalte auf dem Hintergrund ihrer neuen Lebensphilosophie zu überwinden.

9.4 Schwierigkeiten und mögliche Fehler bei der Therapie

Folgende Punkte verdienen besondere Beachtung:

Wahl der Situation

Wir haben schon mehrmals dafür plädiert, für Expositionen möglichst alltägliche Situationen auszuwählen, die mit der Biographie und der Lebenssituation der Patienten in Zusammenhang stehen. Dabei ist es notwendig, das normale zwangsfreie Verhalten wieder üben zu lassen. Das ist vor allem dann von ganz zentraler Bedeutung, wenn es um den Umgang mit potentiell „gefährlichen Objekten" geht wie Messer, spitze Gegenstände usw., da diese sich naturgemäß dafür besonders eignen, assoziativ mit Zwangsgedanken der Fremdschädigung verbunden zu werden.

Gegenstände normal benutzen. Soll z.B. bei einer Exposition ein Messer benutzt werden, so muss es unbedingt in seiner natürlichen Funktion, etwa zum Schneiden von Brot, benutzt werden. Solche Gegenstände müssen ihren Charakter als „gefährliche", „nicht beherrschbare" Objekte verlieren, denn Ziel der Übung ist es ja, dass sich der Patient im Gebrauch der Gegenstände wieder normal verhält und sich als Subjekt, nicht als Objekt der Gegenstände erlebt.

Schon allein deswegen ist es absolut gegenindiziert, dasselbe Messer bei Expositionen in einem nicht natürlichen Zusammenhang zu benutzen, z.B. als etwas,

was ich jemandem gegen die Brust richten kann (um dann in diesem falschen Therapierational die Erfahrung zu machen, dass ich *nicht* zusteche). Es reicht bei einer Exposition völlig aus, das Messer in Gegenwart anderer Personen ganz normal zu benutzen, um z.B. einen Apfel zu schälen.

Durch künstliche Manipulationen können Bilder in den Köpfen der Patienten entstehen, die sie perseverativ und zwanghaft geradezu verfolgen können: „Ich, ein Messer auf jemandes Herz richtend." Kommt es zu einem solchen Effekt, so ist es das Ergebnis eines gravierenden aber vermeidbaren therapeutischen Fehlers.

Mitspracherecht
Wir möchten hier auch noch einmal dafür plädieren, Patienten immer wieder ein Mitspracherecht dabei einzuräumen, was sie sich schon zutrauen, wozu sie bereit sind und was sie persönlich für die nächsten dringlichen Themen halten.

Nicht überfordern
Sie sollen auch nicht mit allzu vielen, wenn auch gut gemeintem therapeutischen „Material" überlastet und zu schnell mit wechselnden Inhalten konfrontiert werden. Ihre Aufnahmekapazität ist begrenzt. Ihre Fähigkeit, Inhalte kognitiv zu organisieren, ist ohnehin beeinträchtigt. Für all das, was in der Therapie passiert, muss genug Zeit gelassen werden, damit es bei ihnen „ankommt" und sich verfestigen kann.

Zwangsgedanken sind der Vernunft nicht zugänglich

Im Bereich von Zwangsgedanken treten Phänomene wie Animismus und magisches Denken auf, die qualitativ von „normalem Denken" verschieden sind und in keiner Weise damit vermischt werden dürfen. Patienten, die zum symbolischen magischen Denken tendieren, müssen von vornherein darauf hingewiesen werden, dass es sich dabei um besondere Phänomene handelt, die der Vernunft (und damit vielen „kognitiven" Therapiemaßnahmen) nicht zugänglich sind und auf andere Weise, etwa durch „Darüber-hinaus-Wachsen", überwunden werden müssen.

9.5   Wirkprinzipien der Therapie

Die Integrität der eigenen Person
Die ersten Übungen sind darauf ausgerichtet, den Patienten darin zu schulen, die Integrität seiner Person sowohl körperlich wie auch psychisch besser und schärfer wahrzunehmen. Das geht einher mit einer deutlichen Registrierung der Grenzen zwischen dem eigenen Ich und der umgebenden Welt.

Das Ich als Steuerinstanz

Tritt die Person in Aktion, so initiiert sie Bewegungen, deren Rückmeldung auf das eigene Bewusstsein ein klares und deutliches Bild von der Richtung des Handelns vermittelt. Das Ich als eigene Steuerinstanz ist es, das nach Plan Handlungen ausführt, die auf den Wünschen und Vorsätzen des Handelnden aufgebaut sind. Die Unterschiede zwischen etwas Wollen und etwas Nichtwollen werden deutlicher. Während der Ausführung von gewollten Handlungen entsteht ein klares und deutliches Bild der Vorgänge, und das Gedächtnis ist in der Lage, die essentiellen Züge dessen, was getan wurde, verlässlich zu rekonstruieren.

In der großen erlebten Klarheit werden Zwangsvorgänge, vor allem Zwangsgedanken, die sich wie im Nebel abspielen, besser als solche identifizierbar, und es gelingt immer besser, sich davon zu distanzieren und sie als Teile eines realitätsfernen Selbstbetruges zu entlarven.

10 Zwanghaftes Sammeln und Horten

Zwanghaftes Horten findet sich als Teil der Symptomatik bei bis zu 20 Prozent aller Zwangserkrankungen (Rassmussen und Eisen, 1991). Wir wollen die individuelle Ausprägung dieser Störung wieder erst an einem Beispiel aufzeigen.

> **BEISPIEL**
>
> **Waldemar K., 61 Jahre**
> Der Patient ist berenteter Journalist und hat die meiste Zeit als Lokalredakteur bei einer mittelständischen Zeitung gearbeitet. Nach mehreren gescheiterten Beziehungen hat er vor 20 Jahren beschlossen, sein Leben allein zu verbringen. Er wohnt in einem kleinen Haus, das er als Einzelkind von seinen Eltern geerbt hat.
>
> Wenn wir Waldemar K.'s Probleme zwanghafter Natur schildern wollen, so sollten wir mit denen beginnen, die ihm selbst am befremdlichsten vorkommen.
>
> **Das „Durchgehen"**
> Da ist einmal die Sache mit den Baugerüsten. Wenn er unter einem Baugerüst durchgegangen ist, geht er seinen Weg nicht weiter, sondern zögert, wartet ab. Dann kehrt er wieder zur anderen Seite des Gerüstes zurück und geht wieder durch. Dies wiederholt er mehrmals. Würde man ihn nach dem Grund seines seltsamen Verhaltens fragen, so würde man auf viel Hilflosigkeit und Verlegenheit stoßen. Schließlich würde er Folgendes erklären: „Ich hatte, nachdem ich durchgegangen war, kein „ganzes" Gefühl. Es war so, als würde etwas von mir fehlen, als sei es unter dem Gerüst abhanden gekommen. Ob Sie es verstehen oder nicht, ich muss solange durchgehen, bis ich einigermaßen das Gefühl habe, ‚ganz' herausgekommen zu sein."
>
> **Das „Horten" von Gesprächen**
> Ein weiterer Zwang von Herrn K. ist, mitgehörte Gespräche „festhalten" zu wollen. Dieser Zwang entwickelte sich folgendermaßen: Herr K. war nie darauf aus gewesen, seine Mitmenschen zu belauschen, aber manchmal kam es vor, dass er im Vorbeigehen einen kurzen Wortwechsel mitbekam, den andere miteinander führten. Später fiel ihm die entsprechende Szene unweigerlich ein, und er verspürte den Drang, das Gespräch wortwörtlich zu rekonstruieren, ▶

was ihm auch meistens gelang. Er wusste selbst nicht so recht, wozu er es machte. Vielleicht um ein Stück eigenes Erleben, ein Stück seiner Lebensgeschichte nicht unwiederbringlich der Vergessenheit und damit der endgültigen Auflösung Preis zu geben.

Einmal war ihm ein Gespräch in einer Nachbarstadt gut in Erinnerung geblieben, allerdings bis auf eine bestimmte Formulierung, die einer der Beteiligten gebraucht hatte. Er zermarterte sich das Gedächtnis, konnte sich aber nicht erinnern. Am anderen Morgen fand er, dass die ganze Angelegenheit noch eine tragischere Seite hatte. Es standen ihm sozusagen zwei Formulierungen zur Auswahl, und je nachdem, welche wirklich gebraucht worden war, änderte sich der Sinn des ganzen Gespräches, ja er verkehrte sich sogar ins Gegenteil. Das brachte Herrn K. an den Rand der Panik. Er versuchte, mit allen Mitteln sich zwischen den beiden Formulierungen zu entscheiden, kam aber zu keinem Ergebnis, das ihn zufrieden gestellt hätte.

Am nächsten Tag reiste er gleich mit dem ersten Zug in die Nachbarstadt, stellte sich an der Straßenecke auf, an der er das Gespräch so unzufrieden stellend bruchstückhaft mitgehört hatte, und wartete in der Hoffnung, dass einer der Protagonisten vorbeikommen würde. Er hatte die Absicht, zwar mit viel Verlegenheit, aber mit großer Entschlossenheit, unter einem Vorwand nach dem genauen Wortlaut des Gesprächs zu fragen. Er blieb fast den ganzen Tag dort, aber es kam niemand. Dann überkam ihn ein großes Gefühl der Niedergeschlagenheit, und er resignierte.

Seit dem memoriert Waldemar K. gleich anschließend an Ort und Stelle mehrmals mitgehörte Gespräche, oder er macht sich Notizen auf einem Block, um ein ähnliches Trauma zu verhindern.

Das Horten von Gegenständen
So wie Waldemar K. Gespräche „behalten" will, so hortet er auch alltägliche Dinge wie Zeitungen, Dosen, Hefte usw. Er kann sich von diesen Dingen nicht trennen, weil jedes Stück, wie er sagt, ein Teil von ihm ist. Die Trennung würde in ihm eine innere Leere auslösen, was er nicht ertragen könne. Seine Wohnung ist mittlerweile voll. Fremde Menschen, bis auf ein ungemein störender Heizungsmonteur oder ein irritierter Elektroinstallateur, die sich durch die Räume zwängen mussten, hatten das Haus seit Jahren nicht mehr betreten.

Da Räume von Zwangskranken dieser Art inzwischen sehr oft beschrieben oder gefilmt worden sind, ist es überflüssig, sie hier noch einmal ausführlich zu schildern. Wir wollen nur noch darauf hinweisen, dass die Räume, wie wir

> sie bei Waldemar K. vorgefunden haben, nicht mit der Bude eines Alkoholkranken oder gar eines Fixers zu verwechseln sind. Bei ihm standen keine leeren Ravioli-Dosen herum, und es lag auch keine Schmutzwäsche unter dem Bett. Ein ganzes langes Leben halt sollte aufbewahrt werden, und das ist mehr, als ein solches kleines Haus vertragen kann.

10.1 Beschreibung der Störung

Auch für zwanghaftes Horten und Sammeln gilt, was wir schon an vielen Stellen über Zwangssymptome gesagt haben: Wir verstehen sie erst in ihrer ganzen Tragweite, wenn wir sie vor dem Hintergrund des Erlebens einordnen. Doch vorher möchten wir auf einige Fakten eingehen.

Von zwanghaftem Horten sprechen wir dann, wenn folgende Bedingungen erfüllt sind:

Zwanghaftes Horten
(1) Es werden Gegenstände angeschafft und aufbewahrt, die in den Augen der meisten anderen Menschen wertlos oder von nur geringem Wert sind.
(2) Im Lauf der Zeit sind die Wohnräume mit den Gegenständen so vollgestopft, dass die Räume schwerlich noch für die Zwecke brauchbar sind, für die sie bestimmt sind.
(3) Zu vielen der gehorteten Gegenständen besteht eine übergroße emotionale Beziehung, die in einigen Fällen animistische Tendenzen aufweisen: Den Gegenständen wird eine Seele zugeschrieben, so dass sie Gefühle haben können. Die alten Schuhe z.B. können „traurig" und „verzweifelt" sein, wenn man auch nur daran denkt, sie zu vernichten.
(4) Betroffene begründen ihr Verhalten oft mit Sparsamkeit oder mit Vorsorge gegen Notzeiten. (Bemerkenswert ist, dass in der Vorgeschichte vieler Betroffenen tatsächlich Phasen der Deprivation vorzufinden sind.) Sie werden auch dargestellt als Reaktion gegen die „heutzutage allgemein herrschende Verschwendungssucht".
(5) Betroffene geben an, ein großes Gefühl der Verantwortung dafür zu empfinden, dass Dinge aufbewahrt werden, die eine Bedeutung für ihr Leben oder für die Zeit allgemein haben. Sie fühlen sich dabei als „Kämpfer gegen Wertezerfall", als „Aufbewahrer der Vergangenheit" und damit als „Garanten für Sicherheit" angesichts aller möglichen zukünftigen Eventualitäten („Man weiß nie, was kommen wird und was dann alles plötzlich von großer Bedeutung sein kann.").

(6) Das Aufbewahrverhalten und die Schwierigkeit, die Entscheidung zu treffen, sich von etwas zu trennen, wird in der Regel trotz aller Rationalisierungen als ich-dyston erlebt, weil die zunehmenden Einschränkungen im Leben registriert werden, an denen die Betroffenen irgendwann anfangen zu leiden.

(7) Im Lauf der Lebensgeschichte besteht eine starke Tendenz zu periodischen depressiven Episoden.

Die psychische Organisation

Was die Bedeutung der Symptome für die psychische Organisation angeht, so ist es sehr aufschlussreich, sie im Zusammenhang mit den zwei anderen Problemen Waldemar K.'s zu sehen, über die wir berichtet haben: Die Schwierigkeit, „ganz" unter einem Gerüst heraus zu kommen und die Unfähigkeit, ein einmal gehörtes, wenn auch völlig belangloses Gespräch vergessen zu „dürfen".

Ich-Integrität. Beide Schwierigkeiten sind Ausdruck des labilen und äußerst verletzlichen Ich-Integritätsgefühls, das wir schon öfter bei psychasthenisch stigmatisierten Menschen angetroffen haben. Wir haben dafür Ausdrücke wie Unvollständigkeitsgefühl und Depersonalisation gebraucht und erklärt, dass viele Zwangssymptome als Kompensationsversuche für eine solche erlebte Ich-Schwäche anzusehen sind. Waldemar K. darf nicht riskieren, auf etwas zu verzichten, was einmal zu seinem „Besitzstand" gehört hat. Dieses Risiko ist schon gegeben, wenn auch nur ein bestimmtes Wort eines fremden Gespräches in Vergessenheit gerät. Dadurch könnte eine wahre Flutwelle ausgelöst werden. Offenbar Substanzielles und Haltgebendes könnte sich auflösen, wenn nicht mit allen Mitteln den Anfängen gewehrt würde.

Angst vor Auflösung. So ist vorstellbar, welche Angst vor dem Verlust jeglichen Haltes und welche Panik vor dem Abgleiten in die innere Auflösung damit verbunden wäre, wenn auf die Kontrolle über Teures und Bedeutendes aus dem persönlichen Besitz verzichtet würde. Einer fremden verständnislosen und seelenlosen Welt etwas davon zu überlassen, d.h. etwas wegzugeben, hieße, es der endgültigen Vernichtung preiszugeben. Dadurch würde dann jedes Mal ein Stück vom eigenen Selbst vernichtet, und allein schon dieser Gedanke, der sich so dramatisch an einem für andere bedeutungslosen Gegenstand festmacht, ist nicht zu ertragen. Statt dessen muss der Gegenstand jederzeit in Sicht- und in Reichweite sein; nur so vermag er seine lebenserhaltende Funktion zu erfüllen. Auf diesen Mechanismus der Innenregulation durch externale Kontrolle sind wir schon mehrmals bei Zwangskranken gestoßen. Auch hier bildet er den Kern einer Störung, die sich als bedeutend vielschichtiger erweist, als das üblicherweise gesehen wird.

10.2 Kritische Anmerkungen zu Therapien bei zwanghaftem Sammeln und Horten

Folgende Ansätze erscheinen uns problematisch:

Wiederverwertbarkeit als Kriterien für „Wegwerfen"

Dem Patienten wird folgende Vorgehensweise vorgeschlagen: Gegenstände, die aus der Wohnung entfernt werden könnten (und müssten), sollen von ihm eingeschätzt werden nach dem Grad ihrer Nützlichkeit für eine spätere Wiederverwertung. Dabei soll er sich von dem trennen, das später nicht mehr wiederverwendbar ist.

Das Vorgehen kann dabei die Form eines „Entscheidungstrainings" annehmen, das meist noch unter Zeitdruck geschieht: Präsentieren eines Gegenstandes – Einschätzung – Entscheidung, sich davon zu trennen oder nicht – bei „Ja": unwiederbringliche Entfernung aus dem Kontrollbereich des Patienten. Der Autor muss zugeben, vor vielen Jahren mehrere Patienten dieser Prozedur unterzogen zu haben, mit dem Effekt, dass zumindest zwei Patienten schnell abgebrochen haben und bei einer Patientin nach relativ kurzer Zeit (vier Tage massiertes Training) eine schwere Depression mit starken Suizidgedanken die Folge war. Solche negativen Effekte sind aus heutiger Sicht nicht schwer zu verstehen. Die Patienten werden geradezu gezwungen, Entscheidungen, die für sie von großer Tragweite sind, nach Kriterien zu treffen, die für sie bestenfalls sekundär sind (die potentielle Nützlichkeit eines Gegenstandes ist für sie lediglich eine Rationalisierung).

Die primäre Funktion des Behaltens ist jedoch die Herstellung von Sicherheit und Reduktion von Angst. In der Therapie wird nun ein pseudorational begründeter Druck zur Trennung vom Objekt aufgebaut, so dass der Patient in einen unlösbaren Konflikt gerät. So kann es leicht zu Fluchtversuchen, zu einem „Aus-dem-Feld-gehen-Wollen" kommen, das im Kern als eine ausgesprochen gesunde Reaktion zu sehen ist: Patienten brechen sehr häufig unter einem Vorwand die Prozedur ab. Die weitaus schlimmere Alternative dazu ist eine Dekompensation, etwa in Form eines depressiven Zusammenbruchs.

Überrumpelung nach dem Motto „weg ist weg"

Es wird auch gelegentlich empfohlen, etwa durch Einschalten dritter Personen, „vollendete Tatsachen zu schaffen". Der Patient gibt dann eine Art Grundsatzeinverständnis dafür, dass vieles weggeschafft wird, ohne dass ihm die Zeit dafür bleibt, sich innerlich mit der Trennung zu befassen. Es wird dann erwartet, dass er, wenn er vor ausgeräumten Regalen steht, eine große Erleichterung darüber empfindet, von dem ganzen Entscheidungszwang befreit zu sein. Es wird darüber hinaus erwartet, dass er den freien Raum genießt, der durch die Nacht-und-Nebel-Aktion in seiner Wohnung – und in seinem Leben – entstanden ist.

Leere statt Erleichterung. Die Einwände gegen diese Vorgehensweise knüpfen an die vorhergehende an. Ein Patient berichtet: „Wenn meine Frau einfach so etwas weggeworfen hat, was mir etwas bedeutet hat, so stelle ich das erst einmal fest, aber es ist in meinem Kopf noch gar nicht angekommen. Das dauert seine Zeit. Dann erst erlebe ich den Zustand, der dadurch in mir entsteht, dass es unwiederbringlich verloren ist, ohne dass ich mich hätte davon verabschieden können. Und das Schlimmste ist – ich werde das nie mehr richtig nachholen können. Ich fange dann an, mir Schuldgefühle zu machen, weil ich so oberflächlich war und es zugelassen habe. Ich denke daran, dass ich schon immer damit Probleme hatte, Ordnung in mein Leben zu bringen, dass alles nur halb und nicht ganz ist, dass alles letztlich aussichtslos ist und es geht mir schlecht. Von wegen Erleichterung, weil jetzt mehr Platz sei. Statt freiem Platz starrt mich nur Leere an."

Bei einer solchen Vorgehensweise wird die grundlegende Dynamik der Störung, die in der kompensatorischen und protektiven Funktion des Hortens besteht, grob verkannt.

Die „alten" Gefühle vom Patienten müssen verarbeitet und neu integriert werden. Ein Patient sagt: „Das Aufräumen ist für mich wie etwas zu erfinden, so neu ist alles. Die Gefühle kommen erst so langsam nach, dann erst kann ich es wirklich innerlich fassen und neuordnen". Hierfür ist intensive emotionale Arbeit nötig, die viel Kraft kostet. Dies muss in der Therapie berücksichtigt werden.

10.3 Gesamttherapieplan bei Sammeln und Horten

Überblick
- ▶ Analyse des individuellen Systems
- ▶ Neuorganisation „im Kopf"
- ▶ Stabilisierung der Ich-Grenzen
- ▶ Innere Distanz zu Gegenständen herstellen
- ▶ Einordnen von Gefühlen in die eigene Biographie
- ▶ Bedürfniskonkretisierung
- ▶ Expansion nach außen und Perspektivenaufbau

Das therapeutische Vorgehen bei zwanghaftem Sammeln und Horten soll im Folgenden anhand unseres Patienten Waldemar K. geschildert werden.

10.3.1 Analyse des individuellen Systems

Erstkontakte. Nachdem der Patient Waldemar K. im Anschluss an die medikamentöse Behandlung einer depressiven Episode das Bedürfnis geäußert hatte, sich Rat „wegen einiger Dinge zu holen, die sein Leben ganz schön einengen", formulierte er folgendes Problem: Er werde in absehbarer Zeit von einer entfernten Verwandten, der es gesundheitlich leider sehr schlecht gehe, eine kleine Erbschaft machen, die hauptsächlich aus Möbelstücken und Büchern besteht. Seine Wohnung sei aber so voll, dass er nicht wisse, wo er die neuen Sachen unterbringen könne. Überhaupt sei alles sehr eng bei ihm zu Hause geworden, und er habe schon mehrmals angefangen zu überlegen, ob er sich nicht von einigen Sachen trennen solle. Doch allein diese Vorstellung löse ein solches Unbehagen bei ihm aus, dass er die Sache nicht weiter verfolge. Vielleicht könne man ja da etwas machen; wer weiß, wie lange die alte Tante noch leben würde. Dann verabschiedete er sich und ließ drei Monate nichts von sich hören. Als er wieder auftauchte, meinte er, seine Stimmung sei die ganze Zeit sehr bedrückt gewesen, er wisse jetzt, dass er so nicht weiterleben könne und dass etwas geschehen müsse.

Bestandsaufnahme. Mit dem Patienten Waldemar K. wird nach zwei Gesprächen in der Praxis ein „Hausbesuch" vereinbart. Herr K. erbittet sich Bedenkzeit und willigt nach zwei Wochen Schweigen ein. In seinem Haus wird erst eine allgemeine Bestandsaufnahme der Räumlichkeiten vorgenommen. Herr K. gibt ausführliche Erläuterungen zu dem „System", nach dem seine Besitztümer organisiert, gestapelt und aufbewahrt werden.
Weiter werden folgende Fragen geklärt:
- Nach welchen Kriterien beurteilt Herr K., dass etwas aufbewahrt wird (z.B.: Wiederverwertbarkeit für ihn, mögliche Nützlichkeit für andere, ästhetische Momente, ideeller Wert, Symbolgehalt für einen Teil seines Lebens, sentimentaler Wert, „Mitleid" mit dem betroffenen Objekt)?

Anhand einiger exemplarisch ausgewählter Objekte wird spontan eine diagnostische Exposition durchgeführt: Herr K. spricht über seine Geschichte mit dem Gegenstand, über seine Beziehung dazu.
- Welche Kriterien müssen erfüllt sein, damit er sich entschließen kann, sich von etwas zu trennen? Kann er jetzt aus seiner „Sammlung" ein oder mehrere Objekte herausgreifen, von denen er bereit ist, sich zu trennen? Hat er eine Vorstellung davon, wie er sich beim Weggeben und danach fühlen wird?

- Kann er eine Vorstellung darüber entwickeln, wie jedes Zimmer aussehen wird, wenn er sich von einem großen Teil der bisher aufbewahrten Objekte getrennt hat?
- Kann er eine möglichst konkrete Beschreibung davon geben? Welche Veränderungen in seinem Leben, positive wie negative, würden dadurch entstehen?
- Käme es zu Veränderungen in seiner Beziehung zu anderen Menschen, in seiner Sichtweise auf seine Vergangenheit, auf seine Zukunftsperspektive?

Entwicklung von Modellen

Bedingungsmodell. Als Ergebnis der Informationserhebung wird ein individuelles Bedingungsmodell vor allem der aufrechterhaltenden Faktoren seines Hortens erstellt (begonnen hatte er damit nach einer Zeit der Einsamkeit, der Arbeitslosigkeit mit einer sich anbahnenden materiellen Not). Es zeigt sich dabei, dass bei Herrn K. vor allem der Gedanke, seine Kontrolle über ein „Stück seines Lebens", ja über ein „Stück von ihm selber" zu verlieren, eine große Rolle spielt. Sie mobilisiert in sehr hohem Maße eine (psychastheniebedingte) Angst vor innerer Auflösung. Sie gipfelt in der Vorstellung einer Zukunft, die nicht erträglich ist, weil er seine „Fehler" und sein „Versagen" nicht mehr korrigieren kann (wichtige Dinge sind ja nun endgültig der Vernichtung preisgegeben).

Die Gründe für das Aufbewahren für Waldemar K. sind also: Angst vor innerer Auflösung, vor unüberwindbarer Trauer, Schmerz und Schuldgefühlen, Gefühl der inneren Leere, Risiko eines partiellen Identitätsverlustes („Nun ist alles anders geworden").

Neues Modell. Als Pendant dazu wird ein Modell entwickelt, das die Vorteile eines „Aufräumens" in seinem Leben beschreibt. Das Ergebnis ist: Aufhebung von Beengtheit, mehr Licht, Luft und Raum, Offenheit für Neues, mehr Umgang mit Menschen, neue Lebensperspektiven.

Erläuterung der Therapie. Im nächsten Schritt wird das therapeutische Vorgehen erörtert: Neuorganisation „im Kopf", Stabilisierung der Ich-Grenzen, innere Distanz zu Gegenständen herstellen, Einordnen von Gefühlen in die eigene Biografie, Bedürfniskonkretisierung, Expansion nach draußen und Perspektivenaufbau.

10.3.2 Neuorganisation „im Kopf"

Patienten wie Waldemar K. brauchen viel Zeit, um sich an den Gedanken an Veränderungen in ihrem Leben zu gewöhnen. Fühlen sie sich überrumpelt (auch durch sich selber) und kommen sie innerlich „nicht mit", so können sie leicht in

Panik verfallen. Da sie diesen Verlauf gut kennen, versuchen sie ihn mit allen Mitteln zu vermeiden – meist um den Preis des Nichthandelns.

Aus diesen Gründen wird der Patient dazu angeleitet, sich in aller Ruhe mit der Vorstellung von Veränderungen in seinem unmittelbaren Lebensraum, seinem Haus, zu befassen. Er geht, teilweise in Gegenwart des Therapeuten, durch die einzelnen Zimmer, stellt sich vor einzelne Stapel und Regale, und versucht, sich vorzustellen, wie die entsprechenden Stellen aussähen, wenn aufgeräumt wäre und er sich von vielen Dingen getrennt hätte. Er fertigt Listen von vorhandenen Gegenständen an (z.B. alte Schulhefte, Schulbücher, Notizen aus dem Beruf, abgelegte Kleidungsstücke, Andenken an bestimmte Personen) und „spielt" mit diversen Möglichkeiten der Umorganisation, der Vereinfachung und des potentiellen Verzichtes.

Er soll dabei das Gefühl behalten, dass er letzten Endes alle Entscheidungen selbst trifft, dass niemand Druck auf ihn ausübt und dass es beim Aufräumen allein um qualitative Verbesserungen in seinem Leben geht.

10.3.3 Stabilisierung der Ich-Grenzen

Mit Herrn K. werden von Beginn der Therapie an Übungen zum Aufbau eines Sicherheitsgefühls (z.B. Übungen zu Bodenhaftung; vgl. 9.3.4) und Übungen, die bei Depersonalisation eingesetzt werden (vgl. 9.3.4), durchgeführt.

Da der Patient angibt, er fühle sich nur zu Hause einigermaßen sicher und „ganz" und er draußen meist das unangenehme Gefühl habe zu „schweben", werden mit ihm auch Expositionen außerhalb des Hauses (Spaziergang, Einkaufen, usw.) durchgeführt. Dabei werden ihm die Grundzüge der Subjektkonstituierung (vgl. 7.3.7) erläutert.

10.3.4 Innere Distanz zu Gegenständen herstellen

Die Vorbereitung. Der Patient sucht einen Gegenstand aus, von dem er glaubt, sich von diesem noch am ehesten trennen zu können. Er entscheidet sich zuerst für mehrere große Stapel Magazine. Er setzt sich auf einen Stuhl davor und lässt die Zeitungsstapel auf sich wirken. Dann versucht er, sich seine persönliche Geschichte im Umgang mit diesem Magazin zu vergegenwärtigen. Er denkt an die Montagabende, die er meist lesend damit verbracht hat; er nimmt einige Hefte in die Hand und legt sie dann wieder hin. Er beschließt gleich zu Beginn, die letzten drei Jahrgänge auf jeden Fall aufzubewahren, und dieser Entschluss wird nicht in Frage gestellt. Einen Käufer für den Rest zu suchen, erscheint ihm zu umständlich und das heißt für ihn, dass er sich „auf einem anderen Weg davon trennen" muss (das Wort „wegwerfen" vermeidet er während der ganzen Therapie und auch der Therapeut verzichtet darauf). Herr K. versucht, eine innere Distanz zwischen ihm und den Zeitungen aufzubauen. Er spielt in Gedanken immer wieder den Akt der Trennung durch: Wie verabredet wird jemand die Zeitschriften zusammen mit anderen Sachen abholen, er wird die Person an der Haustür verabschieden und ihm innerlich die Erlaubnis geben, sich mit den Sachen zu entfernen. Er denkt sich dabei: „Die Erinnerungen und das durch die Zeitschriften erworbene Wissen werden bleiben, aber das alte staubige Papier wird wegkommen."

Der Entschluss. Diese „Trockenübung" dauert 30 Minuten. Dann sagt Herr K., der Entschluss sei „fällig" geworden. Nun wisse er, dass er handeln muss. Wie verabredet richtet er sich innerlich auf und spricht ganz deutlich: „Ich will mich wirklich von den alten Stapeln trennen. Ich will Platz für Neues in meinem Leben." Es kommt kurz der Gedanke hoch, vielleicht doch einige Hefte auszusondern, aber Herr K. weist ihn energisch zurück. Er trägt die Hefte in eine dafür vorgesehene Ecke in einem der Zimmer. Am nächsten Vormittag werden sie abgeholt.

Im Laufe der Therapie sucht Herr K. viele andere Gegenstände aus, von denen er sich ohne viel Überlegung und Schwierigkeiten trennen wird („Es war viel einfacher als ich dachte."). Er entwickelt eine besondere Art des „Kurzabschiedes", wie er es nennt, und die ihm, wie er meint, sehr geholfen hat. Das Aufräumen geht ohne Druck und Stress vor sich, er darf sich selbst Grenzen setzen, weil, wie er sagt, er sonst den Überblick verliert. Bei Gegenständen, die für ihn einen großen sentimentalen Wert haben („als wäre es ein Stück von mir"), beschließt er, diese zu behalten, was auch erlaubt ist.

10.3.5 Einordnen von Gefühlen in die eigene Biographie

Bei manchen Gegenständen überkommt Herrn K. große Traurigkeit, die er sich nicht erklären kann. Dies geschieht beispielsweise mit einer Ansammlung alter Kinoeintrittskarten und Programmheften. Es wird eine Exposition verabredet.

Vor dem Beginn wird ihm gesagt, dass er jederzeit unterbrechen oder ganz aufhören kann und bei allem nur so weit gehen soll, wie er glaubt, es verkraften zu können.

Das ganze Material, es sind drei Kartons, wird auf den Tisch gelegt. Herr K. soll sich damit befassen und seinen Gefühlen Raum geben.

Die Erinnerung. Zu Beginn äußert er sich über alte Filme und vergleicht sie mit dem heutigen „Mist". Dann kommt er auf einige Filme zu sprechen, die er für große Meisterwerke hält. Allmählich tauchen persönlichere und leisere Töne auf. Plötzlich sucht er gezielt nach zwei bestimmten Karten, die er überraschend schnell findet. Seine Stimmung wechselt, und er beginnt, über seine große Enttäuschung in der Liebe zu sprechen, über seine Liebe zu einem jungen Mädchen, mit der er an einem bestimmten Abend einen bestimmten Film gesehen hatte. Er hält die beiden Karten in der Hand, zeigt immer wieder darauf und sagt: „Damit ist Vieles zu Ende gegangen." und fängt an zu weinen. Daraufhin versucht er „sich zu fangen", macht eine abfällige Bemerkung über Leute, die ihre Gefühle nicht unter Kontrolle halten können, weint dann aber weiter. Er erzählt über andere enttäuschende Episoden. Seine Trauer schlägt in Verbitterung um und es kommen Anklagen gegen alle möglichen Menschen. Der Therapeut hört ihm aufmerksam zu.

Herr K. wird ruhiger, fängt an, viele einzelne Kinokarten nebeneinander zu legen. Er berichtet, dass er in den Jahren nach seiner großen Enttäuschung nur noch selten in Begleitung ins Kino gegangen sei, dann habe er es ganz aufgegeben. Die Filme seien ja auch immer schlechter geworden.

Herr K. wirkt nun erschöpft und sagt: „Genug für heute." Der Therapeut schlägt vor, neben dem Aufräumen solchen Themen wie sie eben aufgekommen sind, ausreichend Zeit in der Therapie zu widmen, und Herr K. willigt bereitwillig ein.

Schließlich wird vereinbart, dass er sich für den heutigen Tag etwas Gutes zur Entspannung tut.

10.3.6 Bedürfniskonkretisierung

Die Trennungen von Altem findet immer auf dem Hintergrund statt, dass dadurch Platz für Neues geschaffen wird.

Herr K. äußert bereits zu Beginn der Therapie seine Bedenken, dass eine innere Leere aufkommen werde, wenn er zu viel Altes aus seinem Leben entfernt.

Um eine solche Leere nicht aufkommen zu lassen, werden Maßnahmen zur Sensibilisierung für Wünsche und Bedürfnisse (s. 9.3.4) eingesetzt, und es wird an frühere Interessen und Vorlieben angeknüpft.

In der Therapie wird nicht allein die Trennung von Sachen betont, sondern Herr K. wird ebenso ausdrücklich dazu ermutigt, sich auch neue anzuschaffen.

10.3.7 Expansion nach außen und Perspektivenaufbau

Herr K. wird darin unterstützt, sein soziales Leben zu reaktivieren. Es werden ältere Bekanntschaften „ausgegraben", und es wird mit ihm über neue Kontaktmöglichkeiten und Aktivitäten gesprochen.

Herr K. beginnt auch, andere problematische Gewohnheiten in Frage zu stellen und teilweise abzubauen. Beispielsweise beginnt er, an Reisen zu denken. Er freundet sich zunehmend mit dem Gedanken an, sich von Altem zu trennen, um Neues erleben zu dürfen. Ebenso verändert sich seine Sicht auf seine Vergangenheit; er beginnt, auch positive Seiten darin zu sehen. Und er sagt: „Langsam bin ich dabei, manches zu verarbeiten, und das tut mir gut."

Die „Symptomtherapie" gegen das exzessive Sammeln und Horten ist in dieser dargestellten Form eingebettet in eine „Psychotherapie", wie sie bei einem solchen an der Vergangenheit hängenden, sozial isolierten und weitgehend entmutigten Menschen unentbehrlich ist.

10.4 Schwierigkeiten und mögliche Fehler bei der Therapie

Bei zwanghaftem Sammeln und Horten ist es ein großer Fehler, zu schnell vorzugehen. Die Langsamkeit von psychasthenisch geprägten Menschen gilt in starkem Maße für solche, die an der Vergangenheit festhalten und sich innerlich neu organisieren müssen. Bei diesen Patienten ist immer Vorsicht geboten, weil sie generell zu depressiven Einbrüchen neigen. Wird zu schnell vorgegangen, kann eine therapiebedingte Depression die Folge sein. So ist eine große Wachsamkeit gegenüber Anzeichen der Überforderung und der Erschöpfung geboten, die nicht übersehen werden dürfen. Werden solche Anzeichen wahrgenommen, so hat die Verhinderung eines depressiven Einbruchs in der Therapie absolute Priorität, auch wenn dadurch eine gegen die zwanghaften Symptome gerichtete Vorgehensweise zeitweilig unterbrochen werden muss.

10.5 Wirkprinzipien der Therapie

Ein zentrales Moment der Therapie ist eine allmähliche Umorganisation bestehender Gewohnheiten und tagtäglicher Abläufe auch infolge der vermehrten und zeitintensiven Auseinandersetzung mit den Problemen des „Aufräumens". Das soll einhergehen mit einer Neuordnung des unmittelbarsten Lebensraumes, der Wohnung. Sie wird darin bestehen, dass Neues angeschafft wird, aber dafür ist eine Trennung von viel Ballast aus der Vergangenheit die Voraussetzung. Damit geht auch meist ein innerer Ablösungs- und Verarbeitungsprozess einher, der bisher gebundene Energie freimacht.

Damit ein solcher Prozess sich entfalten kann, muss den Betroffenen viel Zeit gelassen werden, eine Zeit, die der allmählichen Loslösung von der Vergangenheit und der Besinnung auf die Gegenwart und die Zukunft dient. Vor allem muss sich das Integritätsgefühl der Betroffenen stabilisieren, weil die Voraussetzung für Verzicht immer eine gewisse innere Stärke ist.

11 Exposition und Psychopharmaka – ein Widerspruch?

Carolin Opgen-Rhein und Michael Dettling

11.1 Einleitung

Das folgende Kapitel befasst sich mit der Fragestellung, inwieweit durch eine psychopharmakologische Behandlung von Angst- oder Zwangspatienten, die bei der Expositionstherapie angestrebten Lerneffekte abgeschwächt, verfremdet, erst möglich oder unmöglich gemacht werden. Eingedenk der hohen Bedeutung dieser Fragestellung überrascht die geringe Anzahl wissenschaftlicher Literatur zu diesem Kontext.

Mangelnde Kenntnisse in der Medizin. Es muss sicher generell konstatiert werden, dass die Erkenntnisse der Neurowissenschaften noch um einiges von einem völligen Verständnis der zentralnervösen Bedingungen von Angst und Zwang entfernt sind. Demzufolge fehlt auch noch das Verständnis für die anxiolytischen Effekte einzelner Arzneimittelgruppen, wie z.B. der primär als Antidepressiva entwickelten und eingesetzten Serotonin-Wiederaufnahmehemmer, die heutzutage bei nahezu allen primären Angsterkrankungen als effizientes und vergleichsweise nebenwirkungsarmes Mittel der ersten Wahl angesehen und eingesetzt werden.

Mangelnde Kenntnisse in der Psychologie. Ähnliche wissenschaftliche Unkenntnis besteht aber sicher auch für die meisten nichtmedikamentösen Behandlungsformen primärer Angsterkrankungen wie z.B. die Exposition in vivo und in sensu und die klassische kognitive Verhaltenstherapie.

Psychologen neigen – wohl vor allem zur Abgrenzung gegenüber der Medizin – nur allzu leicht dazu, ihren Behandlungsstrategien ausschließlich „gesunde" Eigenschaften zuzuschreiben (z.B. „Wir behandeln den nicht-medikamentösveränderten Patienten", sprich: den Menschen, wie er wirklich ist), beachten aber nicht, dass in unzähligen Untersuchungen gut belegt ist, dass Psychotherapie allein ebenfalls zentralnervöse biochemische Veränderungen induzieren kann (Campean et al., 1991).

Expositionen sind anderen Verfahren überlegen. Klar ist, dass das Verfahren Exposition in vivo und in sensu allen anderen nichtmedikamentösen psychotherapeutischen Verfahren, auch der reinen kognitiven Verhaltenstherapie, in der Behandlung primärer Angsterkrankungen überlegen ist, vielleicht mit Ausnahme der generalisierten Angststörung. Dies gilt sowohl für die Konfrontation mit internen Stimuli bei Patienten mit Panikattacken, für Konfrontationen in vivo mit Angstauslösern bei Agora- und Sozialphobikern als auch für die Konfrontation in vivo und in sensu mit Zwangs- bzw. Angst auslösenden Reizen plus konsekutiver Reaktionsverhinderung bei Zwangspatienten (Margraf, 1994).

Kombination medikamentöser und nichtmedikamentöser Behandlung. Für die Therapie depressiver Störungen ist bekannt, dass eine Kombination von antidepressiver Medikation plus kognitiver Verhaltenstherapie der jeweiligen Monotherapie deutlich überlegen ist. Analog stellt sich nun auch für die Therapie primärer Angststörungen die Frage, ob eine Kombination der medikamentösen Therapie der ersten Wahl (Serotonin-Wiederaufnahmehemmer) mit der nichtmedikamentösen Therapie der ersten Wahl (Exposition in vivo und in sensu) sinnvoll ist, und welchen Beitrag grundlagenwissenschaftliche Erkenntnisse hierzu leisten können.

11.2 Neuroanatomie der Angst

Für die Untersuchung der neuronalen Grundlagen von Angstreaktionen stehen heute gut anwendbare Tiermodelle zur Verfügung. Durch die Lerntheorie wurden seit Anfang letzten Jahrhunderts – von Pawlow's Hunden ihren Ausgang nehmend – Paradigmen zum assoziativen Lernen, d.h. zur Verknüpfung kontingent auftretender Reize aus der Umwelt, entwickelt, zu denen sich direkte Parallelen zur Entwicklung erlernter Angstreaktionen beim Menschen ziehen lassen. Folgendes ist aus präklinischen Untersuchungen über die anatomischen und physiologischen Grundlagen der Response auf ein Angst erzeugendes Geschehen bekannt (LeDoux & Gorman, 2001).

Die Amygdala
Die für die Effekte unkonditionierter und konditionierter Angstreaktionen relevanten anatomischen zentralnervösen Strukturen sind in Teilen bekannt; von zentraler Bedeutung ist die Amygdala (= Mandelkern). Ein konditionierter Stimulus wird zunächst von der externen Umgebung durch sensorische Pathways zum Thalamus und zum Kortex und von dort zum Nucleus lateralis der Amygdala übertragen. Der Nucleus lateralis ist verantwortlich für die Verbindung konditionierter und unkonditionierter Stimuli, für die Bildung eines Erfahrungsgedächtnisses und damit für die individuelle Bewertung (z.B. gefährlich

versus nicht gefährlich) eines Stimulus. Diese Prozesse dienen in der Zukunft als Ausgangspunkt dafür, dass konditionierte Stimuli Zugang zu emotionalen Reaktionskreisläufen bekommen. Der Zugang vollzieht sich über eine Verbindung zwischen den Nuclei lateralis und centralis der Amygdala, die dann passive Angstreaktionen wie Immobilisierung oder Stresssymptome durch Verteilung ihres Outputs in verschiedene Gehirnbereiche des Hirnstammes (z.B. periductales Grau und lateraler Hypothalamus) bewirken. Eine weitere Verbindung in der Amygdala wiederum, und zwar zwischen dem Nucleus lateralis und dem Nucleus basalis, ist über das Striatum, eine Gehirnregion, die nicht zum Hirnstamm zählt, verantwortlich für (motorische) Reaktionen im Zusammenhang mit Angst. Hierzu zählen die aktiven Vermeidungsaktivitäten der Angstpatienten, z.B. im Rahmen von Ablenkung, aber auch die passive Vermeidung angstbesetzter Situationen. Ein Hinweis für die Relevanz von Serotonin-Wiederaufnahmehemmern für die Behandlung primärer Angststörungen ist der Nachweis, dass tierexperimentell die passive Vermeidung durch Serotonin-Wiederaufnahmehemmer gesenkt, Aktivitäten wie z.B. Ablenkung aber gesteigert werden. Nichts anderes will auch eine Expositionsbehandlung erreichen.

11.3 Biochemie der Angst

Neuronale Transmittersysteme
Präklinische und klinische Studien zur Aufklärung der zentralen neurochemischen Mechanismen der Angstentstehung zeigen auf, dass eine Vielfalt von neuronalen Transmittersystemen bei der Angstgenese eine Rolle spielen. Die beteiligten Neuropeptide, v.a. serotonerge und noradrenerge Systeme, ließen sich historisch dabei in vielen Fällen indirekt durch die Wirkweisen verschiedener, anxiolytisch wirksamer Substanzen identifizieren.

Noradrenerge Transmitter. Die Bedeutung des noradrenergen Transmittersystems konnte unter anderem im Rahmen von Paradigmen zur konditionierten Angst nachgewiesen werden. Konditionierte aversive Reize führen zu einer Erhöhung des noradrenergen Metabolismus im zentralen Nervensystem (Yokoo et al., 1990). Das noradrenerge System scheint ebenfalls bei der Lenkung der Aufmerksamkeit auf entweder externale, sensorische, oder auf internale, vegetative Stimuli eine Rolle zu spielen (Svensson, 1987).

Serotonerge Transmitter. Der Neurotransmitter Serotonin ist über zahlreiche Serotonin-Rezeptoren und Rezeptorsubtypen modulierend in neurophysiologische und behaviorale Systemkreise involviert. Dies wird auf klinischer Ebene durch die Vielzahl unterschiedlicher, serotonin-wiederaufnahmehemmer responsiver psychiatrischer Störungsbilder abgebildet.

Die so genannte „Stressachse", der hormonelle Regelkreis zwischen Hypothalamus – Hypophyse – Nebennierenrinde, ist funktionell eng mit dem zentralen serotonergen System verknüpft, und sie ist ebenfalls eine der Zielstrukturen von antidepressiven Substanzen (Holsboer & Barden, 1996). So scheint die serotonerge Modulation informationsverarbeitender Prozesse des Nucleus lateralis in der Amygdala abhängig von der Anwesenheit von Corticosteron zu sein (Stutzmann et al., 1998).

Hauptprotagonisten der Angst. Die zentralen Transmittersysteme Noradrenalin, Serotonin und das Corticotropin-Releasing-Hormon scheinen auf biochemischer Ebene die Hauptprotagonisten bei der Entstehung von Angst zu sein. Trotzdem sollte nicht vergessen werden, dass es sich hier immer um einen durch vielfache Interaktionen und Regelkreismechanismen charakterisierten Funktionskomplex handelt, dessen Komponenten niemals isoliert betrachtet werden dürfen. Sicher ist aber, dass Serotonin einen übergeordneten Modulator einer Homöostase zwischen den Neurotransmittern Dopamin, Noradrenalin und GABA (verantwortlich für zentralnervöse Inhibition) darstellt.

11.4 Psychopharmakatherapie der Angst

Es gibt direkt und indirekt anxiolytisch wirkende Psychopharmaka, die alle ihren Platz in der Behandlung primärer Angsterkrankungen haben bzw. historisch hatten (Hippius et al., 1999). Namentlich sind dies Benzodiazepine, trizyklische Antidepressiva, die bereits erwähnten Serotonin-Wiederaufnahmehemmer, Betablocker, die so genannten MAO-Hemmer und Antipsychotika.

(1) Benzodiazepine
Die Wirkung von Benzodiazepinen umfasst eine direkte Anxiolyse, eine mäßige Sedierung, eine hypnotische Wirkung, eine Muskelrelaxation und eine Antikonvulsion. Mögliche unerwünschte Nebenwirkungen sind eine starke Sedierung, Schwindelphänomene sowie die bekannte Missbrauchs-, Gewöhnungs- und Abhängigkeitssymptomatik. In den letzten Jahren haben die Benzodiazepine hinsichtlich ihres Einsatzes als mittel- bis langfristig einsetzbare Arzneimittelgruppe in Gänze an Bedeutung verloren und werden nurmehr in Akutsituationen unterschiedlicher Genese als sehr schnell wirkende Arzneimittel eingesetzt. Wirkprinzip von Benzodiazepinen ist die Modulation GABAerger (inhibierender) Neurotransmission.

(2) Trizyklische Antidepressiva

Die Wirkung von trizyklischen Antidepressiva ist in erster Linie antidepressiv, und in zweiter Linie anxiolytisch. Der Name leitet sich von der Substanz Imipramin, von dessen chemischer Struktur mit drei Ringen ab. Mögliche Nebenwirkungen wie Mundtrockenheit, Schwindel und Gewichtszunahme leiten sich von parallelen Wirkungen auf andere Neurotransmitter wie Acetylcholin und Histamin ab. Wie alle Antidepressiva sind auch die Trizyklika keine Akutmedikamente. Der eigentliche Wirkmechanismus besteht aus einer Kombination selektiver Rückaufnahmeinhibition von Noradrenalin, Serotonin und Dopamin.

(3) Serotonin-Wiederaufnahmehemmer

Auch die Wirkung von Serotonin-Wiederaufnahmehemmern ist in erster Linie antidepressiv, und erst in zweiter Linie anxiolytisch. Mögliche Nebenwirkungen sind – vor allem zu Beginn der Behandlung – diskrete Übelkeit sowie Schlafstörungen. Generell werden Serotonin-Wiederaufnahmehemmer als vergleichsweise nebenwirkungsarm eingeschätzt. Sie sind im Vergleich zu Benzodiazepinen keine akut einsetzbaren Medikamente, denn sie benötigen 10 bis 14 Tage zum Erreichen eines therapeutischen Wirkspiegels im Serum. Das Wirkprinzip dieser Substanzen besteht in einer indirekten Erhöhung des zentralnervösen Neurotransmitters Serotonin im synaptischen Spalt durch Hemmung der Wiederaufnahme des Serotonin in die Nervenzelle.

(4) Betablocker, MAO-Hemmer, Antipsychotika

Die weiteren in der Therapie der primären Angststörungen bisher eingesetzten, aber hinsichtlich ihrer Spezifität und Einsatzhäufigkeit im Kontext des Kapitels vernachlässigbare Substanzen sind Betablocker mit einer rein vegetativen Wirkung, MAO-Hemmer mit antidepressiver Wirkung und Antipsychotika.

Effizienz bei Angststörungen

Die überzeugendsten klinischen Daten hinsichtlich therapeutischer Effizienz bei primären Angststörungen liegen für einzelne Benzodiazepine, einzelne trizyklische Antidepressiva und einige Serotonin-Wiederaufnahmehemmer vor; grundlagenorientierte Forschungsergebnisse hinsichtlich der anxiolytischen Wirkung der drei erwähnten Substanzen sind vor allem für Benzodiazepine und trizyklische Antidepressiva erzielt worden.

Wirksamkeit bei Ängsten. Eindeutig in großen Studien nachgewiesen ist die Wirksamkeit von Benzodiazepinen (Alprazolam), trizyklischen Antidepressiva (Imipramin) und mehreren Serotonin-Wiederaufnahmehemmern (Fluvoxamin, Paroxetin u.a.) bei Panikstörungen und die Wirksamkeit von trizyklischen Antidepressiva und Serotonin-Wiederaufnahmehemmer bei phobischen Störungen (Pigott & Seay, 1999).

Wirksamkeit bei Zwängen. Bei Zwangserkrankungen gelten Serotonin-Wiederaufnahmehemmer sogar als Medikament der ersten Wahl. Es gibt einige placebo-kontrollierte Studien hinsichtlich der Wirksamkeit, die in verschiedenen Multicenterstudien bestätigt wurden (Boyer, 1995). Fluoxetin war der erste Serotonin-Wiederaufnahmehemmer der für die Zwangsstörung zugelassen wurde. Die höchste Effektivität besteht bei einer Dosis von 40–60 mg/d; im Vergleich zu dem klassischen Antidepressivum Clomipramin zeigte sich ein günstigeres Nebenwirkungsspektrum. Eine geringere Effektivität wurde für Patienten mit einer langen Krankheitsgeschichte, extrem starker Symptomatik, Sammel- und Waschzwang sowie pathologischer Langsamkeit beschrieben, eine größere Effektivität bei zusätzlichen suizidalen Ideen und Impulsivität. Im Vergleich zu Angstpatienten müssen Zwangspatienten länger und höherdosiert mediziert werden. Für den Serotonin-Wiederaufnahmehemmer Citalopram wurde ebenfalls ein Benefit bei 75 % der untersuchten Zwangspatienten in einer Dosierung von 40–60 mg/d festgestellt; diese Studien waren allerdings nicht placebo-kontrolliert.

11.5 Angst und Depression

Angststörungen und Depressionen treten in hohem Maße komorbid auf (Sartorius et al., 1996). Kognitive Dysfunktionen (Gedächtnisstörungen, Problemlösen, Lernen) in der Depression haben zweifelsfrei eine neurobiologische Basis unter besonderer Berücksichtigung frontaler Gehirnbereiche.

Aufmerksamkeitsprozesse

Hierbei spielen Aufmerksamkeitsprozesse eine bedeutende Rolle. Aufmerksamkeit wiederum ist ein Informationsprozess, der sich aus unterschiedlichen Stadien entwickelt, dem „stimulus processing", dem „cognitive processing" und dem motorischen „adjustment". Diese Stadien transformieren Stimuli in behaviorale Antworten. Des Weiteren kann Aufmerksamkeit unterteilt werden in die Dimensionen Selektivität (das Aufnehmen oder Ignorieren von Informationen aus der Umgebung), Intensität und Wachheit (Mialet, 1996). Serotonin-Wiederaufnahmehemmer können nachgewiesenermaßen auf diese neuropsychologischen Parameter positiv einwirken. Depressive Menschen haben eine langsamere Response auf Stimuli aus der Umgebung. Diese Response hat zwei Komponenten:

(1) eine zentrale, die Effektivität eines Entscheidungprozesses reflektierende,
(2) und eine periphere, die Geschwindigkeit der neuromuskulären Response abbildende Komponente.

Beide Komponenten werden durch Serotonin-Wiederaufnahmehemmer positiv beeinflusst; ein Hinweis darauf, dass sich diese positiv auf nichtmedikamentöse Behandlungsstrategien wie Exposition in vivo und in sensu auswirken könnten.

11.6 Extinktionsmechanismen, Biochemie und Pharmakologie bei Exposition

Für die Untersuchung neurobiologischer und biochemischer Vorgänge bei Angstreaktionen und bei einer der wichtigsten therapeutischen Intervention hierauf – der Exposition in vivo und in sensu – ist besonders das Lernparadigma der Löschung von Relevanz (Davis & Myers, 2002).

Löschung

Extinktion (Löschung) bezeichnet eine fortschreitende Verminderung einer konditionierten Reaktion durch wiederholte Präsentation des konditionierten Reizes *ohne* die kontingente Präsentation des unkonditionierten Reizes. Der konditionierte Reiz verliert dabei seine Fähigkeit, die konditionierte Reaktion auszulösen. Durch Wiederholung dieser Prozedur vermindert sich die erlernte Reaktion in Amplitude und Frequenz und verschwindet schließlich ganz.

Löschung ist ein inhibitorischer Prozess. Man geht heute davon aus, dass es sich bei der Extinktion um einen von dem Vorgang des Vergessens zu unterscheidenden Prozess handelt. Bei der Extinktion handelt es sich vielmehr um ein aktives Neulernen, d.h. um eine Ausbildung einer neuen Assoziation, die der zuvor erlernten Reaktion gegenübersteht und diese „blockiert". Ausgehend von der Löschung als einem inhibitorischen Prozess, gibt es wie bei anderen inhibitorischen Lernvorgängen einige notwendige Bedingungen für deren erfolgreiche Etablierung. Ein konditionierter Stimulus kann nur dann starke inhibitorische Fähigkeiten erlangen, wenn er in Zusammenhang mit einem starken exitatorischen Reiz etabliert wird. Die sich aus dieser Tatsache ableitenden Bedingungen für eine erfolgreiche Löschung – oder auch Expositionstherapie – erscheinen zunächst in der Übertragung auf das therapeutische Vorgehen kontraintuitiv.

Jedoch: Wenn die Auslösung einer konditionierten Angstreaktion künstlich (z.B. durch ein inhibierendes Anxiolytikum) blockiert wird, etabliert sich die

Hemmung dieser Reaktion deutlich schwieriger und die Löschung schreitet weniger schnell voran. Die gleichbleibende Intensität der konditionierten Reaktion während der Extinktion stellt also einen die Extinktion erleichternden Faktor dar.

Pharmakotherapie bei Expositionen kontraindiziert?

Diese Grundlagenerkenntnisse leisten einen wichtigen Beitrag zu der Frage, inwieweit eine Pharmakotherapie bei Expositionsbehandlungen therapeutischen Sinn macht. Bedeutet sie doch in der folgerichtigen Ableitung, dass Inhibition verstärkende Substanzen wie Benzodiazepine zumindestens wissenschaftstheoretisch kontraindiziert sind. Und gerade hinsichtlich der Benzodiazepine gibt es weitere Untersuchungen, die diese negative Einschätzung bestätigen.

(1) Nichtgeneralisierbarkeit von Lernen unter Arzneimitteleinfluss. Der Begriff „state-dependent learning" bezieht sich auf das Phänomen, dass Lernen, das sich unter Einfluss eines Arzneimittels vollzogen hat, nicht auch auf den arzneimittelfreien Zustand eines Individuums generalisiert (Overton, 1977). Viele tierexperimentelle Untersuchungen haben die Richtigkeit dieses Konzeptes nachgewiesen, und dessen Richtigkeit nicht nur für den arzneimittelfreien, sondern auch für den Zustand des Ausschleichens eines Arzneimittels nachgewiesen. Allerdings wurde dieses Konzept – und dies ist bedeutsam für die „state of the art"-Medikation von Angst- und Zwangspatienten und für die Schlussfolgerung dieses Kapitels – bisher weder für die trizyklischen Antidepressiva wie Imipramin, noch für die Serotonin-Wiederaufnahmehemmer wie Paroxetin bestätigt. Bisher wurde es nur bei Benzodiazepinen nachgewiesen, deren Suchtpotential ohnehin einen einschränkenden Faktor für deren Einsatz darstellt. Für Benzodiazepine konnte tierexperimentell auch eine langsamere Löschungsrate und eine erhöhte Toleranz für aversive Stimuli in Expositionsübungen nachgewiesen werden (Gray, 1987; Curran, 1991). Es gibt einige Hinweise darauf, dass das Konstrukt „state-dependent learning" auch auf den Menschen übertragbar ist und sich die Wirkungen der Benzodiazepine zwischen Tier und Mensch nicht unterscheiden. Möglicherweise liegt die Ursache der fehlenden Generalisierung von unter Benzodiazepinen gelerntem Verhalten darin, dass Benzodiazepine sich negativ auf Gedächtnisleistungen, die für das Neulernen (in der Exposition) unabdingbar sind, auswirken.

(2) Einschränkung der Gedächtnisleistung durch Benzodiazepine. Es ist zweifelsfrei nachgewiesen, dass Benzodiazepine kurzfristig signifikante Gedächtniseinbußen bewirken können. Unter wiederholter chronischer Einnahme können diese andauern (Gorman et al., 1979). Interessant ist auch die Tatsache, dass Inhalte, die *vor* der Einnahme eines Benzodiazepins mitgeteilt wurden, durch die folgende Einnahme nicht schlechter bzw. selektiv erinnerlich sind, während selbiges *nach* Einnahme eines Benzodiazepins durchaus schlechter erinnerlich ist: Es besteht eine anterograde Amnesie. Dieser selektive amnestische Effekt bedeutet für eine Expositionsbehandlung, dass sich der Einsatz von Benzodiazepinen unmittelbar negativ auf die Therapie auswirkt, und zwar speziell auf die Vermittlung entkatastrophisierender Informationen zur Änderung von dysfunktionalen Annahmen bei Angstpatienten.

Ein weiterer hinderlicher Effekt der Benzodiazepine bei einer Expositionsübung ist, dass sie reflektive kognitive Kontrollfunktionen, die für die Bewältigung einer Expositionsübung unerlässlich sind, einschränken.

> Zusammengefasst ist zu konstatieren, dass zumindestens auf wissenschaftstheoretischer Grundlage der Einsatz von Benzodiazepinen im Rahmen von Expositionsbehandlungen diskussions- sogar fragwürdig erscheint.

Ähnliche Untersuchungen für trizyklische Antidepressiva bzw. Serotonin-Wiederaufnahmehemmer wurden bisher nicht durchgeführt. Inwieweit diese theoretischen und tierexperimentellen Daten klinisch relevant sind, d.h. sich tatsächlich auf die Response der Betroffenen auswirken, kann durch die Datenlage klinischer Untersuchungen nicht eindeutig geklärt werden.

11.7 Mono- und Kombinationseffekte medikamentöser und nichtmedikamentöser Therapieverfahren primärer Angststörungen

Bei der Therapie von primären Angststörungen haben sich zwei Therapieformen als wirksame therapeutische Strategien etabliert:
(1) die Pharmakotherapie und
(2) die expositionsbasierte Verhaltenstherapie.
Die Möglichkeit einer Erhöhung der Behandlungseffektivität durch Kombination beider Therapieformen scheint daher zunächst nahe liegend und wird auch vielfach praktiziert.

Untersuchungsergebnisse
Es bestehen jedoch deutliche Kontroversen über die Frage, ob die Kombination beider Therapieformen die Behandlungseffektivität tatsächlich erhöht (Westra & Stewart, 1998). Dies gilt vor allem für den Einsatz von hochpotenten Benzodia-

zepinen, der auch heute noch meistverschriebenen Substanzgruppe bei Angsterkrankungen (Hecker et al., 1993).

- Vergleichende Therapiestudien bei primären Angststörungen ergaben bessere klinische Outcomes für alleinige kognitive Verhaltenstherapie (inklusive Exposition) versus alleinige Benzodiazepinmedikation (Gould et al., 1994), hier vor allem für hochpotente Benzodiazepine und bei Betrachtung des klinischen Längsschnittverlaufes (Marks et al., 1993).
- Im Vergleich trizyklische Antidepressiva versus kognitiver Verhaltenstherapie (inklusive Exposition) scheinen die Antidepressiva schlechtere Ergebnisse zu erzielen (Gould et al., 1994).
- Für die Kombinationstherapie haben sich durch Benzodiazepin-Begleitmedikation keine besseren Ergebnisse feststellen lassen (Marks et al., 1993); im Gegenteil schien die Begleitmedikation das klinische Outcome eher zu verschlechtern.
- Die eine kognitive Verhaltenstherapie (inklusive Exposition) begleitende Medikation mit trizyklischen Antidepressiva zeigte vielversprechendere Ergebnisse. Hier fand sich ein deutlich besseres klinisches Outcome unter Imipramin plus kognitiver Verhaltenstherapie als unter Letzterer allein (Telch et al., 1985).
- Der Serotonin-Wiederaufnahmehemmer Fluvoxamin führte in Kombination mit kognitiver Verhaltenstherapie zu höherer Symptomreduktion (v.a. Vermeidung) bei Agoraphobie, verglichen mit kognitiver Verhaltenstherapie (inklusive Exposition) allein (De Beurs et al., 1995).

Die Ergebnisse sprechen nicht einheitlich für einen komplementären Effekt von Pharmakotherapie und kognitiver Verhaltenstherapie. Dies lässt sich möglicherweise darauf zurückführen, dass beide Therapien unterschiedliche Effekte auf die verschiedenen, zur Symptomaufrechterhaltung oder -reduktion führenden Mechanismen haben. Diese möchten wir daher abschließend näher – in Zusammenhang mit ihrer Modifizierbarkeit durch Pharmaka und kognitive Verhaltenstherapie – beleuchten.

Effekte unterschiedlicher Substanzen
Die Aufrechterhaltung von Angsterkrankungen wird durch drei wesentliche Komponenten bestimmt: Arousal, Vermeidung und Angst erzeugende Kognitionen.

Arousal. Je nach Substanzgruppe bewirken Psychopharmaka unterschiedliche Effekte auf das Arousal. Beim Einsatz von Benzodiazepinen zur raschen Symptomreduktion wird es vermindert; beim Einsatz von antriebssteigernden Antidepressiva, wie den Serotonin-Wiederaufnahmehemmern, findet diese Unterdrückung der vegetativen Zeichen des Arousal, mit dem bekanntermaßen im Rahmen von Expositionen therapeutisch gearbeitet wird, nicht statt. Dieses pharmakologische Wirkprofil der Serotonin-Wiederaufnahmehemmer ist daher für nichtmedikamentöse Behandlungsstrategien der Verhaltenstherapie geradezu als wünschenswert anzusehen.

Vermeidung führt zur Erhöhung der Angst auf lange Sicht. Exposition als Durchbrechung der Vermeidung ist ein zentraler Bestandteil der Therapie. Obwohl die Durchbrechung der Vermeidung durch Pharmakotherapie nicht direkt als therapeutischer Wirkmechanismus konzeptualisiert ist, werden durch sie ganz wesentliche Voraussetzungen für die Durchführung von Exposition geschaffen. Die Verbesserung oft komorbid auftretender depressiver Symptome wie Antriebssteigerung, Stimmungsaufhellung etc. trägt somit wesentlich zum Erfolg der Exposition bei.

Angst erzeugende Kognitionen. Die Kombination von trizyklischen Antidepressiva und kognitiver Verhaltenstherapie (inklusive Exposition) erzeugt vergleichbare Effekte auf katastrophisierende Gedanken im Vergleich zu alleiniger Verhaltenstherapie (Mattick et al., 1990). Der Einsatz von Benzodiazepinen wirkt sich eher negativ auf die Reduktion katastrophisierender Gedanken aus (Marks et al., 1993). Diese Wirkung ist letztlich auf die Dämpfung der körperlichen Symptome eines Hyperarousals zurückzuführen, die jedoch von den Patienten während der Exposition erlebt werden müssen, da sie alternative Bewertungen ihrer Körperreaktionen entwickeln sollen.

Selbsteffektivität. Die Erhöhung der Selbsteffektivität, also des Gefühls, auf Situationen kontrollierend und steuernd Einfluss nehmen zu können, ist ein wichtiges therapeutisches Ziel der Verhaltenstherapie. Der Einfluss von Benzodiazepinen auf die Entwicklung von Selbsteffektivität wurde nicht explizit untersucht, ist aber vermutlich eher negativ einzuschätzen, da sie die Externalisierung von Kontrolle bei Angstpatienten unterstützen. Bezüglich der trizyklischen Antidepressiva wurde gefunden, dass Imipramin in Kombination mit kognitiver Verhaltenstherapie einen besseren therapeutischen Effekt bezüglich der Selbsteffektivität erzielt als kognitive Verhaltenstherapie (inklusive Exposition) allein (Telch et al., 1985).

Hypervigilanz und Aufmerksamkeitslenkung auf potentiell gefährliche – internale oder externale – Reize wird durch kognitive Verhaltenstherapie nachweislich reduziert (Mathew et al., 1995). Für den Einsatz von Benzodiazepinen, vor allem bei Verschreibung *nach Bedarf*, also zeitnah zum Auftreten initial meist körperlich wahrgenommener Angstsymptome, ließ sich ein negativer Effekt auf die Umlenkung des Aufmerksamkeitsbias feststellen. Dies scheint bei der Verschreibung *nach Bedarf*, wie sie bei Benzodiazepinen häufig Anwendung findet, plausibel. Im Gegensatz dazu übt der Einsatz von trizyklischen Antidepressiva und Serotonin-Wiederaufnahmehemmern auf dysfunktionale Aufmerksamkeitsmuster einen positiven Effekt aus (Ehlers & Breuer, 1995).

11.8 Schlussfolgerungen

In der Verhaltenstherapie stellt die Exposition bei primären Angststörungen eine conditio sine qua non jedwedes therapeutischen Ansatzes dar (Rachmann & Wilson, 1980) und wird von einigen Autoren gewertet als alleinig ausreichende therapeutische Intervention, die keiner weitergehenden kognitiven Umstrukturierung bedarf (Taylor, 1996). Andere Autoren postulieren, dass sich der Effekt der Exposition durch eben deren Fähigkeit erklärt, eine – unbedingt notwendige – kognitive Umstrukturierung zu erzielen (Barlow, 1988).

In der Psychiatrie stellen psychopharmakologische Behandlungsstrategien den wesentlichen Bestandteil der Therapie fast aller psychiatrischen Erkrankungen dar. Ihre Effektivität wurde in unzähligen klinischen placebo-kontrollierten Studien nachgewiesen, auch für die primären Angststörungen. Während in früheren Zeiten Benzodiazepine einen wesentlichen Bestandteil der für Angststörungen verordneten auch längerfristigen Medikation darstellten (vor allem durch nichtpsychiatrische Behandler verordnet), spielen diese heute nur noch in der Therapie von Akutsituationen jedweder psychiatrischer Genese eine Rolle.

Serotonin-Wiederaufnahmehemmer erstes Mittel der Wahl

Es herrscht Übereinstimmung darüber, dass die antriebssteigernden Serotonin-Wiederaufnahmehemmer derzeit das Mittel der Wahl zur Therapie der meisten primären Angststörungen darstellen und über gezielte Beeinflussung zentraler Neurotransmitter wesentlich zur kognitiven Umstrukturierung depressiver Gedanken beitragen. Darüber hinaus steigern sie den Antrieb dieser Patienten und haben einen positiven Einfluss auf die Steuerung von Aufmerksamkeit und auf die Lernfähigkeit hinsichtlich Neulernens auf neuronaler Ebene.

Wiederherstellung des physiologischen Gleichgewichts. Hierbei geht es nicht darum – wie häufig angenommen – die zentralnervösen oder auch geistigseelischen Funktionen eines Menschen in ihren wesentlichen Kernpunkten persönlichkeitsfremd zu verändern. Es geht darum, das ehemals physiologische Gleichgewicht zwischen den miteinander in Interaktion stehenden Neurotransmittern, die für das gesunde Erleben des Selbst und der Umwelt wesentlich sind, wiederherzustellen. Denn dies ist bei psychiatrischen Erkrankungen tiefgreifend beeinträchtigt. Durch den Einsatz geeigneter Psychopharmaka lassen sich die durch Expositionen angestrebten Änderungen, z.B. dysfunktionaler Annahmen, leichter und effektiver erzielen.

Indikationen. Die Datenlage spricht dafür, dass Benzodiazepine in diesem Kontext keine geeigneten Medikamente sind, da sie für die Exposition unverzichtbare Verhaltenskomponenten negativ beeinflussen. Für trizyklische Antidepressiva und Serotonin-Wiederaufnahmehemmer stehen spezielle Untersuchungen hier zu noch aus. Die Kenntnisse über Effekte vor allem der Serotonin-Wiederaufnahmehemmer auf depressive Kognition, neuropsychologische Parameter und Steigerung des Antriebes lassen für diese Substanzgruppe keine Kontraindikation für einen gleichzeitigen Einsatz bei Expositionsbehandlung erkennen. Im Gegenteil, klinische Studien weisen darauf hin, dass einzelne Serotonin-Wiederaufnahmehemmer die Effektivität von verhaltenstherapeutischen Interventionen deutlich erhöhen. Daher sollte diese Erfolg versprechende Option der Kombinationstherapie Patienten mit primären Angststörungen auch – oder gerade – bei Durchführung von Expositionen nicht vorenthalten werden.

Für die praktizierenden Verhaltenstherapeuten ergeben sich aus dieser Datenlage folgende Hinweise:
(1) Die parallele Medikation mit Benzodiazepinen während einer Expositionstherapie verschlechtert das klinische Outcome und ist daher im Sinne der therapeutischen Effektivität kontraindiziert.
(2) Eine sinnvolle Indikation für den Einsatz von Benzodiazepinen zur Behandlung primärer Angststörungen und im Kontext von Expositionsbehandlung ist allenfalls im Rahmen einer Notfallsituation gegeben. Gerade im Hinblick auf die hohe Inzidenz der iatrogenen Benzodiazepinabhängigkeit ist von der immer noch viel zu häufigen, auch längerfristigen Verschreibung dieser Substanzgruppe bei Patienten mit primären Angststörungen konsequent abzusehen.
(3) Um die positiven Effekte der Antidepressiva, und hier vor allem der empfohlenen Serotonin-Wiederaufnahmehemmer, möglichst effizient nutzen zu können, ist der Beginn der Pharmakotherapie dem Beginn von Expositionsbehandlungen zeitlich um mindestens 2 bis 3 Wochen voranzustellen.

Literatur

Bandura, A. (1977). Self-efficacy: Toward a unifying theory of behavioral change. New York: Prentice-Hall.

Barlow, D.H. (1988). Anxiety and its disorders: the nature and treatment of anxiety and panic. New York: Guilford Press.

Beck, A.T. (1985). Anxiety Disorders and Phobias. A Cognitive Perspective. New York: BasicBooks.

Boyer, W. (1995). Serotonin uptake inhibitors are superior to imipramine and alprazolam in alleviating panic attacks. A meta-analysis. International Clinical Psychopharmacology, 10 (1), 45–49.

Breger, L. & McGaugh, J.L. (1965). Critique and reformulation of "learning theory" approaches to psychotherapy and neurosis. Psychological Bulletin, 65, 170–173.

Campean, S., Hayward, M.D., Hope, B.T., Rosen, J.B., Nestler E.J., Davis, M., Markgraf, J. (1991). Induction of the c-fos proto-oncogene in rat amygdala during unconditioned and conditioned fear. Brain Research, 565, 349–352.

Clark, D.M. & Wells, M. (1995). A cognitive model of social phobia. In R.G. Heimberg, M.R. Leibowitz, D.A. Hope & F.R. Schneider (Eds.), Social phobia: Diagnosis, assessment and treatment (pp. 54–83). New York: Guilford Press.

Clark, D.M. (1987). A cognitive approach to panic. Theory and data. Proceedings of the 140th Annual Meeting of the American Psychiatric Association, Chicago.

Clark, D.M. (1988). A cognitive model of panic attacks. In S. Rachman & J. Maser (Eds.), Panic: Psychological Perspectives (pp. 48–75). New York: Lawrence Erlbaum.

Curran, H.V. (1991). Benzodiazepines, memory and mood. A review. Psychopharmacology, 105, 1–8.

Davis, M. & Myers, K.M. (2002). The role of glutmate and gamma-aminobutyric acid in fear extinction: Clinical implications for exposure therapy. Biological Psychiatry, 52, 998–1007.

De Beurs, I., van Balkom, A.J.I.M., Lange, A., Koele, P. & van Dyck, R. (1995). Treatment of panic disorder with agoraphobia: comparison of fluvoxamine, placebo, and psychological panic management combined with exposure and of exposure in vivo alone. American Journal of Psychology, 152, 683–691.

De Boor, W. (1949). Die Lehre vom Zwang. Fortschritte der Neurologie, Psychiatrie und ihrer Grenzgebiete, 17, (2), 49–85.

Dollard, J. & Miller, N.E. (1950). Personality and Psychotherapy. New York: McGraw-Hill.

Ecker, W. (1995). Kontrollzwänge und Handlungsgedächtnis. Regensburg: Roderer.

Ecker, W. (2001). Verhaltenstherapie bei Zwängen. Lengerich: Pabst Science Publishers.

Ehlers, A. & Breuer, P. (1995). Selective attention to physical thread in subjects with panic attacks and specific phobias. Journal of Anxiety Disorders, 9, 11–32.

Eysenck, H.-J. & Rachman, S. (1971). Neurosen. Berlin: Verlag der Wissenschaften.

Gebsattel, V.E. (1972). Die anankastische Fehlhaltung. In Grundzüge der Neurosenlehre in 2 Bänden (Bd. 1, S. 82–94). München: Urban & Schwarzenberg.

Gorman, J.E., Dyak, J.D. & Reid, L.D. (1979). Methods of deconditioning persisting avoidance: Diazepam as an adjunct to response prevention. Bulletin of the Psychonomic Society, 14, 46–48.

Gould, R.A., Otto, M.W. & Pollack, M.H. (1994). Meta-analysis of treatment outcome for panic disorder. Paper presented at the annual meeting of the Association of advancement of Behaviour Therapy, San Diego, CA.

Gray, J.A. (1987). Interaction between drugs and behaviour therapy. In H.J. Eysenck & I. Martin (Eds.), Theoretical foundations of behaviour therapy (pp. 433–447). New York: Plenum Press.

Hand, I. (2002). Systemische Aspekte in der Verhaltenstherapie von Zwangsstörungen. In W. Ecker (Hrsg.), Die Behandlung von Zwängen (S. 81–101). Bern: Huber.

Hecker, J.E., Fink, S.M. & Fritzler, B.K. (1993). Acceptability of panic disorder treatments: survey of familiy practice physicians. Journal of Anxiety Disorders, 7, 373–384.

Hinsch, R. & Pfingsten, U. (1989). Gruppentraining sozialer Kompetenz. Weinheim: Psychologie Verlags Union.

Hippius, H., Klein, H.E. & Strian, F. (1999). Angstsyndrome. Diagnostik und Therapie. Berlin: Springer.

Hiss, H. & Foa, E.B. (1993). Reizkonfrontation und Reaktionsverhinderung bei Zwängen: Fallbeschreibung. Verhaltenstherapie, 3, 56–60.

Hoffmann, N. (1992). Verhaltenstherapie in der Routinepraxis. In J. Margraf und J.C. Brengelmann (Hrsg.), Die Therapeut-Patient-Beziehung in der Verhaltenstherapie (S. 39–53). München: Gerhard Röttger Verlag.

Hoffmann, N. & Hofmann, B. (2002). Expositionen mit Anleitung zur Subjektkonstituierung. In W. Ecker (Hrsg.), Die Behandlung von Zwängen (S. 113–135). Bern: Huber.

Hoffmann, N. & Weiß, E. (1983). Ein Zwang. Geschichte und Kommentar. Bern: Huber.

Hoffmann, N. (1998a). Zwänge und Depressionen. Pierre Janet und die Verhaltenstherapie. Berlin: Springer.

Hoffmann, N. (1998b). Phänomenologie der Zwangsstörungen. In H. Ambühl (Hrsg.), Psychotherapie der Zwangsstörungen (S. 1–10). Stuttgart: Thieme.

Hoffmann, N. (1999). Zwangshandlungen erkennen, verstehen und überwinden. Zürich: Kreuz Verlag.

Hoffmann, N. (2000a). Zwangsstörungen. In M. Hautzinger (Hrsg.), Kognitive Verhaltenstherapie bei psychischen Störungen (S. 147–175). Weinheim: Beltz PVU.

Hoffmann, N. (2000b). Kognitive Probe. In M. Linden & M. Hautzinger (Hrsg.), Verhaltenstherapiemanual (S. 222–226). Berlin: Springer.

Hoffmann, N. (2000c). Wie man wird, was man schon immer sein wollte. Zürich: Kreuz Verlag.

Hofmann, B. & Hoffmann, N. (1998). Kognitive Therapie bei Zwangsstörungen. In H. Ambühl (Hrsg.), Psychotherapie der Zwangsstörungen (S. 62–95). Stuttgart: Thieme.

Holsboer, F. & Barden, N. (1996). Antidepressants and hypothalamic-pituitary-adrenocortical regulation. Endocrine Review, 17, 187–205.

Hüther, G. (2001). Bedienungsanleitung für ein menschliches Gehirn. Göttingen: Vandenhoeck & Ruprecht.

Jacobson, E. (1938). Progressive relaxation. Chicago: University of Chicago Press.

Janet, P. (1903). Les Obsessions et la Psychasthénie. Paris: Fèlix Alcan.

Janet, P. (1926). De l'Angoisse à l'Extase. Paris: Fèlix Alcan.

Jones, M.C. (1924). The elimination of children's fears. Journal of Experimental Psychology, 7, 382–390.

Kuhl, J. & Fuhrmann, A. (1998). Decomposing self-regulation and self-conrol: The volitional components inventory. In J. Heckhausen & C.S. Dweck (Eds.), Motivation and self-regulation across the life span (pp. 167–181). Cambridge: Cambridge University Press.

Kuhl, J. & Kazén, M. (1997). Persönlichkeits-Stil- und Störungs-Inventar (PSSI). Göttingen: Hogrefe.

Kuhl, J. (2001). Motivation und Persönlichkeit. Göttingen: Hogrefe.

Lakatos, A. & Reinecker, H. (1999). Kognitive Verhaltenstherapie bei Zwangsstörungen. Ein Therapiemanual. Göttingen: Hogrefe.

LeDoux, J.E. & Gorman, J.M. (2001). A call to action: overcoming anxiety through active coping: American Journal of Psychiatry, 158 (12), 1953–1955.

Loyola, I. v. (1967). Geistliche Übungen. Freiburg: Herder.

Margraf, J. (1994). Wenn man vor Angst davonlaufen möchte. Klinische Psychologie der Angststörungen. In F. Rösler & I. Florin (Hrsg.), Psychologie und Gesellschaft (S. 33–34). Stuttgart: Wissenschaftliche Verlagsgesellschaft Hirzel.

Margraf, J. (1998). Die kognitive Seite der Zwangsstörung. In G. Lenz, U. Demal & M. Bach (Hrsg.), Spektrum der Zwangsstörungen. Forschung und Praxis. Wien: Springer.

Margraf, J. & Schneider, S. (1989). Panik. Angstanfälle und ihre Behandlung. Berlin: Springer.

Marks, I.M. (1981). Cure and care of neurosis. New York: Wiley.

Marks, I.M., Swinson, R.P., Basoglu, M., Kuch, K., Noshirvani, H., O'Sullivan, G., Lelliott, P.T., Kirby, M., McNamee, G., Sengun, S. & Wickwire, K. (1993). Alprazolame and exposure alone and combined in panic disorder with agoraphobia: a control study in London and Toronto. British Journal of Psychiatry, 162, 767–787.

Maslow, A.H. (1981). Motivation und Persönlichkeit. Reinbek: Rowohlt.

Masserman, J.H. (1943). Behavior and Neurosis. Chicago: University of Chicago Press.

Mathews, A., Mogg, K., Kentish, J. & Eysenck, M. (1995). Effect of psychological treatment on cognitive bias in generalized anxiety disorder. Behavior Research and Therapy, 33, 293–303.

Mattick, R.P., Andrews, G., Hadzi-Pavlovic, D. & Christensen, H. (1990). Treatment of panic and agoraphobia: a integrative review. Journal of Nervous and Mental Diseases., 178, 567–576.

Meyer, V., Levy, R. & Schnurer, A. (1979). Die verhaltenstherapeutische Behandlung von zwangsneurotischen Störungen. München: Urban & Schwarzenberg.

Mialet, J.P., Pope, H.G. & Yurgelun-Todd, D. (1996). Impaired attention in depressive states. A non-specific deficit? Psychological Medicine, 26, 1009–1020.

Morschinsky, H. (2002). Angststörungen. Wien: Springer.

Mowrer, O.H. (1969). Psychoneurotic defenses (including deception) as punishment-avoidance strategies. In A. Campbell & R.M. Church (Eds.), Punishment and aversive behavior (pp. 449–466). New York: Appleton-Century-Crofts.

Overton, D.A. (1977). Drug state-dependent learning. In M.E. Jarvik (Ed.), Psychopharmacology in the practice of medicine (pp. 73–79). New York: Appleton-Century Crofts.

Pigott, T.A. & Seay, S.M. (1999): A review of the efficacy of selective serotonin reuptake inhibitors in obsessive compulsive disorder. Journal of Clinical Psychiatry, 60 (2), 101–106.

Rachman, S. (2000). Angst. Diagnose, Klassifikation und Therapie. Göttingen: Huber.

Rachmann, S. & Wilson, G. (1980). The effects of psychological therapy. Oxford: Pergamon Press.

Rassmussen, S. & Eisen, J. (1991). Phenomenology of OCD: clinical subtypes, heterogeneity and co-existence. In A.H. Zohar & T. Insel (Eds.), The psychobiology of obsessive-compulsive disorder ([chap. 2], pp. 27–39). Washington: American Psychiatric Press.

Salkovskis, P.M. (1985). Obsessional-compulsive problems. A cognitive-behavioral analysis. Behavior Research and Therapy, 23, 571–583.

Salkovskis, P.M., Ertle, A. & Kirk, J. (2000). Zwangsstörungen. In J. Margraf (Hrsg.), Lehrbuch der Verhaltenstherapie Bd. 2 (S. 61–86). Berlin: Springer.

Sartorius, N., Üstün, T.B., Lecrubier, Y. & Wittchen, H.U. (1996). Depression comorbid with anxiety: results from the WHO study on psychological disorders in primary healthcare. British Journal of Psychiatry, 168, 38–43.

Sartre, J.P. (1943). L'être et le néant. Paris: Gallimard.

Schienle, A., Walter, B., Stark, R. & Vaitl, D. (2002). Ein Fragebogen zur Erfassung der Ekelempfindlichkeit (FEE). Zeitschrift für Klinische Psychologie und Psychotherapie, 31 (2), 110–120.

Schlenker, B.B. & Leary, M.R. (1982). Social anxiety and self-presentation: a conceptualization and model. Psychological Bulletin, 92, 641–669.

Soifer, S. (2000). Paruresis or shy bladder syndrome. Behavior Therapy, 23, 217–218.

Sokolowski, K. (1993). Emotion und Volition. Göttingen: Hogrefe.

Stutzmann, G.E., McEwen, B.S. & LeDoux, J.E. (1998). Serotonin modulation of sensory input to the lateral amygdala: dependency on corticosterone. Journal of Neuroscience, 18 (22), 9529–9538.

Süllwold, L., Herrlich, J., Volk, S. (2001). Zwangskrankheiten. Stuttgart: Kohlhammer.

Svensson, T.H. (1987). Peripheral, autonomic regulation of locus coereleus noradrenergic neurons in brain. Putative implications for psychiatry and psychopharmacology. Psychopharmacology, 92, 1–10.

Taylor, S. (1996). Meta-analysis of cognitive behavioral treatments for social phobia. Journal of Behavior Therapy and Experimental Psychiatry, 27, 1–9.

Telch, M.J., Agras, W.S., Taylor, C.B., Roth, W.T. & Gallen, C. (1985). Combined pharmacological and behavioral treatment for agoraphobia. Behavior Research and Therapy, 23, 325–335.

Westra, H.A. & Stewart, S.H. (1998). Cognitive behavioural therapy and pharmacotherapy: Complementary or contradictory approaches to the treatment of anxiety? Clinical Psychological Review, 18 (3), 307–340.

Wlazlo, Z. (1995). Soziale Phobie. Basel: Karger.

Wolpe, J. (1958). Psychotherapy by reciprocal inhibition. Stanford: Stanford University Press.

Yokoo, H., Tanaka, M., Yoshida, M., Tsuda, A., Tanaka, T. & Mizoguchi, K. (1990). Direct evidence of conditioned fear-elicited enhancement of noradrenaline release in the rat hypothalamus assessed by intracranial microdialysis. Brain Research, 536, 305–308.

Zillich, S. (2003). Behandlung einer Zwangsstörung. Unveröff. Abschlussarbeit, Institut für Verhaltenstherapie e.V., Berlin.

Sachregister

Absicherungsverzicht 208
Absichtserklärung 141, 205
Abwehrmaßnahmen 112, 130, 187
– archaische 159
Affektstörung, primäre 106
Agoraphobie 12, 68, 76, 77, 79
Aktionsradius 15
Alarmbereitschaft 112
Alarmsignal 130
Amygdala 237
Angst
– Abwehrseite der 10
– arten 82
– Bedrohungsseite der 10
– Biochemie der 238
– gedanken 53
– Neuroanatomie der 237
– phantasien 14, 51, 79
– Psychopharmakatherapie 239
– reduktion 9
– schema 31, 32, 37
– Struktur der 10
– toleranz 16, 79, 99
Angstphantasien 94, 95
Angsttagebuch 80, 93
Ansteckung 154, 160
Antidepressiva, trizyklische 240
Antipsychotika 240
Arbeit mit Angehörigen 147
Arbeitsstörung 49
– Merkmale der 59
Arousal 245
Assoziationsmaschine 123
Aufmerksamkeit 25, 33, 39, 72, 74, 123, 130, 241
– Umlenkung 206, 209, 246
– Verlagerung 181
Auslöser 73, 78
– externe 31, 38

Ausschleichen 47
Ausübung von Druck 47

Bedürfnis 14, 41, 61, 70, 77, 98, 99, 101, 118, 123, 134, 138, 185, 204
– befriedigung 4
– Konkretisierung 233
– pyramide 4
Beeinflussen 79, 90
Beendigungskriterien 130, 138, 176
Belastung 72, 123
– äußere 73
– innere 73
Benzodiazepine 243, 244
Betablocker 240
Bewältigen 102
Bewältigungsmechanismen 46
Bewältigungsstrategie 76, 80
Bewegungsabläufe, normale 140
Bewertung 39, 48, 50, 122
– Neubewertung 38
Beziehung 15
– symbiotische 119
– therapeutische 43, 44
Bindung 70
Biographie 220
– biographische Einordnung 179 f., 232
– biographische Hintergründe 61
Blackout 58
Blutsturz, existentieller 70, 78

Copingmaßnahme 79, 98
Copingrepertoire 43
Copingstrategie 40

Defizite
– kognitive 111

Denken 15
- Aktivierung des 93
- Blockierung 10
- Denkverbot 120, 136, 162
- katastrophisierendes 11, 50
- logisches 93
- magisches 111
Denkstörung, primäre 106
Depersonalisation 111, 143, 226, 231
Depression 11, 72, 76, 78, 163, 234
Derealisation 111
Diagnostik 79, 135
Dialog mit dem Zwang 172
Dissonanz 120
Distanz 42, 180, 231
- vom Zwang 126, 162, 188, 200, 218
Dopaminausschüttung 44

Einordnen 100
- in seiner Bedeutung 207
Ekel 4, 5, 17–29, 109, 111, 112, 115, 117, 154, 185
- bei Nichtzwangskranken 155
- bei Zwangskranken 156
- empfindlichkeit 156
- Funktion des 179
- Überwindung von 163, 178, 179
Entgleisung, vegetative 71
Entschluss 99, 100, 101, 142, 232
Entspannungstechnik 97
- Atemübungen 57, 92
- Autogenes Training 58
- Progressive Muskelentspannung 58
Erfahrungsplateaus, sichere 43
Erinnerungslücke 195
Erklärungsmodell 16, 134, 138, 203
Ermutigung 64, 65, 103
Erwartungsangst 31, 32, 38, 41, 76, 210
Experimentieren 29
- Handlungsexperiment 39, 43
Fehlinterpretation 86
- korrigieren 95
Fühlwissen 4, 124
Funktionalitäten

- interpersonelle 147, 163
- intrapsychische 147, 163

Gedächtnisleistung 243
Gedanken 75, 83, 88, 146, 193, 194, 210
- Aussteigen aus 207
- kette 42, 196
- Korrektur von 199
- stopp 67, 107
Gefahrensignale 11, 13, 15, 68, 80, 101
Gefahrenwelt 13, 14
Gefühle 26, 39, 53, 61, 95, 123
- Ausdruck 157
- Blockierung der 124
- des Therapeuten 44 f.
- Intrusion 184
- Konfusion 157
- Minderwertigkeit 55, 56
- negative 182
- positive 39
- übergehen 186
Generalisierung 19
Grenzverletzung 157

Habituation 1, 2, 47, 133, 186, 198
Handlungsabläufe, organische 150
Handlungsgedächtnis 163
Handlungsorientierung 50, 78
Handlungsspielraum 16, 101
Herzinfarkt 83, 88, 96, 97
Hierarchie 80
- der Angst 25
- Schwierigkeit 24
Hilfs-Ich 46, 189
Höhenphobie 30

Ich
- Grenzen 155, 228, 231
- Integrität 199, 221, 226
Ichlosigkeit 71
Identifizieren
- der Angst 38
- der Zwangsgedanken 207
Information 40, 96, 138, 203
Innere Mobilisierung 177

Insektenphobie
- Abwehrseite 18
- Bedrohungsseite 18
- Struktur 18
In-sensu-Exposition 52
In-sensu-Konfrontation 132
In-sensu-Übungen 146
Interaktionsstil 44
- therapeutischer 33
Interesse 23
Intrusionen
- normale 117
In-sensu-Desensibilisierung 8
In-vivo-Beobachtung 134, 136, 200, 202
In-vivo-Desensibilisierung 8
In-vivo-Exploration 162, 165
In-vivo-Exposition 9, 52, 56, 166, 167

Katastrophenphantasien 31, 32, 57, 67, 77, 80, 90
Kognitive Therapie 9, 109
Kognitive Umstrukturierung 48
Kompetenz
- erfahrung 45
- erwartung 40, 43
Konfigurationswissen 4
Konfrontation 2, 19, 218
Konkretisierung 162, 216 f.
- von Zwangsgedanken 200, 215
Kontrollabläufe
Kontrolle 21, 39, 41, 49, 51, 113, 119, 127, 128, 129, 130, 135, 165
- bedürfnis 158
- normale 114, 134, 139, 141, 146
- Pseudokontrolle 159
- Selbstkontrolle 24
- Kontrollverlust 74, 76, 78, 101
- willentliche 195
- zwanghafte 130
Kontrollieren 127, 132, 149
Körperhaltung 55, 56, 141
- aufrechte Haltung 56
Körperintegrität 204
Krankheitsmodell 163

Lageorientierung 50, 78
Lebensereignisse, kritische 73

Leere Stuhl 172
Lernziele 3
Löschung 9, 107, 133, 242
Lösungslernen 121

MAO-Hemmer 240
mentale Synthese 4
metakognitive Steuerungsebene 12
Mobilisierung, innere 141
Modelllernen 17, 43
Motivation 74, 149
Motivationsarbeit 20

Neuorientierung 73
Neurosenforschung, experimentelle 8
Neutralisierung 118

Objekt 41, 51, 59, 63, 73, 102
- passive, hilflose Rolle 60
Ordnung
- äußere 63
Orientierung 26, 50, 51, 59

Panikstörung 68 ff.
paradoxe Verschreibung 43
Perfektionismus 59, 64
Phantasie 34, 38
Pharmakotherapie 243
Planen 65
Probieren 64, 146
Probierhaltung 149
Probierraum
- innerer 16, 101
- äußerer 173
- innerer 173
Prüfungsangst 49
- Abwehrseite 51
Psychastenie 4, 105
psychasthenisch 226
Psychoanalyse 7
Psychologie, experimentelle 7

Rationalisieren 120
Rationalisierung 131, 155
Reaktions-
- exposition 179

– management 33, 37, 40, 44, 46
– veränderung 109
– verhinderung 105, 108, 208, 187
Realität 27
– Testung 38
– Wahrnehmung 38
Regulationsform
– externale 124, 158
Regulationsgrundlage 129, 134, 139
Reinheit 104, 115, 116
Reizkonfrontation 1
Reizüberflutung 1
Ressourcen 101, 167
– aktivierung 43
Restspannung 134
– Tolerierung von 144
Rituale 107, 108, 135, 136
Rollenspiel 54
Rückfall 102, 147
– gefahr 76
Rückkopplung 42

Scham 11, 111, 193
Schonhaltung 90
Schuld 118, 219
Selbst 71, 72, 73, 93
– abwertung 50
– bestimmung 16
– bewusstsein 57
– bild 15, 61
– effektivität 246
– hilfemaßnahme 97
– instruktion 58, 93
– kontrolle 49
– ständigkeit 46, 189
– system 74, 78
– vertrauen 50, 60, 89, 99, 189
– vorwürfe 64, 65, 93, 148
– wert 50
– wertgefühl 57, 58, 60
– wirksamkeit 10, 99, 189
– zweifel 67, 104, 196
Semantisches Netz 161
Serotonin-Wiederaufnahmehemmer 240, 246–248
Sicherheit 40, 56, 64, 65, 72, 115, 131
– gebende Welt 13, 14

– signale 11, 15, 68, 80
Sicherheitshandlungen (Sicherheitsverhalten) 31, 33, 68
Sokratischer Dialog (sokratische Gesprächsführung) 63, 64, 81
Spannkraft
– mentale 141, 142
– psychische 106, 189
Steuerinstanz 73, 119, 212, 222
Steuerungssystem
– Fremdsteuerung 5
– Fremdsystem 126
Stimmungsschwankung 97
Stimuluskonfrontation 179, 181
Störung
– körperdysmorphen 193
Störungsmodell 109
Stress 23, 70, 98, 148
– bewältigung 95
– hormone 59, 88
Strukturierung 20
Subjekt 14, 21, 41, 51, 53, 63, 73, 141
Subjektkonstituierung 4, 5, 24, 41, 79, 99, 100, 148, 163, 176, 181, 200, 209
Substanz
– Gewöhnung an 161
– ideelle 156, 164
– Übertragbarkeit der 117
Symbole 158, 229
– der Ängste 78
– Symbolbildung 158
Symptom 5
– körperliches 22, 68, 71, 72, 74, 75, 83, 86, 89, 90, 96
– liste 81
Systematische Desensibilisierung 9, 107

Telefonkontakt 66, 143, 149
Teufelskreis 74, 89
– modell 79, 86
Teufelsspirale 88
Therapeutenpräsenz 3, 46, 202
– Abstufung der 143
– Quasi-Therapeutenpräsenz 142
Therapie
– strategie 133
– ziel 16, 27, 28, 60, 89, 125

Transmitter
- noradrenerge 238
- serotonerge 238

Überforderung des Patienten 148
Überlebensstrategie 12
Übungen
- geistliche 104
- In-sensu 182
- Schwindel- 90
Unreines 116
Unvollständigkeitsempfindung 163
Unvollständigkeitsgefühl 4, 111, 114, 115, 130, 134, 141, 158, 226

Verantwortung 225
Verantwortungsgefühl
- übersteigendes 131, 132
Verhaltenssteuerung, volitionale 150
Verhaltenstheorie 7
Vermeiden 3, 187, 208
Vermeidung 18, 19, 31, 32, 41, 68, 246
- Abbau von 5
- aktive 11, 111, 175
- passive 110, 175
- Strategien 80

Verstehen 16, 23, 79, 81
Vollständigkeitsgefühl 204

Wahn 105
Wahrnehmung 11, 25, 26, 33, 39, 74, 75, 88, 93, 130
- der eigenen Person 200, 203
- der Umgebung 205
- der Umwelt 4
- Kontakt 21
Waschzwänge 152
Wille 175
Willensbildung 100
Wirklichkeitsgefühl 6, 141

Zeichenlernen 121
Ziel der Therapie 100, 134
Zwang 191
- Abwehrseite 110
- Bedrohung 110
- Diktate des 174
- Distanz zum 169, 171
- Distanzierung vom 185
- Funktion 125
- Struktur 110
Zwangsgrübelei 104, 201
Zwei-Bühnen-Modell 124f.
Zwiebelschalenprinzip 52

Sozialangst:
neben Depression und Alkoholismus häufigste Störung – oft unerkannt

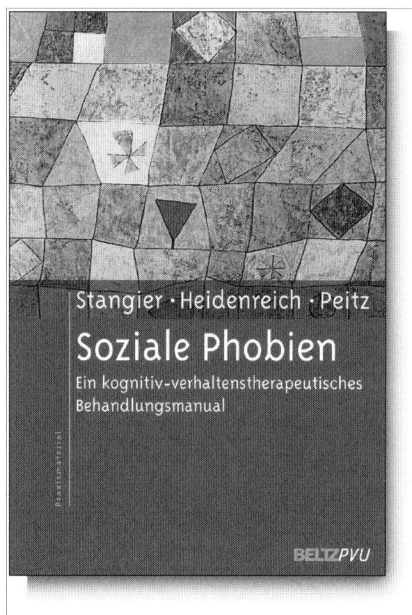

U. Stangier • Th. Heidenreich • M. Peitz
Soziale Phobien
Ein kognitiv-verhaltenstherapeutisches
Behandlungsmanual
Materialien für die klinische Praxis
2003. Gebunden. X, 202 S.
ISBN 3-621-27541-X

Soziale Phobien sind sehr verbreitet. Sie stellen die häufigste Angststörung und (neben Depression und Alkoholabhängigkeit) die dritthäufigste psychische Störung dar. In der Praxis werden sie allerdings noch selten erkannt und hinsichtlich der oft gravierenden Beeinträchtigungen unterschätzt.

Sie erleben sich als in ihrem Schneckenhaus eingeschlossen, gehen nur zögerlich nach draußen, haben Angst vor ungefährlichen Situationen und vermeiden sie. Ihr Bewegungsradius ist begrenzt. Obwohl in den letzten Jahren wirksame Methoden der Psychotherapie entwickelt wurden, finden nur wenige Betroffene gezielte Hilfe.

Darum wird im vorliegenden Behandlungsmanual viel Gewicht auf die Diagnostik gelegt: Woran erkennt man, dass Sozialangst vorliegt? Ist sie mit depressiver Verstimmung gepaart?

Das Manual bietet ein Basiskonzept kognitiver Verhaltenstherapie, das individuell angepasst werden kann. Konkret und praxisnah werden die aufeinander aufbauenden Behandlungsschritte beschrieben und mit Hilfe von Fallbeispielen illustriert. Zusätzlich erleichtern Arbeitsmaterialien und eine klare Struktur des Trainings die praktische Umsetzung.

Verlagsgruppe Beltz • Postfach 100154 • 69441 Weinheim • www.beltz.de